건강 불균형 바로잡기

건강 불균형 바로잡기

—

2021년 4월 14일 초판 1쇄 발행

—

지은이 닐 바너드
옮긴이 최가영
펴낸이 이종주

—

총괄 김정수
책임편집 유형일
마케팅 배진경, 임혜솔, 송지유

—

펴낸곳 (주)로크미디어
출판등록 2003년 3월 24일
주소 서울시 마포구 성암로 330 DMC첨단산업센터 318호
전화 번호 02-3273-5135
팩스 번호 02-3273-5134
편집 070-7863-0333
홈페이지 http://rokmedia.com
이메일 rokmedia@empas.com

—

ISBN 979-11-354-9772-8 (03510)
책값은 표지 뒷면에 적혀 있습니다.

—

• 브론스테인은 로크미디어의 과학, 건강 도서 브랜드입니다.
• 잘못 만들어진 책은 구입하신 서점에서 교환해 드립니다.

과학으로 얽힌
음식, 호르몬,
건강의 삼각관계

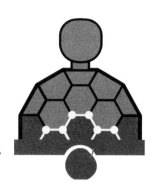

닐 바너드 지음 최가영 옮김

건강 불균형
바로잡기

YOUR BODY IN BALANCE

BRONSTEIN

닐 바너드^{Neal D. Barnard}

닐 바너드^{Neal D. Barnard}는 세계적으로 가장 인정받는 채식주의 식이요법의 권위자 중 한 명이다. 현재 조지워싱턴 의과대학의 교수이자 책임을 다하는 의학을 위한 의사회^{PCRM, Physicians Committee for Responsible Medicine}에서 대표직을 맡고 있다. 미국 정부의 지원을 받은 그의 연구는 새로운 차원의 식이요법을 도입하면서 제2형 당뇨병 영역에 혁명을 일으켰고, 미국식생활가이드라인자문위원회^{Dietary Guidelines Advisory Committee}, 미국당뇨병협회^{American Diabetes Association}, 미국의사협회^{American Medical Association}는 정책을 세울 때 그의 연구 자료를 반드시 참고한다. 바너드 박사는 2015년에 미국심장학회^{American College of Cardiology}의 석학회원^{fellow}으로 지명되었으며, 2016년에는 미국생활습관의학회^{American College of Lifestyle Medicine}가 수여하는 선구적 연구자상^{Trailblazer Award}을 수상했다. 그는 미국 전역의 의대에서 영양학 교재로 쓰이는 《임상의를 위한 영양학 가이드^{Nutrition Guide for Clinicians}》의 총괄편집장이기도 하다.

최가영

서울대학교 약학대학원을 졸업하였다. 현재 번역 에이전시 엔터스코리아에서 과학 및 의학 분야 출판 전문 번역가로 활동하고 있다.

주요 역서로는 《뉴 코스모스 : 우주를 향한 새로운 질문》, 《한 권의 물리학 : 빅뱅에서 양자 부활까지, 물리학을 만든 250가지 아이디어》, 《한 권의 화학 : 화약에서 그래핀까지 화학 발전의 250가지 이야기》, 《꿀꺽 한 입의 과학 : 달콤 살벌한 소화 기관 모험기》, 《슈퍼박테리아 : 수퍼박테리아, 과학으로 해결할 수 있을까?》, 《배신의 식탁 : 우리는 식탁 앞에서 하루 세번 배신당한다》, 《복부 비만 없애는 식습관의 비밀》, 《건강을 위한 최고의 밥상》, 《당신의 다이어트를 성공으로 이끄는 작은 책》 등이 있다.

저는 우리의 건강을 지키고 회복시키는 음식의 힘을 여러분과 공유하고 싶어서 이 책을 썼습니다. 식이요법이 힘든 것은 잠깐이지만, 그 보상은 몇 배로 돌아옵니다. 일단 시작하면 여러분도 바로 알게 될 겁니다. 그전에 꼭 알려 드려야 할 주의사항이 두 가지 있습니다:

· **현재 건강에 이상이 있거나 약물치료를 받고 있는 분들은 먼저 담당 의사와 상의하세요.** 물론 대부분은 식이요법으로 몸 상태가 점점 좋아지면서 약이 덜 필요해집니다. 당뇨병 환자나 고혈압 환자 중에 그런 분이 많습니다. 어떤 분은 약을 다 끊을 정도로 건강을 회복하기도 합니다. 하지만 절대로 약물치료 내용을 마음대로 바꾸지는 마십시오. 약을 줄이거나 끊고자 할 때는 반드시 의

사와 상담을 통해 그래도 되는지, 시기는 언제가 적당할지 결정하시기 바랍니다.

- **모든 영양소를 골고루 드세요.** 식물성 식품만큼 영양가 높은 먹거리는 없습니다. 그렇더라도 혹시 부족한 영양소가 없는지 깐깐하게 군다고 나쁠 건 없겠죠. 가장 편한 방법은 평소에 채소, 과일, 곡식, 콩과식물을 다양하게 챙겨 먹는 것입니다. 특별히 저는 녹색 잎채소를 강력 추천합니다. 그리고 비타민 B12를 매일 모자람 없이 섭취하는 걸 잊지 마세요. 비타민 B12는 신경과 혈액의 건강에 필수인 영양소입니다. 아예 영양제를 복용해도 좋고 영양강화 시리얼이나 영양강화 두유를 드셔도 됩니다. 더 자세한 정보는 챕터 12에서 찾아볼 수 있습니다.

때로는 영원히 풀 수 없을 것 같던 문제가 어이 없이 간단하게 해결되는 일이 있다. 그런데 비만, 불임, 생리통, 당뇨병, 갑상샘질환, 여드름, 피부 열감도 그렇다. 모두 근본적으로 우리가 먹는 음식에서 비롯되는 까닭이다. 우리가 의식하든 의식하지 않든 음식은 체내의 호르몬 분포를 변화시킨다. 그 결과로 아픈 데 하나 없이 날아갈 것 같은 기분이 들기도 하고 내일 당장 어떻게 될 것처럼 골골대기도 한다.

내가 하고 싶은 얘기는 이것이다. 우리는 내 몸의 호르몬을 통제할 수 있다. 호르몬이 일으키는 건강 문제도 마찬가지다. 바로 우리가 매 끼 먹는 음식을 통해서다. 너무 간단해서 믿기지 않을지 모르지만, 장담하는데 확실히 효과 있는 방법이다. 책을 계속 읽다 보면 알게 될 것이다.

　로빈은 한 달에 하루 이틀 꼭 월차를 쓸 정도로 생리통이 유난히 심했다. 그러다 식단을 바꾸고 나서는 통증이 크게 줄었고, 생리 기간에도 티 안 내고 출근할 수 있게 되었다.

　엘사는 아기를 거의 포기하려던 차였다. 그러다 막판에 불임이 나쁜 식습관 탓이었음을 알았다. 그때부터 그녀는 식이요법에 들어갔고, 지금은 삼남매를 키우는 행복한 여성이 되었다.

　발기부전으로 한참을 홀로 고민하던 레이 역시 포기하기 직전에 식이요법 정보를 접했다. 그리고 결과는? 먹는 것 몇 가지만 바꿨을 뿐인데 전성기의 열정이 살아났다.

　낸시의 갑상샘은 꺼져 가고 있었다. 힘이 달리는 갑상샘은 비만과 만성피로를 불러왔다. 그런데 식이요법만으로도 갑상샘 건강을 되찾을 수 있단다. 그 소문은 사실이었다.

　킴은 심각한 우울증 환자였다. 그러나 치열한 노력 끝에 마침내 그녀를 에워쌌던 먹구름을 완전히 걷어 낼 수 있었다. 음식이 사람의 기분을 조종한다는 사실을 알게 된 뒤부터 말이다.

　쌍둥이 자매 니나와 란다는 얼굴에 여드름이 너무 심해 늘 고개를 푹 숙이고 다녔다. 그러다 우연히 식이요법을 시작했고 고작 며칠 만에 타고난 미모를 완벽히 되찾았다.

　건강 식단에서 답을 찾은 경험자는 이들 말고도 많다. 전립샘암 환자 토니가 그랬고 자궁내막증 환자 캐서린도, 갑상샘이 망가진 마이크도, 당뇨병 환자 밥도, 생리불순으로 고생하던 메리앤도 마찬가지였다.

이 사례들에는 공통점이 하나 있다. 모두가 호르몬 시스템이 고장 난 줄도 모르고 한참을 그냥 지냈다는 것이다. 똑같은 처지의 사람들은 이들만이 아닐 터다. 어쩌면 당신도 그중 한 명일 수 있다.

그런 의미에서 내가 강력히 추천하는 식습관에 여러분도 한번 도전해 보는 건 어떠신지. 나쁜 음식은 호르몬의 균형을 엉망진창으로 망가뜨리지만, 좋은 음식은 회생 불가능해 보이는 호르몬 불균형도 감쪽같이 고친다.

호르몬이 문제였다고?

우리 몸의 장기조직들은 호르몬의 지시를 받아 돌아간다. 오케스트라의 지휘자가 적절한 타이밍에 템포를 올렸다가 내리고 바이올린 소리를 키우면서 베이스 음량을 죽이듯이, 호르몬은 신체리듬을 정교하게 조절하는 것이다. 그 결과로 우리 몸 안에서는 에너지 대사가 빨라졌다가 느려지고, 기분이 좋아졌다가 가라앉으며, 생식기능이 조절되고, 체지방 축적과 소모 패턴이 바뀐다.

방금 전에 소개한 사연의 주인공들은 모두 이런 호르몬의 균형이 깨져 몸이 아팠던 사람들이다. 그들은 자신이 왜 아픈지를 오랫동안 몰랐고 그래서 해결책도 찾을 수 없었다.

하지만 답은 음식에 있었다. 그리고 이 답은 여러분에게도 통할지 모른다. 인체의 호르몬 시스템은 음식에 민감하게 반응한다. 다양한 호르몬 관련 질환이 음식을 현명하게 골라 먹는 것만으로 예상을 뛰어넘는 긍정적 변화를 보인다. 실로 감동적일 정도다. 또 한 가지 놀랄 만한 특징은 식이요법의 효과가 엄청나게 빠르다는 것이다. 경련 수준의 생리통은 식단을 바꾸고 한 달 만에 흔적만 남고 사라진다. 몇 개월 더 지나면 임신 소식까지 심심치 않게 들려온다. 당뇨 수치는 며칠이면 확연히 좋아진 걸 알 수 있다. 개인차는 있지만, 보편적으로는 그렇다.

에스트로겐estrogen과 테스토스테론testosterone은 각각 여성과 남성을 대표하는 성호르몬이다. 이 두 성호르몬은 우리가 어떤 음식을 먹느냐에 따라 증가하기도 감소하기도 한다. 이런 수치 변동은 남녀 모두 생식 능력의 변화로 이어진다. 여성의 경우는 월경주기나 폐경기 증상에도 영향이 있으며 심하면 특정 암에 대한 위험성이 높아지기도 한다.

당뇨병 환자라면 누구나 아는 인슐린이라는 호르몬도 있다. 인슐린은 당뇨병뿐만 아니라 여성의 다낭난소증후군과도 밀접한 관련이 있다. 하지만 건강한 식단을 유지한다면 이 호르몬 역시 얌전히 제 할 일을 하도록 잘 다독일 수 있다.

연구에 의하면 음식은 갑상샘 기능과도 무관하지 않다고 한다. 갑상샘은 체중, 기분, 피부와 머리카락의 탄력을 비롯해 다양한 건강 요소들을 좌우한다. 식이요법과 갑상샘 건강은 지금까지 밝혀진 것보다 앞으로가 더 기대되는 연구 주제다.

언젠가 발기부전은 실패하면 안 된다는 과도한 압박감 탓이라는 소문이 돌면서 파란색 알약과 전기장치가 유행하기도 했다. 하지만 진짜 원인은 그게 아니다. 이 또한 아침 메뉴만 바꾸면 간단히 해결된다.

과체중과 비만, 당뇨병, 유방암, 난소암, 자궁암, 전립샘암 등. 사람이 살다 보면 직접적으로든 간접적으로든 반드시 맞닥뜨리는 굵직한 질병 중 다수가 호르몬을 교란시키는 음식 때문에 생긴다. 여기에 피부 트러블이나 탈모 같은 가벼운 건강 문제까지 합하면 평소 호르몬 균형에 신경 쓸 필요성이 한층 커진다. 구석구석 모든 생체 기능이 온전히 돌아가도록 음식을 잘 골라 먹는 것이 중요한 이유이다.

의사는 알려 주지 않는 것들

이런 얘기를 담당 의사로부터 더 자세히 듣고 싶다고 생각하는 사람은 일찌감치 기대를 접는 게 좋다. 내가 이 책에서 소개하는 정보는 대부분 신생 연구 분야에 속한다. 그런 까닭에 현직 의사들은 십중팔구 아직 못 들어 봤거나 그 잠재력을 잘 모를 것이다.

그나마 연구 결과가 이미 공개됐더라도 이 주제가 관심 밖이었던 의료계에서는 무시하고 잊은 지 오래다. 툭 까놓고 말해서, 영양학의 비중이 커질수록 의사들의 밥줄은 위험해진다. 이런 배타주의의 원인은 영양학 교육의 부재라는 의료계의 고질병에서 찾을 수 있다. 더불어 의료 전문가를 위한 평생교육 프로그램 대부분이 제약기업의 영리 자본으로 기획된다는 것도 문제다. 그러니 병원과 약국에서 팔 수 없는 것들은 찬밥 신세일 수밖에 없다. 식이요법의 효과가 상상 이상일 수 있음에도 묵살되는 현실은 생리불순이나 불임 문제에 그치지 않는다. 편두통과 류머티즘 관절염을 비롯해 당뇨병, 심장질환, 암과 같은 중증 질환의 경우도 많은 환자가 그저 정보를 몰라서 구명救命 기회를 놓치고 있다.

또 하나의 복병은 환자의 실천력을 불신하는 일부 의사다. 환자들이 자신은 약 말고 식단 조절로 관리하는 편이 좋다고 아무리 강조해도, 그들에게는 소 귀에 경 읽기다. 의사 입장에서는 구구절절한 설명과 두꺼운 안내 책자보다 몇 줄짜리 처방전이 훨씬 빠르고 간편하다.

책임을 다하는 의학을 위한 의사회PCRM, Physicians Committee for Responsible Medicine를 중심으로 이런 실상을 바꾸려는 움직임이 일고 있다. PCRM은 1985년에 설립된 비영리조직으로, 음식과 건강 사이의 관계를 과학적으로 파헤치고 그 정보와 실생활에 활용할 수 있는 다양한 도구를 의사와 환자 모두에게 제공한다는 것이 기조다. 그런 취지로 PCRM은 의대생과 의사를 위한 교육 과정과 컨퍼런스를 열고 환자 치료에 필요한 영양학 지식을 담은 모바일 앱과 책자를 만들어 배포한다. 실제로 이 조직이 제공한 정보가 큰 참고가 되었다고 증언하는 의료인이 늘고 있다.

첨언하면 이 책에서 다루는 모든 주제는 연구가 한창 뜨겁게 진행 중인 분야임을 유념해야 한다. 여태껏 온 것보다는 앞으로 갈 길이 더 멀다는 뜻이다. 그럼에도 내가 조급하게 책을 내는 이유는 소망하는 바가 있어서다. 지금까지 밝혀진 사실을 신속하게 독자들과 공유하면서, 이 다음에 펼쳐질 미래의 밑그림을 함께 보고 싶다.

이 책의 활용법

이 책을 받아 들고 습관적으로 목차를 먼저 확인한 사람은 개인적으로 가장 관심 가는 주제만 골라 읽고 싶을 수도 있다. 물론 그래도 상관없다. 하지만 웬만하면 처음부터 끝까지 한 단원도 빼놓지 말고 차근차근 읽기를 권한다. 나와 비슷한 상황에도, 나랑은 상관 없는 딴 세상 얘기에도 하나의 공통된 테마가 거듭 반복해 등장하면서 책 한 권을 관통하기 때문이다. 가령 생리불순에 도움을 주는 식이요법은 갑상샘 질환과 암 치료에도 효과가 있다.

나는 이 책이 가이드북 역할을 해 독자 여러분이 완전히 새로운 차원의 건강한 삶을 누리기를 소망한다. 나아가 이 책의 내용이 입소문을 타고 널리 퍼져 보다 많은 사람이 도움을 얻는다면 더 바랄 게 없다.

모든 이에게 건강의 축복이 함께하길.

PART ❶ 성호르몬 균형과 건강

성호르몬 균형과 건강

SEX HORMONES: FINDING YOUR BALANCE

1장.
난임과 임신

"좋은 소식과 나쁜 소식이 있어요." 엘사가 말했다. 이제 그녀는 연구에서 빠질 참이다. 딱 봐도 전혀 섭섭하지 않은 게 분명하다.

처음에 연구에 참여하기로 했을 때만 해도 그녀는 자신의 인생이 이렇게까지 바뀔 줄 상상도 못 했을 것이다. 이 연구의 목적은 음식이 생리통을 어떻게 약화시키는지 살펴보는 것이었다. 여러 참가자들을 장기간 관찰한 결과, 우리는 식이요법만으로 아랫배 경련을 잠재울 수 있음을 확인했다. (이 부분은 다음 장에서 더 자세히 살펴볼 것이다) 엘사는 오래전부터 생리통이 유난히 심했다. 그렇기에 음식 조절이 생리통에 얼마나 도움이 되는지 진심으로 알고 싶어 했다.

이 연구에는 규칙이 있었다. 바로 피임을 하면 안 된다는 것이다. 피임약 성분이 호르몬이라 식단 조절의 효과를 가릴 우려가 있다.

규칙을 알려 주자 그녀는 문제 없다고 말했다. 피임을 하든 안 하든 부부에게 아이가 생기지 않은 지 오래였다. 검사를 받았는데 병원에서는 아내 쪽에 문제가 있다고 했단다. 엘사는 불임이었다.

연구가 시작되자 엘사는 우리의 요구 사항을 잘 따라 주었다. 이 식단 규칙은 나중에 다시 구체적으로 소개하겠지만, 일단 그리 복잡하지는 않다. 그런데 얼마 지나지 않아 놀라운 일이 벌어졌다.

"좋은 소식과 나쁜 소식이요?" 내가 물었다. "뭔데 그래요? 어서 말해 보세요."

"나쁜 소식은 제가 연구에서 중도하차하게 됐다는 거예요." 그녀가 말을 이었다. "죄송해요. 그치만 좋은 소식도 있어요. 저 아기 가졌어요!"

그렇다. 마침내 불임에서 벗어난 것이다. 엘사는 확실히 임신한 상태였고 곧 건강하고 어여쁜 아기를 낳을 예정이었다. 검사며 상담이며 치료며 부부가 온갖 고초를 겪고도 포기했던 꿈이 마침내 실현되었다. 식단조절 하나만으로.

몇 년 뒤 나는 강연 때문에 출장을 가게 되었다. 그곳에서 나는 청중석에 앉아 있는 엘사를 발견하고 화들짝 놀랐다. 내가 온다는 소식을 듣고 한번 만나고 싶었단다. 그날 그녀는 내게 귀여운 세 자녀를 소개했다.

캐서린

루이지애나에서 나고 자란 캐서린은 항공엔지니어로 공군에서 근무하고 있었다. 그러던 2003년, 그녀는 선발대로 이라크에 파병된다.

전장에서 군대에 배급되는 식량은 다 거기서 거기다. 그렇기에 캐서린은 복무를 마치고 귀국하자마자 친구들과 함께 그리웠던 고향 음식을 하나씩 먹으러 다니느라 정신 없었다. 치즈버거, 마카로니 치즈, 새우 요리, 닭고기 수프 같은 것들 말이다.

그러니 살이 찌는 건 당연했다. 그런데 늘어난 건 몸무게만이 아니었다. 몸이 무거워지면서 이상하게 배가 자주 아팠다. 통증은 생리 주기에 따라 심해졌다가 잦아들기를 반복하면서 갈수록 심해졌다.

안 되겠다 싶었던 그녀는 결국 산부인과를 찾았다. 의사는 이런저런 기본 검사를 하더니 복강경 검사를 해 보자고 했다. 배에 작은 칼집을 내고 구멍 안으로 렌즈를 넣어 몸속을 자세히 살펴보는 검사였다. 그 결과, 그녀를 괴롭혀 온 범인이 마침내 잡힌다. 캐서린은 자궁내막증을 앓고 있었던 것이다. 자궁내막증이란 원래 자궁내막을 형성하던 세포가 다른 곳으로 옮겨 가 자리 잡으면서 배 속을 비틀어 짜는 듯한 통증을 일으키는 병이다. 엉뚱한 곳에 뿌리내린 세포는 염증을 유발하고 난소와 나팔관의 구조를 망가뜨릴 수 있다. 그렇게 자궁내막증은 종종 불임으로 발전한다.

원인을 알았으니 다음 숙제는 치료였다. 진통제, 호르몬 요법, 복강경수술 등 방법은 여러 가지이지만, 효과를 보는 사람도 있고 그러지 못하는 사람도 있다. 모든 시도가 실패하면 최후의 수단은 수술로 자궁을 들어내는 것이다.

캐서린의 경우는 운이 그리 좋지 않았다. 어떤 치료도 소용 없었고, 통증은 날로 심해져 한 달에 하루 이틀은 꼭 월차를 내야 하는 지경에 이르렀다. 그녀는 결단을 내려야 했다. 아이를 바라는 부부의 마음은 누구보다 간절했지만, 그렇다고 이런 생활을 지속할 수는 없었다. 결국 자궁적출수술 날짜가 잡혔다.

그런데 수술날만 기다리며 지내던 어느 날, 친구가 흥미로운 제안을 했다. 식단을 바꿔 보면 어떻겠느냐는 것이었다. 유방암 환자들이 식단부터 조절하는 걸 보면 호르몬이 무슨 음식을 먹느냐에 따라 좌우된다는 말이 맞는 것도 같다. 그렇다면 자궁내막증에도 먹힐지 모른다. 그런 생각으로 그녀는 영양학자를 수소문해 상담을 받은 뒤 동물성 식품을 전부 끊었다. 그렇게 그녀는 채소, 곡물, 콩, 과일의 세계에 입문했다.

새 식단은 생각보다 맛이 좋았다. 게다가 몸무게가 빠져 몸이 한결 가뿐했다. 그뿐만 아니라 삶의 의욕도 돌아오고 복통도 현저히 약해졌다. 그녀는 건강했던 과거의 모습을 되찾고 있었다.

6주 뒤 재검사를 위해 병원에 갔다. 의사는 저번과 똑같이 배에 작은 구멍을 내고 복강경을 삽입해 꼼꼼히 살핀 뒤 절개 부위를 봉합했다. 회복실에서 잠시 쉬면서 몸을 추스른 캐서린은 대기실에서 기다리던 남편을 찾아 검사 결과를 들으러 갔다. 그런데 의사가 설명하길, 신기하게도 자궁내막증이 완전히 사라졌다는 게 아닌가. 그 말은 자궁을 들어낼 필요가 없어졌다는 뜻이다.

남편은 그리 놀라는 기색이 아니었다. 그는 의사에게 그동안 식이요법을 열심히 해 왔고 그 덕분에 아내가 얼마나 나아졌는지를 침착하게 털어놨다. 캐서린은 누가 봐도 확연히 좋아져 있었다.

그러나 의사는 조금도 동의하지 않는 눈치였다. 그는 자궁내막증이 음식 때문에 생기는 게 아니라면서 식이요법이 병을 없앴을 리없다고 못박았다. 가능한 설명은 딱 한 가지라고 했다. 기적이 일어났다는 것이다.

부부는 지금도 종종 이 일화를 안줏거리 삼아 신나게 웃는다. 다만 병이 나은 것이 기적처럼 느껴진 것은 사실이다. 캐서린은 반년만에 25킬로그램을 감량했고 살과 함께 복통도 씻은 듯이 사라졌다. 종잡을 수 없던 감정 기복도 사그라졌다. 무엇보다 가장 좋은 일은 자궁제거수술을 받지 않아도 된다는 점이었다. 현재 부부는 세 자녀와 함께 행복하게 살고 있다.

음식과 불임

어쩌면 독자 여러분은 불임을 걱정할 필요가 전혀 없을 수도 있다. 요즘에는 바쁜 스케줄, 재정형편, 인구과잉 등의 이유로 자발적으로 아이를 낳지 않는 젊은이도 많지 않은가. 사회가 출산을 강요하는 시대는 지났다. 그럼에도 내가 여기서 불임 얘기를 하는 것은 같은 원칙을 다른 여러 가지 질병에 확대 적용할 수 있다는 점에서다.

생식의 원리는 간단하다. 엄마의 난자와 아빠의 정자가 만난다. 수정된 세포는 자궁 안에서 편안한 장소를 찾아 자리를 잡고 쑥쑥

자란다. 그런데 이 간단한 과정이 수십 가지 이유로 틀어질 수 있다. 엄마 쪽과 아빠 쪽 모두 말이다.

2세를 계획하는 부부의 10~15%는 1년 내내 노력해도 임신에 실패하기 일쑤다. 그중 다수는 각종 시술과 치료에 어마어마한 생돈을 쏟아 붓는다. 그뿐만 아니다. 병원비도 병원비지만, 로맨스가 의학 실험으로 전락할 위험을 감수해야 한다.

여성 불임의 가장 흔한 원인은 배란이 되지 않는 것이다. 난소가 난자를 내놓지 않는다는 뜻이다. 남성의 경우는 고환, 호르몬, 정자가 지나가는 통로의 이상이 불임을 일으킨다.

그런데 난자와 정자가 잘 만나게 하는 것 역시 만만한 일이 아니다. 자궁 입구인 경부는 정자를 들여보내는 대문 역할을 하는 곳이고, 제일 안쪽의 나팔관은 수정이 이루어지는 곳이다. 그런데 가끔 이 구조들이 제대로 형성되지 않을 때가 있다. 때로는 구조가 멀쩡해도 병균 감염 때문에 수정이 방해를 받는다. 물리적 외상이나 복부의 기타 문제들이 장해물로 작용하기도 한다. 음식 역시 남녀 모두에게 중요한 변수다. 그런데 문제의 원인이 음식이면 해결책은 더할 나위 없이 명료하다. 어째서 그런지 배란 단계부터 차근차근 살펴보자.

음식과 배란

난소는 특별한 장기다. 특히 탄복할 만한 것은 모든 인간이 처음부터 완성된 난소를 가지고 태어난다는 점이다. 이 난소에는 이미 온전한 난자 수백 만 개가 빼곡하게 들어차 출동 명령만을 기다린다. 그렇다. 우리는 엄마 배 속에서 지내는 태아 시절부터 그 조그만 난소로 먼 훗날 내 아기가 될 난자를 만들고 키워 내는 셈이다. 엄마가 임신 중에 받은 온갖 자극이 우리와 우리의 난소 그리고 그 안에 들어 있는 난자들에도 영향을 주는 건 당연하다.

생식 연령기에 난소는 난자를 매달 하나씩 내보낸다. 그런데 이게 꽤 예민한 작업이다. 체내 호르몬 균형이 깨지면 배란 자체가 안 될 수 있기 때문이다.

수백만 개의 호르몬 공장

슬며시 허벅지로 손을 가져가면 물렁살이 잡힌다. 만약 이 살 덩어리에서 지방세포 딱 한 개만 추출해 관찰할 수 있다면 어떤 모습이 보일까? 세상에는 지방세포가 열량을 비축하는 것 말고는 쓸모가 없는 죽은 주머니일 뿐이라고 잘못 알고 있는 사람이 많은데, 진실은 다르다. 사실 지방세포는 분주히 돌아가는 호르몬 합성 공장이다. 우리 몸의 지방세포들은 호르몬을 만들어 내느라 한시도 쉬지 않는다. 지방세포는 난소와 부신副腎(신장에 붙어 있는 내분비샘—옮긴이)에서 처음 만들어지는 호르몬 분자들을 원료 삼아 여러 가지 남성 호르몬과 여성 호르몬으로 갈고 닦는다. 그렇게 완성된 성호르몬은 다양한 기본 생리기능을 조절한다.[1]

따라서 호르몬 생성량은 체지방 양에 비례하게 된다. 그런데 호르몬이 과다하게 만들어지면 호르몬 균형이 흐트러지고 생식기능 이상으로 이어진다는 게 문제다.

체지방 과다는 성 건강에 백해무익하다. 여성건강역학조사 연구Nurses' Health Study II의 결과가 그 증거다.[2] 하버드대학교의 주도로 수행된 이 연구에서는 대규모 여성 집단을 대상으로 생식기능과 체중 간의 관계를 조사했다.

연구 참가자들의 생식기능은 정상 체중 범위 안에서 숫자가 작은 쪽으로 살짝 더 치우친 그룹에서 가장 좋았다. 몸이 여기서 조금만 더 무거워져도 불임 비율은 눈에 띄게 높아졌다. 몸무게가 여전히 정상 범위 안에 있을지라도 말이다. 고도비만 여성 그룹의 경우, 불임이 고민이라는 응답자는 거의 세 배나 많았다.[3]

이런 차이의 비밀은 지방세포에 있는 것으로 추측된다. 지방세포는 두 가지 방식으로 호르몬을 고삐 풀린 망아지로 변화시킬 수 있다:

하나는 지방세포가 여성 성호르몬(에스트로겐)과 남성 성호르몬(안드로겐)을 너무 많이 만들어 혈류로 흘려 보내는 것이다.

다른 하나는 지방세포에서 합성되는 성호르몬 결합 글로불린sex hormone-binding globulin, 일명 SHBG의 혈류 유입량이 줄어드는 것이다. SHBG는 아주 기특한 단백질 분자다. 혈액을 타고 전신의 혈관을 돌면서 잉여 성호르몬을 꽉 붙들어 아무 때나 날뛰지 않도록 통제하기 때문이다. 에스트로겐이 전투기라면 SHBG는 항공모함인 셈이다. 전투기가 항공모함 안에 정박되어 있는 한 불필요한 교전은 일어나지 않는다. 혈액에 SHBG가 충분히 많으면 성호르몬이 흥분하지 않게 되므로 누이 좋고 매부 좋은 일이다.

그러다 만약 지방세포에서는 호르몬이 과잉 생산되는데, 이것을 묶어 둘 SHBG의 양은 줄어든다면 호르몬 활성이 지나치게 높아질 게 뻔하다. 바로 이런 식으로 과체중은 성 건강에 해를 끼친다.

그렇더라도 마를수록 무조건 좋은 것은 아니다. BMI가 $18kg/m^2$ 아래(즉 키 165cm 여성 기준으로 체중 49킬로그램 미만)로 내려가면 불임 그래프가 다시 가파른 상승 곡선을 그린다. 체지방이 너무 부족하면 에스트로겐 수치가 지나치게 낮아지고 난소 기능이 정지되기 쉽다. 그러니 과체중인 여성은 적당히 살을 빼고, 저체중인 여성은 살을 좀 찌우는 게 가장 바람직하다.

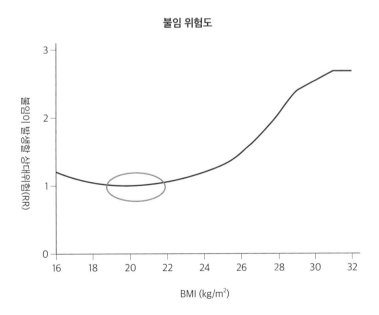

불임 위험도

체중을 권장 범위 안으로 유지하도록 습관을 들이면 성 건강을 증진하는 데 도움이 된다. 구체적인 방법은 12장에서 자세히 소개하겠다.

섬유소와 불임

과잉 호르몬이 문제를 일으킬 때 그것만 쏙 뽑아 없애는 게 가능할까? 물론이다. 솔직히 말하면 지금 이 순간에도 우리의 간이 바로 그 작업을 하고 있다. 간은 하루 종일 핏속에 섞여 있던 불필요한 물질들을 걸러 낸다. 독소, 약물 성분, 잉여 호르몬 같은 것들 말이다. 걸러 낸 찌꺼기는 담도라는 얇은 관으로 보내진다. 담도는 다시 소장으로 연결된다. 여기서 소장이 맡은 역할은 섬유소만 골라 재흡수하고 최종적으로 남은 쓰레기를 몸 밖으로 밀어내는 것이다. 잉여 호르몬은 이런 과정을 거쳐 체외로 배출된다.

섬유소는 콩류, 채소, 과일, 전곡류 등에 풍부하게 들어 있다. 이런 식이섬유는 불필요한 호르몬의 신속한 체외 배출을 돕는다. 반면에 동물성 식품에는 식이섬유가 거의 없다. 다시 말해 닭고기, 생선, 유제품, 달걀이 주식인 사람은 섬유소가 부족해 불필요한 호르몬을 꽁꽁 묶어 몸 밖으로 내보내지 못할 공산이 크다. 그렇다는 것은 곧 호르몬이 혈류로 재흡수된다는 뜻이기도 하다. 소화관과 간을 돌고 도는 장간 순환이 일어나는 것이다. 이 경우 간에서 소장으로 분비된 호르몬이 혈액으로 넘어갔다가 간으로 되돌아온다. 이런 장간 순환의 전체 과정이 하루에도 몇 차례나 반복된다. 잉여 호르몬이 체외로 배출되지 못하고 무한 재활용되면 호르몬 과잉 상태가 장기적으로 지속되는 건 당연하다.

이걸 해결할 방법은 뭘까? 동물성 식품을 끊고 채식을 시작하면 된다. 섬유소가 소화관에 남아 도는 호르몬을 포획해 영구적으로 퇴출시켜 줄 테니 말이다. 그러면 잉여 호르몬이 혈액을 떠돌며 계속 머무는 대신 변기물에 쓸려 내려갈 것이다. 걱정할 것 없다. 남아 있는 호르몬으로도 기본 신체 기능을 유지하기에는 충분하다. 잉여분을 버리는 것은 건강에 유익하기만 하다.

섬유소는 콜레스테롤에도 똑같은 일을 한다. 귀리 시리얼 광고들이 귀에 못이 박히도록 떠드는 게 이 내용이다. 귀리의 섬유소는 다른 쓰레기들과 함께 콜레스테롤을 그러모아 몸 밖으로 내보낸다. 귀리를 꾸준히 섭취하면 혈중 콜레스테롤 수치가 떨어지는데 이 작용때문이다.

섬유소를 챙겨 먹자

미국 정부 집계에 따르면, 미국 사람들은 하루 평균 16그램의 섬유소를 섭취한다.[4] 건강을 위해서는 이 숫자를 적어도 두 배 이상 높일 필요가 있다. 방법은 어렵지 않다. 콩, 채소, 과일, 전곡류만 잘 챙겨 먹어도 하루 목표 40그램을 채우고 건강을 유지할 수 있다.

그런데 정말 이게 통할까? 터프츠대학교, UCLA, 미국보건재단이 발표한 연구 논문에 따르면 그렇다고 한다. 이 연구들에서는 여성 지원자를 모집해 일정 기간 동안 고섬유소/저지방 식단을 유지하게 했다. 그 결과, 에스트라디올estradiol 수치가 10~25% 범위를 넘지 않는 진정세를 보였다. 에스트론estrone도 비슷한 수준으로 통제되었고 테스토스테론 수치 역시 떨어졌다.[5,6,7]

하지만 모든 공이 섬유소에만 있다고 말할 수는 없다. 이탈리아 남부의 지중해식 식단이 그 증거다. 이 식단에서는 과일과 채소의 비중이 높고 요리마다 올리브유가 빠지는 법이 없는 반면에 고기와 유제품은 요리 재료로 잘 쓰이지 않는다. 학계는 오래전부터 지중해식 식단에 주목해 왔는데, 2006년에 시칠리아의 한 연구팀이 육류, 유제품, 동물성 지방의 보급이 지역의 토속 음식 문화를 망쳤다며 "북부화" 현상을 호되게 비판한 일이 있었다. 그러면서 근거로 든 게 전통 식단으로 복귀했을 때의 변화를 살펴본 연구였다. 연구팀은 폐경 여성 115명을 모집하고 그중 58명에게 육류, 유제품, 동물성 지방을 줄이는 대신 식물성 식품을 많이 섭취하도록 요청했다. 나머지 참가자들은 그냥 평소대로 먹으면 되었다. 분석 결과, 두 그룹 모두 섬유소 섭취량은 종전과 같았다. 그런데 소변으로 배출된 에스트로겐의 양은 그렇지 않았다. 동물성 식품을 줄인 그룹에서 에스트로겐 수치가 40%나 떨어졌다.[8]

이처럼 고섬유소/저지방 식단은 여성의 호르몬 수치를 더 건강한 방향으로 끌고 온다. 현재 학계는 이 식이요법이 유방암의 위험성을 낮춘다는 소식에 가장 반색하지만, 다른 호르몬 관련 문제들의 열쇠

역시 이 식단이 쥐고 있다.

유제품 끊기

유제품은 또 다른 면에서도 성 건강을 위협할 수 있다. 놀랄 일도 아니다. 우유와 치즈는 원래 칼로리와 지방 덩어리다. 치즈가 공급하는 열량의 70%가 지방에서 나올 정도니까. 그러니 유제품을 많이 먹으면 살이 찌는 건 기본이고, 지방세포 수가 증가해 호르몬 균형까지 깨지기 십상이다. 유제품은 식물성 식품이 아니라서 섬유소가 전혀 들어 있지 않다는 건 말할 것도 없다.

유제품이 호르몬 균형과 상극임을 뒷받침하는 특징이 두 가지 더 있다. 목축업계는 우유 생산량을 증대할 목적으로 일부러 젖소를 해마다 임신시킨다. 젖소의 몸에서 만들어지는 에스트로겐은 이 9개월의 임신 기간 내내 우유에 흘러 들어간다. 우유 상태에서는 에스트로겐의 양이 미량에 지나지 않는다. 하지만 우유를 치즈로 가공하면 고농도로 농축된다는 게 문제다.

또 우유에는 락토오스^{lactose}라는 당이 들어 있는데 이게 난소에 해가 될 수 있다. 미국 보스턴에 있는 브리검 여성병원의 대니얼 크래머^{Daniel Cramer} 박사가 1994년에 보고한 바에 의하면, 여성이 우유를 많이 마실수록 해마다 생식능력 저하 속도가 빨라진다고 한다.

사실 나이 들수록 여성의 생식기능이 조금씩 떨어지는 것은 정상적인 현상이다. 전통적으로 우유가 주식이 아닌 태국에서도 20대 후반에서 30대 후반으로 가면서 여성의 생식기능이 약 25% 감퇴하는 것으로 파악됐다.[9] 그런데 밥 때마다 유제품이 빠지지 않는 핀란드의 경우, 같은 연령대 구간에서 생식기능 감소폭이 무려 80%나 됐다. 뉴질랜드의 통계도 비슷했고 덴마크, 미국, 영국 역시 크게 다르지 않았다.

이 현상을 두고 크래머 박사가 지목한 용의자가 락토오스다. 락토오스는 소화 과정에서 분해돼 글루코오스glucose와 갈락토오스galactose라는 더 작은 당 분자 두 개로 쪼개진다. 그런데 갈락토오스가 난소에 독소로 작용해 나중에 난자가 될 생식세포를 망가뜨린다고 한다. 말하자면 우유와 아이스크림에는 분해되자마자 갈락토오스를 온 혈액에 뿌릴 락토오스가 한가득 도사리고 있는 셈이다.

요즘에는 어느 마트에서나 락토오스를 뺀 우유를 흔하게 판다. 하지만 이게 근본적인 해결책은 아니다. 우유에 전처리를 해 락토오스를 글루코오스와 갈락토오스로 미리 분해해 놓은 것에 불과하다. 다시 말해 뽀얀 액체 안에 출격 준비를 마친 갈락토오스가 넘쳐난다는 뜻이다. 그러니 유제품 코너에서 이런 제품을 보더라도 과감히 지나치길 바란다. 반면에 두유, 라이스밀크, 오트밀크, 아몬드밀크, 헴프밀크 같은 식물 유래 우유 대용품에는 자연적으로 락토오스가 존재하지 않는다. 게다가 요즘에는 다양한 제품이 나와 선택의 폭이 훨씬 넓어졌다. 식물은 대부분 락토오스를 조금도 함유하지 않는다. 다만 대추, 파파야, 피망, 토마토, 수박에는 락토오스가 극소량 존재한다.[10]

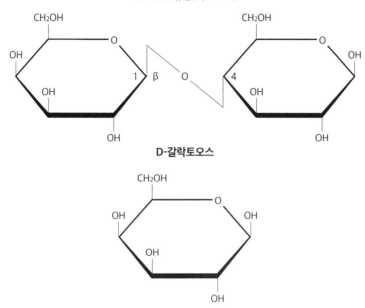

Lactose 유당(락토오스)

D-갈락토오스

유당 불내성이 오히려 좋은 이유

둘러보면 유당 불내성으로 고생하는 사람이 적지 않다. 우유에 들어 있는 당이 배탈을 일으키는 것이다. 이게 딱히 병은 아니다. 원래 인간을 포함한 모든 포유류는 이유기가 지나면 락토오스를 소화하는 능력을 잃는 게 정상이니까. 젖을 떼고 나면 락토오스를 분해하는 효소인 락타아제가 더 이상 필요 없지 않은가. 락타아제를 없애는 것은 락토오스와 갈락토오스의 위험으로부터 스스로를 지키기 위한 동물의 자연적인 방어 기전이라고 볼 수 있다. 우유를 마실 때마다 배앓이를 한다면 손을 안 댈 테니 말이다.

그런데 간혹 락타아제를 만드는 돌연변이가 유전자에 남는 사람이 있다. 다른 인종보다 백인들 사이에서 유독 흔하다. 이건 그다지 득 될 일이 아니다. 우유를 아무리 마셔도 소화가 계속 잘 된다면 성장기를 거쳐 어른이 되면서 락토오스가 안고 있는 위험성에 노출될 확률도 함께 높아진다. 그런 위험성 중 대표적인 것이 불임이며, 뒤에서 더 자세히 살펴볼 난소암과 전립샘암도 여기에 포함된다.

흔히 사람들은 칼슘을 보충하려고 우유를 마신다고 말한다. 그런 거라면 더 건강한 칼슘 공급원을 먹으면 된다. 다양한 고칼슘 식품이 있는데, 특히 녹색잎 채소와 콩류에 칼슘이 풍부하다. 우유를 이런 식물성 식품으로 대체하면 우유에 들어 있는 지방, 열량, 콜레스테롤, 에스트로겐, 갈락토오스에 노출될 일도 없다.

다낭난소증후군

불임의 흔한 원인 중 하나로 다낭난소증후군이라는 게 있다. 난소낭종 형성, 불규칙한 생리주기, 남성 호르몬 과잉으로 인한 다양한 증상들을 총칭해 이렇게 부른다. 특히 여성에게 남성 호르몬이 지나치게 많아지면 얼굴과 몸에 털이 수북해지고 여드름이 나며 남성형 탈모가 생기기도 한다.

할 얘기가 많으므로 이 주제는 한 단원을 따로 빼서 제대로 소개하겠다(5장 참고).

음식과 정자 생성

정자를 만드는 것은 만만한 일이 아니다. 한 인간의 전체 유전자 설계도가 저장된 초미니 잠수함 수백만 척을 짓는 일이니 당연하다. 게다가 하나뿐인 난자를 찾아 수정을 성공시키는 임무는 또 어떤가. 정자가 임무 완수에 실패할 요소는 전 과정을 통틀어 널리고 널렸다. 정자 수가 부족한 경우도 있고 정자의 형태에 결함이 있을 수도 있다. 때로는 정자가 활발히 움직이지 못하기도 한다.

여기서 또 유제품이 용의선상에 오른다. 로체스터대학교의 한 연구팀이 남자 대학생 189명의 식단을 추적조사하고 정자 수를 측정했다. 그 결과, 치즈와 유제품을 즐겨 먹는 남성 그룹의 경우, 그러지 않은 그룹과 비교해 정자의 형태와 운동성이 더 나쁜 것으로 밝혀졌다. 즉 정자의 모양과 활동이 비정상적인 남학생이 더 많았다는 소리다. 그뿐만 아니라 정자 수 역시 이 그룹에서 상대적으로 적었다. 이를 바탕으로 연구진은 가설 하나를 세웠다. 유제품에 들어 있는 에스트로겐 성분이 남성의 생식 기능에 영향을 미친다는 가설이다.[11]

그런 다음 불임 클리닉의 협조를 받아 환자들의 식단을 조사했다. 그랬더니 치즈를 정기적으로 먹은 남성 그룹은 치즈를 덜 먹거나 아예 먹지 않은 그룹에 비해 정자 수가 평균 28% 적은 것으로 드러났다. 정자의 운동성과 형태 역시 대체로 더 나빴다.

도대체 치즈를 얼마나 많이 먹었기에 그럴까? 치즈 섭취량을 계산했을 때 후자 그룹에서는 섭취가 전혀 없거나 보통 사람이 하루에 먹는 양의 절반 수준이었다. 반면에 전자 그룹에서는 섭취량이 하루 권장량의 1~2.5배 범위였다. 서구식 식단에서는 그리 드물지 않은 모습이다.[12] 이 데이터를 종합하면, 아주 조금씩이라도 치즈를 매일 먹으면 남성의 성 기능이 저하될 수 있다는 결론이 나온다.

스페인에서 진행된 또 다른 연구의 결과도 대체로 이와 비슷했다. 정자의 질이 떨어지는 남성들은 건강한 정자를 가진 남성들과 달리 치즈와 가공육을 많이 먹고 과채류 섭취는 부족했다. 데이터를 분석한 연구진은 동물성 식품에 들어 있는 화학성분이 정자에 해로운 영향을 미치는 한편 과일과 채소는 발달 중인 정자세포를 보호하는 항산화물질을 체내에 공급한다고 추측했다.[13]

혹자는 고개를 갸우뚱할지 모른다. 유제품에 들어 있는 호르몬이나 화학물질은 극히 미량인데 그걸로 사람의 건강이 좌지우지되겠냐고 말이다. 하지만 기억하시길. 젖소는 열두 달 중 아홉 달을 내내 임신한 상태로 지낸다. 그리고 임신 달수가 늘어나면서 소 체내의 에스트로겐 수치가 함께 상승한다. 결정적으로 이렇게 다량 분비된 호르몬은 앞서 얘기한 것처럼 우유를 치즈로 가공하는 과정에서 고도로 농축된다.

2016년에는 음식과 남성 생식기능의 관계를 주제로 한 여러 연구들을 종합적으로 검토한 분석 결과가 추가로 발표되었다. 이번에도 결론은 지방 함량이 높은 유제품과 가공육(베이컨, 소시지, 햄, 핫도그 등)이 건강에 해롭고 과채류가 유익하다는 것이었다. 같은 맥락에서 영양제 중에서는 오메가-3류(eicosapentaenoic acid, 즉 EPA와 docosahexaenoic acid, 즉 DHA. 하루 권장섭취량 1.84그램), 카르니틴류(L-아세

틸카르티닌과 L-카르티닌, 하루 권장섭취량 3그램), 코엔자임 Q10(하루 권장섭취량 300밀리그램씩 1~2회)이 좋다고 한다.[14]

운동으로 성 건강 유지하기

앞서 언급했던 하버드대학교의 연구를 기억할 것이다. 체중과 생식 기능의 관계를 살펴본 이 연구의 가장 큰 교훈은 과도한 체지방을 덜어내자는 것이었다. 그런데 같은 연구에서 연구팀은 운동에도 주목하고 있다.[15] 분석에 의하면, 일정한 속도로 걷는 것 같은 평범한 활동은 생식기능에 별로 도움이 되지 않는다고 한다. 반면에 몸무게가 같더라도 고강도 운동을 하는 여성은 운동하지 않는 여성에 비해 성적으로 훨씬 건강했다. 고강도 운동을 매주 한 시간만 규칙적으로 해도 불임의 위험성은 5%나 떨어졌다. 일주일에 다섯 번으로 계산하면 25%나 감소하는 셈이다. 효과가 특히 뛰어난 종목은 달리기와 조깅이었다.

한 주에 한 시간씩 운동할 때 불임 위험이 줄어드는 정도	
에어로빅:	5%
자전거 타기:	5%
왕복 질주하는 수영:	5%
라켓 스포츠:	12%
조깅:	22%
달리기:	34%

혹시 놀랐는가? 과격한 운동이 여성의 생리주기를 망가뜨린다는 풍문이 있으니 그럴 만도 하다. 실제로 뉴욕 마라톤 대회에 출전한 여성 394명을 대상으로 설문 조사했고, 네 명 중 한 명꼴로 생리 빈도가 줄거나 생리가 아예 끊겼다고 응답했다.[16] 그런데 더 자세히 조사해 보니 생리가 없어진 것은 운동 강도와 아무 상관도 없고 전부 무리한 체중 감량 탓이었다. 즉 여성이 규칙적으로 운동하더라도 몸무게를 정상 범위로 유지한다면 생식기능이 더 좋아지면 좋아졌지 나빠지는 일은 없다.

아침 입덧

모두 캐서린을 기억할 것이다. 앞서 소개했듯 그녀는 자궁적출수술을 받기 전에 자궁내막염을 고치고 지금은 대가족을 이뤄 잘 살고 있다. 그런 그녀가 언젠가 내게 해 준 얘기가 있다. 임신 중에 겪었던 일인데, 앞의 반년은 멀쩡하다가 마지막 3개월에 생각지도 않던 문제가 터졌다고 했다. 막판에 아침 입덧이 폭발한 것이다. 그녀는 아직도 당시를 생생히 기억한다. "구역질이 얼마나 심했는지, 어떤 날은 손가락 하나 까딱할 수 없었어요."

사실 아침 입덧은 잘못된 명칭이다. 입덧은 낮이든 밤이든 수시로 찾아오기 때문이다. 캐서린은 궁금했다. 아침 입덧이 아무리 흔한 현상이라도, 6개월은 괜찮다가 왜 뒤늦게 그랬을까. 고민하던 그녀는 자신의 생활 습관을 하나하나 되짚었다. 그러고는 깨달았다.

식이요법으로 자궁내막염이 없어지고 나니 옛날 식습관이 슬금슬금 돌아왔다는 것을. 겉보기에는 여전히 동물성 식품을 주의하고 있었지만, 외식이라도 하러 가면 파스타 소스에 치즈가 들어 있는 걸 보고도 굳이 걷어내지 않았다. 때로는 누가 사무실에 사 온 빵이나 케이크를 아무 생각 없이 먹어 치웠다. 튀긴 음식이 끌리면 애써 참지도 않았다. 보통 사람들의 기준으로는 이게 그렇게 나쁜 식습관이 아닐 것이다. 그런데도 사소해 보이는 이런 일탈을 때 아닌 입덧의 원인으로 볼 수 있을까?

결국 그녀는 스스로에게 다시 엄해지기로 결심했다. 무심결에라도 치즈를 입에 대는 일은 더 이상 없어야 했다. 동물성 식품, 튀김류도 완전히 끊을 작정이었다. 그렇게 그녀는 다시 완벽한 채식주의자가 되었고 지방 섭취를 늘 제한량 아래로 유지했다. 그러자 금세 몸이 반응했다. 구역질은 하루 반나절 만에 온 데 간 데 없이 사라졌다.

캐서린의 사례는 구역질과 구토가 심한 여성들을 위해 미국 산부인과학회American College of Obstetrics and Gynecology가 권하는 해결책과 정확히 일치한다. 일명 'BRATT'이라는 식단을 지키라는 것인데, 바나나banana, 쌀밥rice, 사과소스applesauce, 토스트toast, 차tea로 구성된 이 처방의 효과는 기대 이상이다. 물론 이 식단 역시 저지방에 100퍼센트 채식을 기초로 한다.[17]

캐서린의 이야기는 캘리포니아 대학교 버클리 캠퍼스의 어니스트 B. 훅Ernest B. Hook이 1976년에 제안한 이론으로도 설명할 수 있다. 훅은 대부분 임신 중에 몸이 커피, 술, 담배 같은 것들에 거부감을 느끼고 쳐다보기만 해도 구역질이 나온다는 점에 주목했다. 이를 바탕으로 그는 입덧이 병이 아니라 엄마와 아기 모두를 보호하기 위한 자연방어기전이라고 결론 내렸다.[18]

보통 병원균이 침투했을 때 여성의 몸은 면역계의 철통보호를 받는다. 그런데 임신 중에는 면역계의 방어기능이 자연적으로 약해진다. 엄마의 몸이 아기를 거부하는 일은 없어야 하기 때문이다. 그 대신 임신부의 후각과 미각이 유별나게 예민해진다. 말하자면 본능적으로 방어막을 한 겹 더 치는 셈이다. 그래서 건강에 해로울 것 같은 냄새나 맛이 나는 음식이 들어오면 임신부의 몸은 바로 뱉어 낸다.[19] 아침 입덧이 임신 초기에 특히 심한 데에는 다 이유가 있다. 임신 첫 3개월에 아기의 주요 신체장기가 형성되므로 위험에 가장 취약한 시기인 것이다.

다양한 문화권을 조사한 연구들을 종합해 보면, 임신부들이 가장 흔히 기피하는 음식은 고기다. 전통적으로 임신부의 육식을 아예 금지하는 사회가 있을 정도다.[20] 그럴 만도 하다. 육류는 살모넬라, 대장균, 톡소플라즈마, 리스테리아 등 다양한 식중독균의 거점이 된다. 실제로 또 다른 연구에 따르면 문화적으로 식단에 옥수수와 녹색채소의 비중이 높은 집단에서는 고기를 많이 먹는 집단에 비해 아침 입덧의 발생률이 낮다고 조사됐다.[21]

이 증거들은 어느 하나 우연이 아니다. 모두 호르몬의 장단에 따라간다는 점에서다. 임신기가 시작되면 프로게스테론이라는 호르몬이 면역계의 방어막을 느슨하게 만든다. 이 과정에서 자연살해세포natural killer cell라는 특별한 백혈구의 수가 줄어든다. 원래 자연살해

세포의 임무는 침입자를 공격하는 것이다.[22] 태아를 '침입자'로 여긴다니 이상한 소리로 들릴지도 모른다. 하지만 아기 DNA의 절반은 아빠에게서 온 것이다. 그러니 엄마의 면역계 입장에서는 아기가 낯선 존재일 수밖에. 그런 까닭으로 엄마의 몸이 아기를 거부하지 않도록 프로게스테론이 면역계를 억제할 필요가 있다.

즉 아침 입덧은 자신과 아기에게 해로운 음식을 피하고 유익한 음식을 좋아하도록 유도하는 자연의 섭리라고 표현할 수 있다. 하버드대학교의 연구가 이를 뒷받침한다. 연구팀은 아침 입덧이 심한 임신부 44명의 식단을 입덧이 거의 또는 전혀 없는 임신부 87명의 식단과 비교했다. 그 결과 두 그룹 간에 확연한 차이가 있는 것으로 드러났다. 입덧의 원인으로 가장 유력한 용의자는 포화지방이었다. 포화지방은 건강에 좋지 않은 지방으로, 치즈와 유제품 그리고 육류에 많이 들어 있다. 연구팀의 분석에 따르면 포화지방을 15그램(치즈 약 70그램)씩 더 섭취할 때마다 아침 입덧으로 고생할 위험성이 다섯 배씩 커졌다.[23] 이 말은 곧 유제품과 육류를 끊으면 아침 입덧을 억누를 수 있다는 뜻이다. 캐서린이 그랬던 것처럼.

식단으로 증상을 다스릴 수 있다는 걸 깨닫자 캐서린의 삶은 통째로 바뀌었다. "저를 해방시켰어요. 나머지 임신 기간이 완전히 달라졌거든요!" 그녀는 기회가 있었다면 산 정상에 올라서 큰 소리로 외쳤을 거라고 했다. "입덧이 당연한 일 같지만, 그렇지 않아요!"라고 말이다.

임신을 돕는 음식

임신과 출산을 준비하다 보면 부딪히는 난관이 한둘이 아니다. 하지만 바람직한 식습관을 성실하게 유지한다면 건강은 자연스럽게 따라올 것이다. 엘사와 캐서린 모두 그렇게 채식으로 큰 덕을 봤다. 당연하다. 저지방 채식 식단을 꾸준히 실천하면 아래의 목표들은 저절로 달성된다.

1 불필요한 호르몬의 원흉인 과도한 체지방을 덜어 낼 것.
2 호르몬의 과잉 활동을 SHBG로 통제할 것.
3 잉여 호르몬의 소화관 배출을 돕는 섬유소를 충분히 섭취할 것.
4 유제품에는 지방, 열량, 호르몬, 갈락토오스가 많으니 피할 것.

임신 전에 호르몬 균형을 찾아 주는 건강한 음식은 임신 기간을 잘 지내는 데에도 큰 도움을 준다. 가장 이상적인 식습관은 동물성 식품을 완전히 끊고 4대 건강식품군, 즉 과일, 채소, 도정하지 않은 곡물류, 콩류(대두, 완두콩, 렌틸콩 등)에 집중하는 것이다. 구체적인 실천 방법과 최적의 영양소 조합은 12장에서 본격적으로 알아보겠다.

2장.
생리통과
월경전증후군

책상에 앉아 있는데 전화벨이 울렸다. 조언을 구하는 젊은 여자의 전화였다. 로빈이라고 이름을 밝힌 여자는 생리통이 몹시 심해 생활에 지장이 많다고 말했다. 대부분의 여성은 때마다 생리통을 앓는다. 그런데 그중 일부는 아픈 정도가 보통 사람들의 상상을 초월한다. 로빈이 그런 경우였다. 그녀는 매달 하루 이틀은 아랫배를 끌어안고 구르느라 아무 일도 할 수 없다고 했다. 생리가 시작된 어린 시절부터 그랬는데, 갖은 수를 써도 생리통은 가라앉지 않았단다.

그러던 어느 날, 그녀가 고통에 몸서리치며 사무실 바닥에 주저 앉았을 때 마침 지나가던 직장 상사가 그녀를 발견했다. 다음 날 지방 출장이 잡혀 있었지만, 출근은커녕 침대에서 꼼짝도 못 할 게 뻔했다. 로빈은 고개를 들어 상사를 올려다봤다. 그러고는 힘 없는 목소리로 말했다. "저 괜찮아요." 그러자 상사가 대답했다. "아니, 괜찮은 것 같지 않은데요. 어디든 연락해 도움을 청해 봅시다." 그래서 로빈은 의사인 엄마에게 전화를 걸었다. 엄마 역시 젊은 시절에 같은 문제로 엄청나게 고생했던 경험이 있었다.

그녀가 열 살인가 열한 살 때 모녀가 영화관에 간 적이 있었다. 엄마가 제일 좋아하는 영화 중 하나인 〈폭풍의 언덕〉을 보기 위해서였다. 그런데 온 정신이 스크린에 빠져들어 갈 즈음 어디가 불편한지 엄마가 자꾸 움찔거리기 시작했다. 생리통 발작이 시작된 것이었다. 결국 모녀는 중간에 자리에서 일어나야 했다. 그리고 엄마는 서른다섯의 젊은 나이에 자궁적출수술을 받았다.

나중에 듣기로 당시 엄마의 생리통에 듣는 약은 데메롤Demerol뿐이었다고 한다. 데메롤은 수술 환자에게나 처방되는 마약성 진통제다. 그런 일을 겪은 모친이 딸에게 상담 받아 보라며 내 연락처를 건넨 것이었다. 당장 이틀치 처방전을 써 준다면 로빈이 내일 비행기를 탈 정도로는 회복할 터였다.

전화를 끊고 나서 나는 생각에 잠겼다. 하복부 경련이 정확히 얼마나 어떤 식으로 오는 걸까. 이 문제를 어떻게 해결해야 할까. 그러다 아이디어 하나가 떠올랐다. 유방암 발병의 위험을 높이는 음식과 호르몬 간의 상관관계를 분석한 연구들에서 힌트를 얻을 수 있을 것 같았다. 마지막에 더 자세히 다룰 텐데, 음식이 여성 호르몬인 에스트로겐의 혈중 수치를 높이거나 낮춘다는 것은 오랜 상식이다. 이건 결코 우습게 볼 사안이 아니다. 에스트로겐은 암 세포를 키우는 먹이가 된다. 더구나 에스트로겐은 거의 매달 자궁을 들었다 났다 하지 않는가. 그러니 식단으로 호르몬 폭풍을 잠재울 수 있다면 생리통에도 효과가 있을 게 확실하다.

나는 로빈에게 이틀치 진통제를 당장 처방하겠다고 말했다. 그러면서 슬쩍 또 다른 제안을 꺼냈다. "만약에 식이요법이 달마다 겪는 이 난리를 막을 수 있다면 도전해 볼 생각 있으세요?"

"뭐든 열심히 해 볼게요." 그녀가 말했다.

그래서 나는 호르몬을 다스리는 데 도움이 되는 식단을 짜 주고 한 달간 지켜보자고 했다. 기본 원칙은 간단하다. 동물성 식품을 끊고 오일류를 최소량으로 제한하는 것이다. 그녀는 새로운 도전에 굳은 결의를 보였다.

한 달 뒤, 다시 통화했을 때 로빈의 목소리는 한껏 들떠 있었다. "이거 정말 신기해요!" 그녀가 말하길, 이번에는 아무 전조증상도 없이 얌전하게 생리가 시작됐다고 했다. 손톱만큼도 아프지 않았다는 것이다. 이후 몇 달 동안은 천국 같은 나날의 연속이었다. 그녀가 식이요법을 성실하게 실천한 뒤로 매달 어김없이 찾아오던 생리통은 마침내 백기를 든 듯했다.

그래서 잠깐 해이해졌던 걸까. 연말 연휴 기간에 고향을 찾은 그녀는 아주 작정한 사람처럼 손에 짚이는 음식이라면 뭐든 가리지 않고 먹어 치웠다. 그러자 바로 다음 달에 지옥 같은 생리통이 다시 고개를 들었다. 회사도 못 갈 정도였다. 이 일로 로빈은 식이요법이 정말로 효과 있었고 아주 잠깐 게으름을 피우면 한 달 뒤 벌을 받게 된다는 걸 절실히 깨달았다.

사실 그녀가 식이요법에 실패했던 게 이번이 처음은 아니었다.

그전에도 잘 관리하다가 어쩌다 한 번 고지방 식품을 사 먹었고 어김없이 생리통이 재발했다. 산부인과에서는 그녀에게 자궁내막증 진단을 내렸고 통증을 유발하는 과잉 조직을 제거하는 복강경수술을 제안했었다. 로빈은 솔깃했다. 먹고 싶은 걸 마음껏 먹으면서도 통증을 없앨 수 있다는 뜻이었으니까. 그래서 그녀는 수술을 받기로 결심한다. 문제는 수술 후에도 통증이 사라지지 않았다는 것이다. 웬걸, 오히려 생리통은 예전보다 심해졌다. 이제는 마약성 진통제 아니면 약도 듣지 않았다. 하지만 그녀는 센 진통제를 먹고 난 뒤의 느낌이 몹시 불쾌했다. 이제 유일하게 남은 방법은 식이요법뿐이었다. 그런데 바로 그 식이요법이 기적을 일으켰다.

음식과 생리통

이쯤에서 음식이 생리통과 어떻게 얽혀 있는지 좀 더 자세히 설명해볼까 한다.

한 달이 한 생리주기라고 치면 처음에는 여성 몸의 혈중 에스트로겐 수치가 매우 낮은 상태에서 출발한다. 그러다 두 주에 걸쳐 에스트로겐(그중에서도 특히 에스트라디올)이 점차 증가해 정점을 찍는다. 그러고는 곧바로 빠르게 곤두박질치는데, 바로 이 시점에 배란이 일어난다. 즉 난소에서 난자가 나오는 것이다.

그러면 뒤이은 며칠 동안 에스트로겐 수치가 다시 상승곡선을 그린다. 그 이유는 자궁만큼 낙천적인 장기조직이 또 없다는 데에 있다. 자궁은 매달 습관적으로 뭔가 특별한 일이 일어날 거라는 꿈에 부푼다. 그래서 임신이 될 걸 대비해 에스트로겐을 마구 뿜어 내 자궁내막을 두껍게 다진다. 그렇게 일주일 정도 기다리다가 이번 달에는 임신이 물 건너 갔음을 깨닫고 실망한다. 그러면 에스트로겐 수치가 수직하락하고 자궁내막에서 탈락된 세포들이 생리혈에 섞여 배출된다. 자궁내막층이 벗겨져 나오는 자리에서는 프로스타글란딘prostaglandin이라는 화학물질이 분비되는데, 아랫배를 쥐어뜯는 통증을 유발하는 게 바로 이 녀석이다.

이 대목에서 음식이 다시 등장한다. 앞 챕터에서 살펴봤듯, 어떤 음식은 에스트로겐을 폭발적으로 증가시킨다. (앞부분을 아직 안 읽었다면 당장 시작하기 바란다. 부담스럽지 않은 분량이고 이 장과 많이 연결된다.) 간단

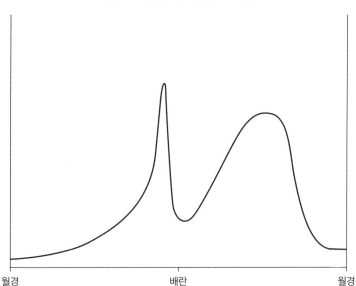

한 달을 주기로 한 에스트로겐 수치의 변화

월경 　　　　　　　　　배란 　　　　　　　　　월경

히 요약하면 동물성 식품(육류, 치즈와 각종 유제품, 달걀), 기름진 음식(튀김, 오일 기반 드레싱), 섬유소를 거의 함유하지 않은 식품(밀가루로만 만든 빵) 위주의 식단이 바로 에스트로겐 폭발의 주범이다. 혈중 에스트로겐 수치가 지나치게 높아지면 자궁내막이 필요 이상으로 두꺼워진다. 이것은 곧 월말에 프로스타글란딘이 더 많이 분비되고 생리통이 더 심해짐을 의미한다. 반대로 혈중 에스트로겐 수치를 낮게 통제하면 자궁내막이 덜 두꺼워지고 자연스럽게 프로스타글란딘 생성과 통증도 줄어든다. 최소한 이론적으로는 그렇다. 그렇기에 내가 로빈에게 식이요법을 권했던 것이고 실제로 효과도 있었다.

당시는 한창 이 책의 원고 작업을 할 때였는데, 그때도 이미 이 방법으로 효험을 톡톡히 봤다는 다른 사례들이 심심찮게 들려오고 있었다. 그래서 우리 연구팀은 이 주제로 제대로 된 임상연구를 시작하기로 했다. 2000년에 발표된 논문이 그 결과물이다. 이 연구는 조지타운 의과대학 산부인과와 공동으로 진행되었다. 일단 우리는 생리통이 심한 여성들을 모집했다. 그 가운데 절반에게는 동물성 식품을 빼고 오일류를 최소화한 식이요법을 지키게 했다. 실천하기 쉽도록 레시피를 다 짜 주고 외식할 때 활용할 만한 요령까지 알려주었다. 한편 나머지 절반에게는 알약 하나를 꾸준히 복용하게 했다. 소개할 때는 영양제라고 말했지만, 실은 아무 성분도 들어 있지 않은 가짜약이었다. 우리는 참가자들에게 두 생리주기에 해당하는 두 달 동안 이 패턴을 유지하게 했다. 그런 다음에는 두 그룹을 맞바꿔 같은 과정을 반복했다. 즉 식이요법을 하던 여성은 영양제를 먹고, 알약에 의지하던 여성은 식단을 조절했다.

그러면서 우리는 중간중간 적절한 때에 생리통을 겪은 날이 며칠이나 되는지 질문했다. 조사 결과, 여성들이 연구에 참가하기 전에 생리통을 겪은 날은 평균 3.9일이었다. 가짜 영양제는 이 기간을 줄이는 데 아무 도움이 되지 못한 것으로 분석됐다. 반면에 식이요법 그룹에서는 통증 일수가 2.7일로 단축됐다. 기간 말고 통증의 강도에 관한 질문도 했는데, 10점 만점에 점수를 매기게 했다. 그랬더니 처음에는 통증 강도 평균이 생리 첫째 날 7점, 둘째 날 5점, 셋째 날 3점으로 집계됐다. 식습관을 고친 뒤에는 첫째 날의 점수가 6점으로, 여전히 많은 여성이 생리통으로 고생함을 알 수 있었다. 하지만 둘째 날의 점수는 3점에 그쳤고 셋째 날에는 통증이 깨끗이 사라졌다. 물론 하나하나 따지면 효과의 개인차가 보인다. 혹자는 통증이 완전히 사라졌다고 보고했고, 다른 사람은 많이 약해졌다고 평가했으며, 예전과 전혀 다르지 않다고 말한 사람도 있었다. 그렇더라도 전체적으로는 효과가 매우 가시적이었다. 이 연구 논문은 산부인과 학 학술지 〈옵스테트릭스 앤드 가이니컬러지Obstetrics & Gynecology〉에 발표되었다.[1]

우리는 설문조사와 함께 혈액검사도 실시했다. 특히 중점적으로 살펴본 물질은 성호르몬 결합 글로불린SHBG이었다. 바로 앞 장에서 설명했듯 SHBG는 전투기들을 통솔하는 항공모함처럼 혈중의 성호르몬 분자들을 통제하는 특별한 단백질 분자다. 혈액검사 수치를 검토한 결과, 건강한 식이요법을 실천한 그룹에서 SHBG 수치가 많게는 19%까지 상승한 것으로 확인됐다. 추측컨대 이 변화가 잉어 성호르몬을 진정시키는 데 한 몫 단단히 했을 것이다.

이런 유형의 연구를 전문가들은 일명 '교차 임상실험'이라고 부른다. 모든 참가자가 두 가지 치료법을 번갈아 다 체험한다는 뜻이다. 이 연구의 두 가지 치료법은 식이요법과 영양제 복용이므로, 누군가는 식이요법을 먼저 할 때, 다른 누군가는 영양제부터 복용하게 된다. 문제는 식이요법부터 끝낸 그룹에게 예전 식습관으로 돌아가라고 했더니 다수가 거절했다는 점이다. 이해는 간다. 식이요법의 효과가 그렇게 흡족한데 어느 누가 온몸이 아팠던 과거로 돌아가고 싶을까. 우리는 연구 규칙을 지켜 달라고 부탁도 해 보고 사정도 했지만, 그들의 마음을 돌리기에는 역부족이었다.

애나

애나는 한 임상연구에 참가하게 되었다. 그런데 체중 감량이 주제인 이 연구를 통해 그녀는 예상 밖의 수확을 얻는다. 생리 증상에 변화가 생긴 것이다. 생리주기가 미쳐 날뛰기 시작한 건 3년 전이었다. "그때만 되면 늘 아랫배가 더부룩하고, 생리통도 생리혈도 끔찍하게 심하고, 냄새며 위생 문제며 고민이 이만저만 아니었어요. 조만간 뭔가 큰일이 날 것만 같았죠."

날짜가 불규칙한 데다가 출혈량도 많아서 그녀는 외출이라도 하려면 꼭 생리대를 착용하고 집을 나서야 안심이 됐다. 가방에는 생리대와 탐폰 여분에 갈아입을 옷까지 반드시 상비했다. 그뿐만 아니었다. 집에 있는 온갖 의자와 사무실의 그녀 자리에는 늘 수건과 쿠선이 겹겹이 깔려 있었다. 차 운전석도 마찬가지였다. 밤에는 침대 시트 밑에 큰 수건을 여러 장 덧대지 않으면 불안해서 잠이 오지 않았다. 직장에서 의자의 핏자국을 처음 들켰던 날은 그렇게 창피할 수가 없었다. 여자 동료들 사이에 '빨간 의자 주간'이라는 은어가 생긴 게 그때였다. "어느 날인가는 자리를 깨끗하게 치우고 가려고 사람들이 다 퇴근할 때까지 자리에서 엉덩이를 못 떼고 기다렸어요."

병원의 진단은 자궁근종이었다. 의사는 그것 외에 별다른 문제가 없다면서 일단 피임약을 써 보고 효과가 있는지 지켜보자고 말했다. 하지만 그녀는 그러고 싶지 않았다. 그러던 차에 임상연구에 등록하면서 애나는 채식 위주의 저지방 식단을 시작했다. 연구의 목표대로 16주 동안 4킬로그램을 감량했다. 그런데 그것 말고 또 다른 변화가 함께 찾아왔다. "채식을 한 지 한 달 만에 생리 전의 불쾌한 증상들과 생리통이 싹 사라졌어요. 양과 기간도 크게 줄었고요. 정말 놀라운 일이었죠. 다음 달에도 효과는 여전히 있었어요. 빨간 의자 주간에서 해방된 게 너무 기뻐서 직장 동료들에게 밥도 샀답니다."

전해듣기로 같은 연구의 다른 참가자 한 명도 애나와 비슷한 경험을 했다고 한다. 먹는 걸 바꿔서 다이어트에만 성공한 게 아니라 생리주기가 감당할 만한 수준으로 확 짧아졌다고 행복해했다는 전언이다.

메리앤

메리앤은 남아프리카의 케이프타운 근교에서 자랐다. 그녀가 호르몬 이상을 처음 실감한 것은 열세 살 때였다. "제 경우 생리가 5일 내지 7일 정도 이어지는데 양도 많았어요. 피가 무서울 정도로 덩어리져 나오고 냄새도 심했죠. 아랫배가 당기는 건 기본이고 골반과 허리는 또 얼마나 아프던지요." 그녀는 상황도 느낌도 여전히 생생하게 기억하는 듯하다. "생리 기간에는 통증을 억지로 참으면서 핏기 하나 없는 얼굴로 힘 없이 축 처져서 다녔어요. 생리대를 아무리 덧대도 생리혈이 새서 이불을 더럽히는 날이 하루 이틀이 아니었죠."

당시 가족들은 나름대로 건강에 신경 쓰는 편이었다. 엄마는 통곡물로 만든 빵만 식탁에 올렸고 아이들에게 커피나 홍차는 한 모금도 마시지 못하게 했다. 하지만 할아버지가 예전에 양 목축업을 했었기에, 주말마다 메뉴에서 양고기와 닭고기가 빠지지 않는 건 어쩔 도리가 없었다. 메리앤이 어릴 때부터 치즈를 사랑한 것도 당연했다. 본인의 표현으로 그녀는 '치즈 중독자'였다.

그런데 그녀가 스물아홉 살 때, 아직 갓난아기였던 셋째 딸에게 귀 감염증이 자꾸 재발했다. 마침 모유수유를 하던 시기였기에 그녀는 혹시 내가 먹는 음식이 아기에게 나쁜 영향을 주는 게 아닐까 하는 의심이 들었다. 그래서 그녀는 유제품을 완전히 끊기로 결심했다. 그랬더니 거짓말처럼 아기가 건강해지는 게 아닌가. 그뿐만이 아니었다. 그녀 본인에게도 효과가 있어서, 생리가 훨씬 짧고 산뜻해졌다. 이제는 불쾌한 냄새도 거의 나지 않았다.

메리앤은 내친김에 동물성 식품 자체를 멀리하기로 했다. "불과 세 달 만에 생리가 이틀 내지 사흘에 걸쳐 가볍게 지나가는 수준으로 완전히 달라졌어요. 전조 증상이나 생리통도 핏덩어리도 냄새도 전혀 없이 말이에요!" 정말 마법 같은 변화였다.

나중에는 모든 과정을 지켜본 남편까지 식이요법에 동참했다. 자연스럽게 아이들은 건강한 채식 위주의 식단으로 무럭무럭 자라났다. 세월이 흘러 세 딸이 사춘기에 들어섰지만, 아이들은 엄마처럼 지독한 생리 기간을 겪지 않았다. 배가 아프지도 않고 가볍게 금방 끝난다는 얘기를 하면 학교 친구들은 하나같이 놀라워했다. 보통 애들은 그렇지 않다면서 말이다.

딸들은 장성해 결혼 적령기가 되었다. 그런데 육식을 즐기는 남편과 맞추느라 동물성 식품을 하나둘 먹다 보니 덩달아 생리 패턴이 달라지기 시작했다. "애들이 전화해 그러더군요. 뭐가 잘못돼서 이렇게 아픈지 모르겠다고요. 전 식습관을 예전처럼 바꾸라고 조언했죠. 나중에 다시 통화하니까 제 말대로 했더니 생리통이 싹 사라졌다고 하더라고요."

요즘 메리앤이 가장 사랑하는 간식은 무더운 여름날 냉장고에서 갓 꺼내 먹는 망고다. 기본적으로 아스파라거스와 브로콜리를 비롯해 채소란 채소는 거의 다 좋아한다. 이런 평생의 경험을 바탕으로 그녀는 최근 자신의 이름을 내건 채식주의 레스토랑을 열었다. 추천 메뉴는 버터넛, 아티초크, 대파, 캐슈넛밀크, 토마토 퓌레로 양념한 주키니호박 라자냐다. 레스토랑에서는 기초영양학 강연을 열어 주민들에게 간단하게 식습관을 고칠 요령을 알려주기도 한다. 듣자 하니 수강생들 가운데 이 방법으로 생리불순이 사라졌다는 여성 회원이 이미 여럿이라고 한다.

심한 생리통으로 고생하는 여성은 차고 넘치지만, 이게 식단으로 해결 가능한 문제라는 사실을 아는 사람은 많지 않다. 산부인과 의사들조차 금시초문이라니 당연하다. 이런 현실은 하루빨리 바뀌어야 한다. 병원에서 권하는 약과 수술에는 상당한 위험 부담이 따른다. 반면에 식이요법의 부작용은 오히려 두 팔 벌려 환영해도 모자랄 것들뿐이다. 생리통을 없애는 것 말고도 체중 감량, 전반적 건강 개선, 암 발병 위험의 감소를 돕는다.

자궁내막증

자궁내막증이라는 말은 이미 1장에서 한 번 나왔다. 수술 직전에 내린 결단으로 병을 이겨내고 지금은 단란한 가정을 이룬 캐서린의 사연을 소개하면서다. 자궁내막증이란 자궁내막에 붙어 있어야 할 세포가 난소나 나팔관처럼 엉뚱한 곳으로 옮겨 가 뿌리내리면서 통증과 심하면 불임까지 초래하는 것을 말한다.

현재 대중적인 치료법은 피임약과 같은 호르몬 제제와 진통제를 투약하고 경우에 따라 수술을 병행하는 것이다. 그러나 캐서린이 그랬던 것처럼 먹는 것만 바꿔도 모든 게 달라질 수 있다. 동물성 식품을 완전히 끊고 오일류는 최소한만 섭취하면서 채식하는 것이다. 바로 이 방법으로 캐서린은 자궁내막증에서 완전히 자유로워졌다.

자궁근종과 자궁선근종

자궁벽 안쪽에는 필요할 때 자궁이 수축할 수 있도록 얇은 근육층이 깔려 있다. 그러다 이 근육층 세포들이 과다성장하면 매듭처럼 덩어리지는데, 이게 바로 평활근종leiomyoma이다. 아마 자궁근종fibroid이라는 표현이 더 익숙할지도 모르겠다. 나이 오십 이상 여성 대부분은 자궁에 조그마한 자궁근종 몇 개쯤은 가지고 있는 게 보통이다. 이런 자궁근종에는 증상이 전혀 없다. 그런데 덩어리가 훨씬 크다면 얘기가 달라진다. 자궁근종이 하복부 통증을 일으키고 생리혈의 양을 증가시키기 때문이다. 현재 미국에서 여성들이 자궁적출수술을 받는 가장 흔한 이유가 자궁근종일 정도다.

한편 자궁선근종leiomyoma이란 원래 자궁내막이 되어야 하는 세포들이 자궁의 근육층에 들어가 자리 잡는 것을 말한다. 자궁근종과 마찬가지로 자궁선근종도 흔하면서 아무 증상을 일으키지 않는다. 하지만 생리 때만 되면 발동하는 극심한 생리통, 과도한 출혈, 성교통의 원인이 되기에 십상이다.

좋은 소식은 자궁근종과 자궁선근종이 암이 아니라는 것이다. 게다가 폐경 후에는 둘 다 저절로 사라진다. 다만 그때까지 마냥 손 놓고 기다리기가 힘들 뿐이다. 그렇다면 특히 지금부터 내 얘기에 집중하길 바란다.

자궁근종과 자궁선근종은 말하자면 에스트로겐을 먹고 자란다. 폐경 후 에스트로겐 수치가 뚝 떨어질 때 근종도 쪼그라드는 게 바로 그래서다. 그런데 같은 얘기를 뒤집으면 지금 당장 에스트로겐을 통제해 효험을 볼 수 있다는 소리도 된다. 적어도 이론적으로는.

그렇다면 살부터 빼자. 체지방은 에스트로겐의 원천이다. 그러니 체지방을 줄이면 확실히 효과가 있다. 큰 맥락은 지난 장에서 다룬 불임과 비슷하다. 체지방이 조금만 늘어나도 불임 확률은 크게 올라가는데 자궁근종도 마찬가지다. 해골처럼 말라 보이게 살을 빼라는 뜻이 아니다. 다만 자궁근종 빈도를 확 낮추려면 BMI가 19~20 kg/m^2 범위 안에는 들어야 한다.[2, 3, 4] 키 165센티미터 여성을 기준으로 몸무게 50킬로그램 초반대가 여기에 해당한다. 목표를 달성하지 못하더라도 어쨌든 남아도는 체지방을 빼서 손해 볼 일은 없다.

건강하게 살을 빼는 가장 좋은 방법은 뭘까? 바로 저지방 식단으로 채식하는 것이다. 12장에서 자세히 알아보겠지만, 채식 다이어트에 효과적인 식품들은 타고나길 가진 열량이 적으면서 신진대사를 증진하는 성질이 있다. 그러니 옛날처럼 무작정 쫄쫄 굶거나, 탄수화물은 무조건 안 된다고 참으면서 스스로 고문할 필요가 없다.

게다가 과채류와 전곡류, 콩류에는 섬유소가 풍부하다. 섬유소는 남아도는 에스트로겐이 체외로 배출되도록 돕는다. 동물성 식품에는 그런 섬유소가 전혀 들어 있지 않고, 유제품은 심지어 체내의 에스트로겐 합성을 증가시킨다는 걸 꼭 기억하자.

어쩌면 과채류 중에서도 많이 먹어야 할 과일과 채소가 따로 있을 수 있다. 그 이유는 각각 이탈리아, 미국, 중국에서 수행된 세 건의 연구가 설명한다. 세 연구 모두 과일(특히 감귤류)과 녹색채소를 많이 먹는 여성 그룹에서 자궁근종 발생 위험이 현저히 낮았다.[5] 연구진은 과채류에 들어 있는 비타민과 무기질을 비롯해 다양한 천연성분이 큰 몫을 했을 거라고 짐작하지만, 정확한 기전은 여전히 베일에 가려진 상태다.

월경전증후군

여자들은 대개 생리 며칠 전부터 다양한 신체 증상과 감정 증상을 겪는다. 이를 총칭해 월경전증후군^{PMS, premenstrual syndrome}이라고 한다. 그 가운데 감정 증상이 유독 심한 경우가 있는데, 의사들은 월경전 불쾌감 장애^{premenstrual dysphoric disorder}라고 부른다. 여기서 불쾌감이란 행복감의 반대말로 짜증, 화, 우울, 불안이 수시로 교차하면서 감정 기복이 격해지고, 전체적으로 어딘가 찝찝한 느낌을 지울 수 없는 상태를 뜻한다. 이런 기분에 지배당하면 만사에 흥미가 사라지고 집중력도 활기도 식욕도 뚝 떨어진다. 밤에는 잠도 잘 이루지 못한다. 그러다 생리가 터질 즈음 모든 증상이 한순간에 온 데 간 데 없이 사라진다. 패턴으로 미루어 이건 화학물질의 농간이 분명하다. 자궁내막층에서 혈류로 분비된 프로스타글란딘과 더불어 늘 이맘때쯤 주기적으로 반복되는 호르몬 수치의 변동이 몸과 마음을 가지고 노는 것이다.

앞에서 소개했던 설문 연구에서 우리 연구팀은 참가자들에게 생리통에 관해 물으면서 월경전증후군 관련 질문도 던졌다. 참가자들은 매달 신체 증상과 감정 증상을 며칠 동안 겪는지 답하면 됐다. 집계 결과, 2.9일 정도 지속된다던 몸이 붓는 증상이 식이요법을 시작하고 1.3일로 크게 단축된 것으로 나타났다. 감정과 기분까지 포괄하는 이른바 '행동 변화' 문항의 경우, 설문지에 기재된 숫자는 초반의 1.7일에서 식이요법 후 1.1일로 짧아졌다. 특히 증상이 더 일찍 사라질 뿐만 아니라 강도도 약해졌다고 말한 답변자가 한둘이 아니었다. 여기에 체중 감량, 콜레스테롤 수치 개선, 기력 증가 효과는 덤이었다. 이제는 월경전증후군 증상들 때문에 며칠 동안 웅크려 지내는 대신 제 몸을 스스로 건사할 수 있게 된 것이다.

왜 채식은 월경전증후군에 도움이 될까? 확실한 건 아직 아무도 모르지만, 몇 가지 가능성이 점쳐지고 있다. 우선 채식은 혈중 에스트로겐 수치를 낮춘다. 이 점에 주목하는 전문가들은 채식을 하면 에스트로겐의 기복이 작아져 기분이 널뛰지 않게 된다는 가설을 제시한다. 다음 단서는 낮은 에스트로겐 수치가 곧 덜 두꺼운 자궁내막층을 의미한다는 사실이다. 이것은 매우 중요하다. 끔찍한 하복부 경련을 일으키고 기분을 축 처지게 만드는 프로스타글란딘이라는 고약한 화학물질이 바로 자궁내막에서 만들어지기 때문이다. 자궁내막이 과하게 두꺼워지지만 않으면, 프로스타글란딘의 조류에 맥없이 휩쓸리다가 어느 순간 제 정신을 차리는 짓을 매달 반복하지 않아도 된다.

여기서 주의할 점 하나. 프로스타글란딘이라고 다 같은 게 아니다. 여자들을 괴롭히는 놈들은 그중 일부에 지나지 않는다. 나머지는 인체 내에서 기특한 일을 많이 한다. 가령 소염 효능이 있는 프로스타글란딘은 오히려 PMS 증상을 가라앉힌다. 그런데 이처럼 유익한 프로스타글란딘의 작용을 알파 리놀렌산alpha-linolenic acid, 즉 ALA라는 물질이 돕는다고 한다. 사람들이 ALA가 풍부한 식품을 추천하는 게 다 그런 맥락이다. ALA는 오메가-3 지방산의 일종으로 흔히 '착한 지방'이라고 불린다. 특히 호두, 아마씨 가루, 콩과 각종 콩 가공품이 ALA를 다량 함유한다. 하지만 내가 보기에 가장 확실한 방법은 그냥 동물성 식품을 모조리 멀리하고, 오일류는 최소한도로만 섭취하는 것이다. 기본적으로 프로스타글란딘 공장인 자궁내막이 너무 두꺼워지지 않도록 잘 관리하는 게 최우선이기 때문이다.

나도 한번 도전해 볼까

호르몬 균형을 찾고 지긋지긋한 생리통과 PMS에서 벗어나고 싶다면 식이요법에 도전해 보라. 실천하기에 그렇게 어렵지도 않다. 일단 앞으로 생리주기가 한두 차례 지나갈 동안을 테스트 기간으로 잡고 철저히 채식하자. 식이요법 시작일은 생리 첫날로 잡는다. 하다 말다 하거나 평소에 느슨하고 생리 즈음에만 규칙을 잘 지키는 건 아무 소용 없다. 시험 결과가 좋게 나와야 본인도 보람을 느끼지 않겠는가. 직접 효험을 보고 나면 기분이 한결 좋아질 것이다. 게다가 이 식이요법은 생리 문제뿐만 아니라 전반적인 건강 상태도 개선한다.

식이요법 동안에는 카페인 섭취와 음주를 가급적 피하길 권한다. 카페인과 술은 수면을 방해하므로 다음 며칠 내내 찌부드드해지기만 한다. 반대로 운동은 추천한다. 적당히 몸을 움직이면 밤에 잠이 잘 오고 기분까지 상쾌하다.

식물성 단백질의 위력

감정 기복을 더 잘 다스리고 싶은가? 그렇다면 하루의 시작을 식물성 단백질과 함께하자. 매일 아침 메뉴에 구운 템페(콩을 발효시킨 인도네시아 식메주. 청국장과 흡사하다—옮긴이), 두부 스크램블, 채식주의자를 위한 베이컨, 채식주의자를 위한 소시지, 두유, 콩류를 꼭 넣는 것이다. 양은 중요하지 않다. 핵심은 이런 식물성 단백질 공급원을 제일 처음에 먹고 전분이 많은 식품(예를 들어 토스트, 오트밀, 과일 등)은 되도록 나중에 먹는 것이다. 분명히 밝혀두는데 전분을 먹지 말라는 소리가 아니다. 다만 단백질 다음에 탄수화물이라는 순서를 반드시 지켜야 한다.

먼저 체험해 본 여성 다수는 실제로 하루 종일 감정을 조절하는 데 도움이 됐다고들 말한다. 식이요법이 불쾌감을 없앤다는 얘기는 수많은 실제 사례를 바탕으로 빠르게 입소문을 타고 진실로 자리 잡는 분위기다.

이 여성들이 하는 또 다른 얘기가 있다. 설탕과 초콜릿은 정반대의 효과를 내서 사람을 성마르게 만든다는 것이다. 기억을 되짚으면 당신도 그랬을지 모른다. 그런데 저녁에는 또 다르다. 빵이나 스파게티 같은 저단백, 고탄수화물 식품으로 저녁식사를 한 날에는 밤에 잠이 더 잘 올 수도 있다.

여기서 두 가지 주의사항이 있다. 첫째, 요즘 세상에 심각한 영양실조에 걸리거나 충분한 단백질 공급이 중요한 특별한 상황에 있는 사람은 매우 드물다. 그러므로 일반적으로는 채식을 하더라도 애써 단백질에 집중하지 않아도 된다. 평소에 곡물, 콩, 채소를 골고루 먹는 습관을 들이면 건강을 유지하는 데 필요한 최소 요구량의 단백질은 저절로 채워진다. 아침에 식물성 단백질을 챙기라는 건 그저 기분 조절을 돕고자 하는 얘기다. 만약 이 방법이 당신에게 잘 맞으면 앞으로도 계속 하면 된다. 하지만 그게 아닐 경우 영양학적 측면에서는 단백질에 연연할 이유가 하나도 없다. 두 번째로 경고하고 싶은 점은 내가 달걀, 베이컨, 소시지 등의 동물성 식품을 단백질 공급원으로 활용하는 것에 반대라는 것이다. 앞에서 언급했고 뒤에서 또 추가로 살펴볼 여러 가지 이유로 이런 식품들은 득보다 실이 많다.

생리통과 PMS를 물리칠 10가지 생활 규칙

지금 우리는 호르몬의 균형을 되돌리는 것을 목표로 하고 있다. 그리고 이 목표를 달성하기 위해 가장 좋은 방법은 섬유소가 풍부한 식물성 식품 위주의 식단을 유지하는 것이다. 채식을 하면 과잉된 에스트로겐이 배출되고, 유제품을 끊으면 소젖을 통해 에스트로겐이 체내로 들어올 일이 없어진다. 비타민D, 비타민E, 칼슘, 오메가-3 영양제와 천연 프로게스테론 크림이 생리통과 PMS에 효과적이었다는 연구 자료도 있긴 하다. 하지만 변화의 주역은 여전히 음식이어야 한다. 평소에 뭘 먹느냐에 따라 체내의 화학적 균형이 무너지기도 하고 좋아지기도 하기 때문이다.

그런 의미에서 생리통과 PMS에서 벗어나기 위한 10가지 규칙을 소개한다:

1 동물성 식품을 완전히 끊어라. 육류, 유제품, 달걀 모두 말이다.

2 콩, 채소, 과일, 전곡류처럼 섬유소 함량이 높은 식품을 많이 먹어라. 백미 대신 현미로 밥을 짓고 흰 밀가루 빵 대신 통곡물로 만든 빵을 고르자.

3 오일류는 줄이고 또 줄여라. 요리할 때도 오일류를 최소량만 사용하는 게 좋다. 찌기, 끓이기, 굽기, 채소육수를 살짝 둘러 볶기 등등 아예 오일을 쓸 일이 없는 조리법을 택하는 것도 현명한 방법이다. 샐러드 드레싱은 오일이 들어가지 않은 것을 고르고, 튀김, 감자칩, 기름기가 좔좔 흐르는 찐득한 빵 같은 고지방 식품은 쳐다보지도 말자. 견과류, 견과류가 들어간 스프레드, 아보카도도 가급적 피한다.

4 식물성 단백질 함량이 높은 식품을 최대한 활용하라. 두부나 템페 같은 것들 말이다. 이런 식품의 효과는 아침식사로 먹을 때 극대화된다.

5 설탕과 초콜릿을 피하라. 개인차가 좀 있지만, 이런 식품은 단 것에 더 안달하게 만들 뿐이다. 그러니 아예 딱 끊자.

6 카페인과 술을 멀리하라.

7 비타민B12를 매일 복용하라. 이 영양소 얘기는 12장에서 더 자세히 할 것이다. 일단은 비타민B12가 뇌 기능에 좋다는 사실만 기억하고 넘어가자. 성인의 하루 권장량이 2.4마이크로그램밖에 안 되고 아무 약국이나 마트 건강식품 코너에 가도 저렴한 제품을 손쉽게 구입할 수 있다.

8 규칙적으로 운동하라. 미국 정부가 발행한 미국인을 위한 체육활동 가이드라인Physical Activity Guidelines for Americans을 보면 일주일에 두 시간 반 내지 다섯 시간씩 중간 강도의 신체활동을 하라고 되어 있다. 아니면 일주일에 75분 내지 150분의 고강도 운동으로 대체해도 된다.

9 잠을 충분히 자라.

10 햇볕을 쬐라. 햇볕은 천연 엔도르핀이다. 맑은 날 밖에 나가면 괜히 기분이 좋아지지 않는가. 게다가 햇볕이 몸에 닿으면 피부에서 필수 영양소인 비타민D가 만들어진다.

하나도 빼먹지 말고 열 가지 규칙 모두 성실하게 실천하자. 닭고기 한 조각, 요거트 한 스푼 정도는 상관 없다고 여긴다면 단단한 착각이다. 한 입이라도 대는 순간 모든 노력이 물거품으로 돌아간다는 걸 명심하라. 생리 때가 아직 멀었으니 괜찮다는 방심도 금물이다.

너무 어려운 것 아니냐고? 처음에는 그렇게 느낄 수 있다. 하지만 일단 시작하면 금방 익숙해지니 걱정할 것 없다. 게다가 제한을 좀 둬도 세상에는 맛있는 음식이 여전히 넘쳐난다. 그러니 곧 알게 될 것이다. 지금까지 애정을 퍼부었던 식품들은 사실 내 친구가 아니었

고, 그동안 먼 발치에서 묵묵히 당신을 돌봐 온 것들이 진짜 건강식
품이었다는 걸.

린지

이 책을 쓰는 틈틈이 나는 린지 닉슨Lindsay Nixon에게 레시피들을 좀
손봐 달라고 부탁했다. 린지는《행복한 초식남녀를 위한 요리책The
Happy Herbivore Cookbook》을 비롯해 대중이 건강 식이요법에 쉽게 접근하
도록 도와 줄 안내서를 여러 권 낸 영양학 전문가다. 이 책 뒷부분에
따로 정리한 레시피들 역시 그녀의 손을 거쳐 탄생했다. 직접 보면
알겠지만, 어느 하나 버릴 것 없이 훌륭하다.

　린지는 본인도 죽을 것 같은 생리통 경험자라면서 사실 이 책이
그녀 개인적으로도 굉장히 의미 있다고 전해 왔다. "생리통 때문에
결석과 결근을 밥 먹듯 했죠. 저는 자궁내막증을 의심했어요. 산부
인과에 갔더니 호르몬 제제와 진통제를 처방하려고 하더군요. 스물
한 살짜리 여자애에게 말이에요. 저는 기겁해서 치료를 거부했고 그
냥 그렇게 맨몸으로 견뎌 왔어요. 그러다 스물네 살 때 채식주의로
전향했어요. 그런데 채식을 시작하자마자 몇 달 만에 하복부 증상이
대부분 사라지지 않겠어요? 11년이 지난 지금은 아프다는 느낌이
전혀 없어요. 이 작업에 참여하게 된 소회가 개인적으로 남다르다고
말한 게 그래서예요. 이런 책을 내 주셔서 제가 더 감사해요."

아픔 없는 행복한 나날

무슨 수를 써도 여전히 극심한 아랫배 경련과 PMS가 달마다 당신을 괴롭힌다면 이제 식이요법으로 눈을 돌릴 때다. 이미 많은 여성이 식이요법으로 달라진 삶을 경험하고 있으니까. 게다가 PMS에 좋은 식품들은 장기적인 체중 조절과 전반적인 건강 관리에도 효과가 크다. 다음 장에서 바로 이 얘기를 더 해 보려고 한다.

3장.
여성암

이제 우리는 암과 싸울 또 하나의 무기를 새로 얻었다. 이미 암 진단을 받았더라도 이 무기만 있으면 남은 생애를 보다 건강하게 보낼 수 있다. 이번 장과 다음 장에 걸쳐 우리는 호르몬이 말썽 부려 생기는 암들을 집중적으로 공략할 것이다. 여성의 경우는 유방암, 자궁암, 난소암이 되겠고, 남성의 경우는 전립샘암과 고환암이 여기에 해당한다. 이들 암 유형 모두 무슨 음식을 어떻게 먹느냐에 따라 위험성이 크게 달라진다. 건강한 사람은 앞으로 암에 안 걸리고, 이미 암 환자인 사람은 최대한 건강하게 오래 살 방법을 지금부터 함께 알아보자.

리

리는 워싱턴 DC에서 그리 멀지 않은 버지니아 주 북부에서 성장했다. 대학 시절, 그녀는 건강하고 활동적이었으며 학업에도 충실한 완벽한 학생이었다. 그러다 어느 날 가슴이 아프기 시작했다. 처음에는 통증이 가벼웠지만 날로 심해졌고, 특이하게 한 달 주기로 거세지다가 잦아들기를 반복했다.

병원은 그녀에게 섬유낭종성 유방이라는 진단을 내렸다. 하지만 그뿐 명쾌한 해결책을 알려 주지는 못했다. 보아하니 이건 그녀를 평생 따라다닐 숙명인 듯했다.

어느덧 나이 서른이 되었지만, 통증은 여전했다. 의사의 권유로 받은 유방조영검사는 그녀를 더욱 심란하게 만들었다. 20분의 1 확률로 암으로 발전한다는 경화 조직이 발견된 것이다. 결국 추가 정밀검사를 통해 암은 아닌 것으로 드러났지만, 암에 걸릴 위험이 남들보다 높다는 건 분명한 사실이었다. 리는 유방외과를 수소문해 다시 예약을 잡았다. 초진에서 의사는 유방조직이 딱딱해진 곳을 몇 군데 더 찾아냈다. 두 사람은 앞으로 석 달마다 검사해 이상조직이 더 악화되지 않았는지 점검하기로 했다.

그럼에도 리는 마음이 놓이지 않았다. 그래서 인터넷을 뒤지기 시작했다. 그 결과, 유방암이 고기와 치즈로 넘쳐나는 서구식 식단과 관련 있다는 사실을 알게 되었다. 어쩌면 그녀의 통증도 이 음식들 탓일지 몰랐다.

리는 자체적으로 식단을 관리하기로 결심했다. 동물성 식품, 술,

가공식품을 최대한 줄이고 채식 위주로 먹기로 했다. 그렇게 그녀는 3개월차, 6개월차, 9개월차 정기검진을 모두 무사히 통과했다.

그래서 방심한 걸까. 막판에 리는 육식을 자주 하면서 달고 기름진 음식을 다시 찾았다. 그렇게 4개월을 보낸 뒤 일정대로 병원을 찾았다. 별 이상이 없다면 이번이 마지막 검진이 될 터였다. 그런데 내내 잠잠하던 조직 덩어리가 이 마지막 4개월 동안 두 배로 커져 있었다. 그녀는 유방조직을 잘라내는 수술을 받아야 했고, 조직검사에서는 편평상피이형성증flat epithelial atypia이라는 판정이 나왔다. 한마디로 암이 되기 직전 상태였다. 수술로 이상조직을 다 제거했으니 이제 이걸로 끝이기를 바랄 뿐이었다.

리는 더 큰 일을 당하기 전에 정신 쏙 빠지게 혼난 느낌이었다. 자신이 암에 걸리기 쉬운 상태라는 사실을 상기하고 진짜 달라져야 할 때였다. 그래서 동물성 식품을 완전히 끊고 채소와 과일, 통곡물, 콩류에 집중하기로 했다. 치즈와 버터는 거들떠봐서도 안 됐다.

그렇게 독하게 식이요법을 실천한 결과, 여러 가지 면에서 긍정적인 변화가 나타나기 시작했다. 우선은 살이 빠져서 십대 후반 시절의 몸무게를 회복했다. 더불어 가슴 통증도 점차 약해져서 일 년에 한 번 받는 정기검진에서는 모든 소견이 양호하다는 결과가 나왔다. 더할 나위 없이 좋은 소식이었다.

그러자 내내 곁에서 지켜보기만 하던 남편이 자신도 식이요법을 하겠다고 나섰다. 그러고는 14킬로그램 감량과 혈압 감소라는 성과를 이뤄 냈다. 이어서 리의 모친도 행렬에 동참했고 최종적으로 무려 45킬로그램이나 체중을 감량했다.

이제 채식은 리에게 생활이었다. 하지만 그녀는 여기서 한 발 더 나아간다. 음식과 건강에 새로 갖게 된 흥미를 발전시켜 전문적으로 공부하기로 한 것이다. 마침내 전문 영양사 자격증을 딴 리는 보다 많은 사람들이 식습관을 개선하는 데 힘을 보태고 있다. 본인이 그랬듯이.

유방암을 부르는 호르몬들

원래 유방 세포들은 정해진 자리에서 얌전히 지내는 게 정상이다. 그러다 세포핵 안에 꼭꼭 감춰진 염색체를 무언가가 망가뜨리면 사고가 난다. 염색체의 DNA 부분이 손상된 세포는 평소와 다른 행동을 보이게 된다. 비상한 증식 능력을 얻게 된 세포가 저 자신을 끝없이 복제하고 이웃 조직을 침범해 가며 영역을 확장하는 것이다. 이런 종양 덩어리는 일부만 떨어져 다른 장기로 이동한 뒤 그곳에서 다시 세력을 불리기도 한다.

유방암은 여성에게 피부암 다음으로 가장 흔한 암이다. 일반적으로 유방암은 유전되지 않으며, 전체 사례의 5~10%만 유전자의 영향을 상대적으로 크게 받는다. 밝혀진 바로 유방암의 최대 위험인자는 호르몬, 그중에서도 에스트로겐이다.

에스트로겐이 암을 일으킨다니 의아하게 들릴 수도 있다. 에스트로겐은 원래 체내에서 만들어지는 호르몬이 아닌가. 물론 그렇다. 더구나 이 호르몬은 여성의 몸에서 아주 중요한 역할을 한다. 에스트로겐이 없다면 여자들은 달마다 생리를 하지 않을 것이다. 그러면 아기도 생기지 않을 테고 말이다.

그러다 어느 단계에서든 순리를 거스르는 일이 생길 때 에스트로겐은 골칫거리로 돌변한다. 이런 상황에서는 에스트로겐이 유방 세포에 갖가지 난장을 부린다. 세포막을 비집고 세포 안으로 들어가는 건 기본이고, 때로는 핵에까지 침투해 DNA를 망가뜨린다. 그러면 멀쩡하던 세포가 암세포로 변질된다.

그뿐만 아니다. 최초의 암세포 하나가 등장하면 에스트로겐은 이것을 부추겨 증식하게 만든다. 비료를 만난 잡초처럼 암세포는 금세 무서운 기세로 불어나 주변 장기와 멀리 떨어진 조직들로 퍼져 나간다.[1]

혈중 에스트라디올 수치가 높은 폐경 여성은 그렇지 않은 경우에 비해 암에 걸릴 위험성이 두 배 크다.[2] 특히 경계할 대상은 유리형 free 에스트라디올이다. 즉 수송체 단백질에 묶이지 않고 홀로 자유롭게 혈액을 떠다니는 에스트라디올이 더 무섭다는 뜻이다. 유리형 에스트라디올은 유방 세포에도 훨씬 수월하게 침투한다. 그 결과는 굳이 설명하지 않아도 뻔하다.

이게 다 음식과 무슨 상관이냐고? 일본의 사례를 살펴보면 이해할 수 있다. 일본은 쌀과 채소를 주식으로 하는 전통 식문화로 유명한 나라다. 전통 일식에는 유제품이 전혀 사용되지 않으며, 고기나 생선으로 음식을 만들 때는 대부분 조미료로 기본간만 한다. 미국 사람들이 모든 요리에 양파나 피클을 곁들여 먹는 것과 같은 맥락이다. 그렇게 일본은 지구상 최장수 국가라는 명성을 얻었다.

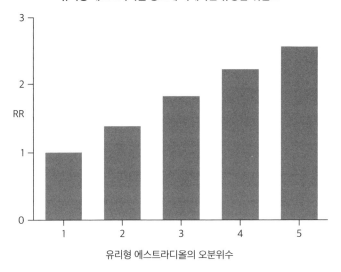

유리형 에스트라디올 농도에 비례하는 유방암 위험도

유리형 에스트라디올의 오분위수

암 학계에는 일본만 한 롤 모델이 또 없었다. 일본에서는 유방암이 드물었다. 그래서 일본 여성이 유방암에 걸리더라도 병의 강도가 미국인 환자보다 약했고, 대부분은 암을 극복하고 살아남았다.[3]

하지만 그것도 다 지난 얘기다. 20세기 후반을 지나오면서 판세가 완전히 달라졌다. 서구식 식단은 일본 사회를 빠르게 잠식했다. 오늘날 사업 미팅을 겸한 식사 자리에는 고기가 빠지지 않는다. 거리마다 패스트푸드 매장이 즐비하고 햄버거, 닭고기, 치즈가 안 들어가는 메뉴가 없다. 그러는 동안 유방암 발생률은 1975년과 2000년 사이에만 두 배로 훌쩍 뛰었다.[4]

원인은 수질오염도 방사선도 아니었다. 문제는 음식에 있었다. 2016년에 공개된 연구에 의하면, 서구식 식습관을 가진 일본 여성은 여전히 전통 일식을 즐기는 여성에 비해 유방암에 걸릴 확률이 83%

더 높은 것으로 분석됐다.[5] 이것은 비단 일본만의 변화가 아니다. 집집마다 육류와 유제품이 채소와 곡물의 자리를 밀어내고 보다 자주 식탁에 오르면서 전 세계의 암 발생률도 더불어 상승하고 있다.

서구식 식단이 뭘 어쩌길래? 음식이 암을 유발한다니 이게 말이 되는 소리인가? 혹시 지방 때문일까? 아니면 유제품? 섬유소 부족이 문제였을까?

정답은 '세 가지 모두'인 듯하다. 어째서 그런지 지금부터 하나하나 살펴보자.

지방을 줄여라

여성의 식단에 변화가 생기면 혈중 에스트로겐 수치가 달라진다. 섬유소 함량이 높은 식품은 에스트로겐 수치를 낮추고, 고지방 식품은 반대로 에스트로겐을 증가시킨다.[6, 7, 8]

일본 정부가 발표한 한 연구의 결과를 보면 추측은 확신이 된다. 연구진은 일본 여성 324명의 혈중 에스트로겐 수치를 측정했다. 그랬더니 지방을 많이 섭취하는 여성일수록 에스트론 수치가 더 높았다. 이 비례관계는 여성이 뚱뚱하든 날씬하든, 포화지방의 출처가 유제품이나 육류든 식물성 오일이든 상관 없이 모든 상황에서 성립하는 것으로 보인다.[9] 다시 말해 이 호르몬의 수치가 높으면 유방암 발병 위험이 무조건 더 크다는 뜻이다.

고지방 식품은 암에 걸린 뒤에도 여전한 골칫거리다. 그 증거가 여기에 있다. 미국 뉴욕주립대학교 버펄로 캠퍼스의 연구팀이 꽤 진행된 상태에서 암으로 처음 진단된 여성 환자들을 모아 이 암으로 얼마나 사망하는지 조사했다.[10] 그 결과, 고지방 식품을 즐겨 먹은 그룹에서 사망 위험성이 더 큰 것으로 확인됐다. 정확하게 숫자로 살펴볼까. 한 달에 지방 1,000그램(하루에 약 30그램꼴)을 추가로 먹는 사람은 암 때문에 죽을 확률이 40% 정도 더 높다. 보통 닭고기 170그램에 지방이 30그램 가까이 들어 있고 연어 170그램에도 마찬가지인데, 이것은 체다 치즈 약 57그램에 맞먹는다.

지방이 차고 넘치게 들어간 전형적인 미국식 식단을 지방 제한 채식 식단과 비교한다면, 두 식단의 한 달 지방 섭취량 차이는 1,000~1,500그램이나 된다. 두 가지 방식 중 어떻게 먹느냐에 따라 암으로 생을 마감할 위험성 격차가 40~60%나 벌어지는 셈이다. 한마디로 전형적인 미국식 식단은 지방 덩어리다. 그러니 최대한 멀리하는 게 현명하다.

유방암을 한 번 앓았던 여성들을 대상으로 지방 섭취를 제한하는 것의 이점을 계획적으로 추적관찰한 연구가 있다.[11] 일명 여성 영양관리 연구WINS, Women's Intervention Nutrition Study라는 이 프로젝트에서는 여성 2,437명 중 일부에게만 저지방 식단을 유지하도록 특별히 요청하고, 나머지에게는 평소대로 먹게 했다. 그렇게 두 그룹을 5년 동안 관찰했더니 저지방 식단 그룹에서 암 재발률이 24% 더 낮은 것으로 확인됐다.

지방 섭취를 줄이고자 할 때 가장 먼저 할 일은 바로 동물성 식품을 끊는 것이다. 유지방과 육류에 많은 포화지방을 자연스럽게 멀리할 최고의 전략이기 때문이다.[12, 13] 그러면 곧 호르몬 수치도 자연스럽게 조정된다. 영양과 암의 관련성에 대한 전향적 유럽 조사European Prospective Investigation into Nutrition and Cancer라는 제목의 대규모 연구가 이를 뒷받침한다. 호르몬 수치를 측정한 이 연구에서 채식을 한 폐경 여성들은 육식을 한 여성들보다 에스트라디올 수치가 6% 낮고, SHBG 수치가 19% 높았다. 두 성분의 수치 차이가 그리 크지 않아 보일 수 있지만, 바람직한 변화인 것만은 확실하다.[14] 아직 기억할 텐데 SHBG는 호르몬이 필요할 때만 활약하도록 고삐를 쥐고 단속하는 혈중 단백질 성분이다.

스칸디나비아에서도 이와 별반 다르지 않은 연구 결과가 뒤이어 발표되었다. 채식주의자 그룹에서 에스트로겐 수치가 낮고 SHBG 수치가 높았다.[15] 내가 속한 연구팀 역시 같은 결과를 재확인했다. 채식을 한 여성들은 식이요법을 시작한 지 얼마 안 되어 SHBG가 빠르게 증가하는 모습을 보였다. 5주 뒤에는 SHBG 수치가 19%나 올라 있었다.[16]

그런 맥락에서 동물성 식품을 피하는 것과 더불어 오일류 사용을 최소화하는 방향으로 요리법도 바꾸라고 권장하고 싶다. 12장에서 자세히 다루겠지만, 깔끔하고 가볍게 먹는 습관을 들이는 것은 생각보다 어렵지 않다. 게다가 새로운 식습관을 통해 암에 대한 걱정을 덜 뿐만 아니라 다이어트도 하고, 콜레스테롤 수치도 낮추고, 전반적으로 건강을 되찾는 일석사조의 효과를 누릴 수 있다.

냉장고의 유제품을 모두 버려라

1990년대에 한 일본 방송국의 제작진이 미국으로 날아왔다. 영양학에 관한 프로그램을 만드는데 나를 인터뷰하기 위해서였다. 나이 서른쯤 되어 보이는 진행자는 유제품 얘기가 나오자 너무 표나게 오만상을 찌푸렸다. 나중에 이유를 물으니, 그녀는 최근 일본에서 미국 수준으로 우유 소비를 촉진하자는 운동이 대대적으로 일고 있다고 알려 주었다. 그런데 그녀는 여기에 반대하는 입장이었던 것이다. 그녀는 그런 식습관이 일본인에게 맞는지 잘 모르겠고 건강에 좋을지도 의심스럽다고 했다.

진행자가 보인 냉소주의는 사실 매우 합리적인 태도였다. 2장에서 언급했듯 유제품은 에스트로겐 창고와 같다. 새끼를 배고 있지 않은 때가 거의 없는 젖소는 임신 개월수가 올라갈수록 더 많은 에스트로겐을 만든다. 젖소의 체내에서 우유로 흘러 들어가는 에스트로겐의 양은 미미하지만, 학계는 호르몬이 미량으로도 사람의 건강을 뒤흔들기에 충분하다는 점을 우려하고 있다. 예를 들어, 호주의 연구팀이 폐경 여성 766명의 호르몬 수치를 측정해 분석했다. 그 결과, 유제품 소비가 가장 많은 그룹은 유제품을 거의 또는 전혀 먹지 않는 그룹에 비해 혈중 에스트라디올 수치가 15% 높았다.[17]

유제품에 들어 있는 호르몬은 유방암 환자의 생존율을 결정하는 변수가 되기도 한다. 미국 캘리포니아 주에서 유방암 환자들을 12년 동안 추적관찰하는 연구가 있었다. 연구 결과, 지방을 줄이지 않은 버터나 치즈 같은 유제품을 매일 권장량 이상 섭취한 여성들은 유제

품을 멀리한 여성들에 비해 유방암으로 사망할 위험이 49% 높은 것으로 분석됐다.[18]

어린 시절에 유제품이 건강에 좋다는 소리를 귀에 못이 박히도록 들었던 걸 다들 기억할 것이다. 그런데 요즘의 과학은 완전히 다른 얘기를 들려준다. 일례로 브로콜리, 케일, 콜라드, 방울양배추를 비롯해 다양한 녹색 잎채소가 칼슘 공급원으로서 유제품보다 훨씬 낫다고 한다. 또한 채소는 비타민의 보물창고이면서 유제품에 쓸데없이 많은 지방, 콜레스테롤, 락토오스, 호르몬 성분을 조금도 함유하지 않는다.

섬유소 섭취를 늘려라

과일, 채소, 곡물, 콩류의 값어치는 근본적으로 이 식품들이 치즈가 아니라는 사실에서 나온다. 무식하게 말하자면 딸기를 억지로 임신시킬 수 없기에 딸기가 에스트로겐을 앞세워 말썽을 부릴 일도 영원히 없다. 덤으로 식물에는 섬유소라는 게 들어 있다. 1장에서 설명한 것처럼 섬유소는 불필요한 호르몬을 몸 밖으로 쫓아내는 경비원과 같다. 혈액을 타고 떠도는 잉여 에스트로겐은 간을 통과하면서 소장으로 걸러지는데, 바로 이 소장에서 섬유소가 에스트로겐을 꼭 붙잡아 다시 들어가지 못하게 한다. 즉 식탁에 풀이 무성할수록 간과 소장이 제 할 일을 하기 수월해지는 셈이다.

2011년, 섬유소가 정확하게 얼마나 유익한지 궁금했던 한 연구팀이 작정하고 계산기를 두들겨 봤다. 그 결과, 섬유소 10그램을 더 섭취할 때마다 유방암에 걸릴 위험성이 7%씩 낮아졌다.[19] 즉 여성이 섬유소 섭취량을 하루 10그램에서 20그램으로 늘리면 유방암 위험은 7% 줄어든다. 여기에 10그램을 보태 매일 30그램을 꼬박꼬박 먹는다면 14%가 떨어지고, 40그램씩 챙겨 먹으면 21%나 낮아진다. 10그램이 어느 정도냐 하면 콩류 한 끼 분량에 과일 몇 조각을 얹으면 금세 채워지는 양이다.

하버드대학교가 이끈 여성건강역학조사의 결과는 훨씬 더 고무적이었다. 섬유소를 매일 30그램씩 섭취한 여성 그룹에서는 섬유소를 잘 챙겨 먹지 않은 대조 그룹에 비해 유방암 발병 확률이 32%나 낮았다.[20] 30그램이면 서양인의 평균 섭취량보다 많지만, 의지만 있다면 그리 부담스러운 양도 아니다. 가령 아침은 겨가 붙어 있는 시리얼로 해결하고, 점심으로는 칠리소스 콩 볶음과 시금치를 곁들인 현미밥을 먹은 뒤, 늦은 오후에 출출해지면 과일 한 조각으로 버티다가, 저녁에 렌틸콩 수프와 토마토 소스 스파게티를 먹으면 충분히 해결된다. 일단 식탁에서 치즈와 고기만 퇴출시켜도 건강하게 먹을 방법은 무한대로 많아진다. 이것 하나만 꼭 기억하자. 식물성 식품에는 섬유소가 풍부하지만, 동물성 식품에는 섬유소가 전혀 없다.

어디서 섬유소를 얻을까

대표적 식품군의 섬유소 함량을 간단히 정리해 봤다. 정확한 수치는 식품에 따라 조금씩 차이 나겠지만, 대충 평균이 이렇다고 감을 잡고 출발하면 좋을 것이다. 하루 섭취량 목표는 40그램으로 정한다.

콩류

강낭콩, 완두콩, 렌틸콩 등 콩과 식물의 열매(½컵): 7그램

두유(1컵): 3그램

두부(½컵): 3그램

채소류

브로콜리, 당근 등 흔한 채소들(1컵. 익힌 것): 5그램

상추(1컵): 2그램

껍질을 벗기지 않은 감자: 4그램

껍질을 벗긴 감자: 2그램

과일류

사과, 오렌지 등 흔한 과일들: 4그램

과일주스(1컵): 1그램

곡물류

밀가루로만 만든 흰 빵(1조각) 또는 베이글: 1그램

통곡물로 만든 빵(1조각): 2그램(제품에 따라 다르므로 영양성분표를 확인한다)

흰색 파스타(1컵, 익힌 것): 2그램

백미(1컵, 익힌 것): 1그램

현미(1컵, 익힌 것): 3그램

오트밀(1컵, 익힌 것): 4그램

겨가 남아 있는 시리얼(1컵): 8그램

일반적인 시리얼(1컵): 3그램

동물성 식품

육류, 가금류, 생선: 0그램

유제품: 0그램

달걀: 0그램

....

음식에 숨어 있는 발암물질

육류는 호르몬 문제뿐만 아니라 발암물질의 저장소이기도 하다. 암을 일으키는 화학성분의 정확한 분류명은 이종고리형 아민heterocyclic amine인데, 이 분자는 고기를 가열할 때 생성된다. 미국의 경우 이종고리형 아민의 최대 출처는 닭고기다. 미국 국민이 시간당 먹어 치우는 닭이 100만 마리가 넘는다고 하니 놀랄 일도 아니다. 특히 육식주의자들은 매일 엄청난 양의 발암 화학물질을 들이키는 셈이다. 그들은 닭고기뿐만 아니라 다양한 동물의 고기를 사랑한다.

치킨을 빼면 다음으로 최악은 가공육이다. 칠면조고기나 돼지고기로 만든 베이컨, 핫도그, 햄, 페퍼로니 등이 전부 유방암의 위험인자다.[21] 이런 것들을 자주 먹을수록 암에 걸릴 위험이 높아지는 건 당연하다. 심지어 아무 가공처리도 하지 않은 붉은 생고기도 신선한 게 아니라면 안심할 수 없다. 모든 육류는 가열해 익힐수록 발암물질이 누적된다고 말할 수 있다. 그뿐만 아니라 위장관에서 소화되는 과정에서도 고기에서 새로운 발암물질이 만들어진다. 어느 모로 보나 지나친 육식은 몸에 좋을 게 없다.

물론 발암물질이 고기에만 들어 있는 건 아니다. 이 주제는 13장에서 더 자세히 다루겠다.

지방세포는 호르몬 생산공장

아직 동물성 식품을 단호하게 끊어 내지 못했는가? 그렇다면 동물성 식품이 또 다른 심각한 문제의 원인이기도 하다는 점을 기억하기 바란다. 동물성 식품 위주의 식단은 채소 반찬 비중이 높은 일식이나 한식 내지 기타 채식보다 훨씬 쉽게 살을 찌운다. 엄밀히는 소고기도 닭가슴살도 체중 감량 식품이 아니라는 얘기다. 껍질 벗긴 닭가슴살에 들어 있는 열량 중 4분의 1은 지방에서 나온다. 열량 공급원으로서 지방의 비중은 소고기 구이의 경우 이보다 높으며, 치즈야 뭐 말할 것도 없다.

고지방 식품은 전부 칼로리 덩어리인데 반해 체중 관리에 도움을 주는 섬유소는 한 톨도 들어 있지 않다. 육식을 즐기는 성인이 과체중이 되기 쉬운 까닭이 이것이다. 동물성 식품을 잘 안 먹는 사람들이 대체로 날씬한 것과는 대비되는 현상이다.

육식은 체내 지방층을 두껍게 만든다. 그런데 첫 번째 챕터에서 살펴봤듯 지방세포는 에스트로겐을 분비한다. 이 대목에서 다음에 나오는 그림을 한번 살펴보자. 이것은 미국 국립보건원NIH, National Institutes of Health의 산하기관인 여성 건강증진 사업단Women's Health Initiative 이 발표한 연구 데이터다. 연구팀은 폐경 여성 267명으로부터 혈액 검체를 수집해 분석했다. 그랬더니 체지방률이 높은 여성일수록 에스트로겐 수치가 높은 것으로 드러났다. 에스트라디올도 에스트론도 예외가 아니었다.[22]

그래프에는 안 나오지만 한 가지 더. 비만인 여성은 혈중 SHBG 수치가 낮은 경향이 있다. 앞의 데이터와 종합하면 한마디로 체지방은 이중 혐의를 가진 용의자인 셈이다. 체지방률이 높다는 것은 핏속에 떠돌아다니는 에스트로겐 분자가 넘쳐나는데 단속반인 SHBG

몸무게가 무거울수록 에스트로겐이 더 많이 나온다

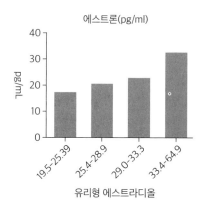

에스트론(pg/ml)

유리형 에스트라디올

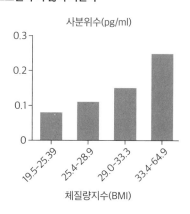

사분위수(pg/ml)

체질량지수(BMI)

가 부족함을 의미한다. 이런 상황에서는 잉여 호르몬들이 흥이 나서 활개치면서 발암 위험성을 크게 높인다.

체지방 때문에 암에 걸리는 것은 남성도 예외가 아니다. 다음에 해수욕장에 가면 주변을 한번 유심히 둘러보라. 과체중인 남성마다 가슴도 볼록하게 나온 게 눈에 띌 것이다. 이건 단순한 비곗살이 아니다. 체지방에서 분비된 여성 성호르몬 에스트로겐의 자극을 받아 가슴 조직이 발달하면서 솟은 살이다.

일본의 사례를 보면 이 문제를 더 확실히 이해할 수 있다. 전통 일식의 쌀밥과 채소반찬 자리에 고기와 치즈가 대신 오르는 일이 흔해지면서 일본 국민은 밥상 위의 발암물질에 자주 노출되었다. 육류와 치즈는 일본인의 허리둘레도 급격히 불렸다. 늘어난 지방세포는 더 많은 에스트로겐을 만들고, 이는 다시 발암 위험 증가로 이어졌다. 그 뒷얘기는 다들 익히 아는 대로다.

자, 살을 빼는 게 소용 있겠냐고 물었는가? 물론이다. 엄청난 소용가치가 있다. 전체적으로 건강을 향상시키는 것 말고도, 폐경 후 유방암에 걸릴 확률을 크게 낮춘다는 게 특히 손꼽을 만한 이점이다.[23] 식단 관리, 수술 등 어떤 방법으로 살을 빼든 효과는 항상 유효하다. 물론 음식을 조절해서 다이어트를 하는 게 가장 바람직하지만, 요점은 잉여 체지방을 깎아 내는 것 자체가 좋은 일이라는 것이다.

다음 그래프를 살펴보자. 하버드 연구팀이 공개한 이 자료에 의하면, BMI가 30 kg/m^{2}을 넘는 비만 여성은 BMI가 23 미만인 여성에 비해 유방암에 걸릴 확률이 47% 높은 것으로 분석된다. 반대로 몸무게 숫자가 내려갈수록 발암 위험성은 낮아지는 경향을 보인다.[24] 스웨덴에서 실시한 또 다른 대규모 연구의 결과도 엇비슷했다.[25]

자신의 BMI를 확인해 본 적이 없다면 이 기회에 한번 계산해 보는 것도 좋겠다. 인터넷 검색창에 BMI 계산기를 치고 키와 몸무게를 입력하기까지 몇 초면 된다. 1장에서 말했듯 권장 BMI 범위는 $18.5{\sim}25\mathrm{kg/m}^2$ 사이다. 가령 키가 165센티미터인 여성은 몸무게가 50킬로그램이 넘고 68킬로그램보다 가벼워야 한다.

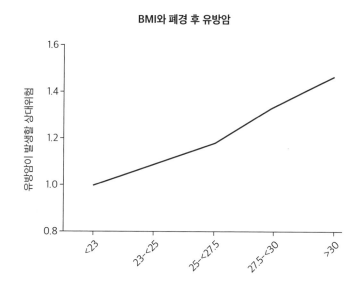

BMI와 폐경 후 유방암

주의점 두 가지. 첫째, 살집이 좀 있어도 연령대가 낮은 여성은 날씬한 일반 여성보다 유방암에 걸릴 가능성이 적다. 이런 경향은 폐경 전까지 내내 지속된다. 그러다가 폐경기가 오면 발암 위험성이 몸무게에 정확하게 비례하게 된다. 참고로 중년의 과체중 상태는 암

뿐만 아니라 당뇨병, 고혈압, 심혈관 질환을 비롯한 다양한 건강 문제와도 연결된다.

둘째, 다이어트가 좋은 것도 어느 정도까지만이다. 심각한 저체중은 오히려 다른 위험을 불러온다. 여기서 저체중이란 BMI 18.5kg/m² 미만을 말한다(키 168 여성의 몸무게가 52 이하라면 여기에 해당한다).

불필요한 체지방을 없애는 것은 암 예방에만 좋은 게 아니다. 이미 암에 걸린 환자의 생존 기간도 늘린다. 똑같이 암 진단을 받아도 체중이 건강 범위인 여성은 과체중인 여성에 비해 생존 확률이 확실히 높다.[26]

체중이 조금만 달라져도 암 환자의 생존 가능성은 현격히 차이난다. 중국 상하이에서 대규모의 여성 유방암 환자 집단을 추적관찰한 연구가 있다.[27] 이 연구에서 BMI가 25kg/m²보다 큰 여성들은 5년 후 살아 있을 확률이 80.1%였다. 한편 BMI가 23~25kg/m² 사이인, 다시 말해 앞 그룹보다 아주 살짝 아래인 여성들은 5년 생존율이 83.8%로 높아졌다. BMI가 아예 23kg/m² 밑으로 내려가면 5년 생존율이 86.5%로 훅 뛰었다. 이쯤이면 감이 잡히는가? 쓸모 없는 체지방이 적을수록 생존 가능성은 계속 따라서 높아진다. 몸무게가 이미 건강 범위 안에 들어와 있더라도 말이다.

평소 체중 관리에 소홀했던 여성이 병원에서 암 진단을 받는다. 하지만 그녀는 건강한 다이어트의 덕을 보기에 이미 늦었다. 그럼에도 불구하고 체중을 올바르게 감량하고 감량 효과를 오래도록 유지하는 게 중요하다. 구체적인 방법은 12장에서 알아보기로 한다.

디톡스 푸드

인간이 아무리 경계해도 무슨 수를 써서든 길을 찾아 우리 몸에 침투하는 영악한 화학물질들이 있다. 그런 물질에 일단 걸려 들면 DNA가 망가지거나 암이 생기는 건 시간 문제다. 하지만 이런 물질들을 없애는 데 특별히 효과적인 식품이 있다. 이 책의 주제가 호르몬이긴 해도 어차피 암과 연결되는 건 비슷하니 이참에 몇 가지 조언을 하고 넘어갈까 한다.

숨을 들이쉬면 산소가 몸속에 들어온다. 산소는 체내의 모든 세포에 없어서는 안 되는 원소다. 하지만 산소 분자는 불안정하기 짝이 없어서 미세한 충격에도 금세 손상된다. 전자가 떨어져 나가거나 불안정한 궤도로 자리를 옮기는 식이다. 이렇게 변한 산소 분자를 프리라디칼free radical이라 부른다. 프리라디칼은 우리의 피부와 혈관과 DNA를 공격해 암을 발생시킨다.

다행인 점은 항산화물질이 프리라디칼을 중화시킨다는 것이다. 여러 가지 종류가 있지만, 여기서는 대표적인 항산화물질 세 가지만 소개한다.

우선 비타민C가 있다. 비타민C는 혈액이나 세포액처럼 체내의 물로 된 구역을 순찰하면서 프리라디칼을 진압하는 일을 한다. 유명한 감귤류 과일 외에도 다양한 채소에 이 영양소가 풍부하게 들어있다.

베타카로틴beta-carotene은 프리라디칼이 세포 표면에 접근하지 못하도록 막아주는 항산화성분이다. 당근, 고구마, 호박, 칸탈루프 멜론처럼 주황색이 진하면 이 영양소가 많다는 증거지만, 케일을 비롯한 여러 가지 녹색채소에도 베타카로틴이 다량 들어 있다. 이런 항산화물질은 영양제 말고 자연식품을 통해 섭취할 것을 권한다. 연구에 의하면 베타카로틴이 풍부한 식품에는 항암 효과가 있지만, 영양제에는 그렇지 않다고 한다.

마지막은 라이코펜lycopene이다. 토마토, 수박, 자몽이 빨간색을 띠는 게 다 이 라이코펜 때문이다.

화학요법이나 방사선요법을 받는 환자에게 흔히 의사들은 항암치료 기간 동안 항산화물질을 무조건 제한하곤 한다. 공연히 암세포의 저항력을 키울 수 있다는 추측 때문이다.[28] 하지만 의사에게 가서 분명히 얘기하라. 항산화성분이 풍부한 식품을 왜 챙겨 먹어야 하는지, 과채류는 놔두고 항산화성분 영양제만 멀리하면 되지 않는지를 말이다.

항산화물질만큼이나 추천하고 싶은 게 십자화과 채소다. 브로콜리, 콜리플라워, 양배추, 케일, 콜라드, 방울양배추 등을 떠올리면 금방 감이 잡힐 것이다. 꽃송이가 십자가처럼 생겼다고 해서 십자화과라는 이름이 붙었는데 효능도 남다르다. 계속 방치하면 암을 일으키기도 하는 유해 화학물질을 제거하는 데 탁월하다. 어째서 그런지 지금부터 알아보겠다.

간은 주야로 쉬지도 않고 온몸의 피를 거른다. 이 과정에서 독성물질이 감지되면 간의 1상 효소phase 1 enzyme가 출동한다. 1상 효소가 맡은 역할은 유해분자를 포획하고 여기에 산소 분자 하나를 붙이는 것이다. 경찰이 범죄자의 한 손 손목에 수갑을 채우듯 말이다.

그러면 표식을 본 2상 효소가 산소 분자 반대쪽에 글루타치온glutathione이라는 거대한 수송분자를 연결한다. 힘 좋고 건장한 또 다른 경찰이 범죄자를 인계해 격리소로 데려가는 셈이다. 십자화과 채소는 간을 재촉해 바로 이 2상 효소의 생성량을 늘린다. 그렇게 독성물질을 퇴치할 대규모 경찰 군단을 양성한다.

월요일과 화요일에 브로콜리를 먹었다고 치자. 그러면 수요일쯤에는 간에서 해독에 탁월한 2상 효소들이 평소보다 많이 만들어져 있을 것이다. 당연히 유해 이물질에 대한 감시도 강화된다. 꼭 십자화과가 아니더라도 비슷한 효과를 내는 채소가 여럿 있다. 바로 이어서 나오는 표를 참고하자.

디톡스 효소를 강화하는 식품

간의 2상 효소를 증가시키는 대표적인 식품들을 뽑아 봤다. 이 효소들이 해독작용을 발휘하면 피가 맑아진다.

아스파라거스, 브로콜리, 방울양배추, 양배추, 당근, 콜리플라워, 셀러리, 생강, 깍지콩, 파, 케일, 대파, 양상추, 시금치

과일과 채소의 항암 효과 테스트

여성의 건강한 식습관과 생활WHEL, Women's Healthy Eating and Living, 일명 WHEL이라는 제목의 연구에서 과일과 채소의 힘을 테스트했다.[29] 연구의 목표는 암 발병을 예방하는 것보다 이미 유방암에 한 번 걸렸던 환자들의 생활을 돕는 것이었다. 연구진은 등록된 여성 총 3,109명을 두 그룹으로 나눴다. 그런 다음 절반에게는 매일 과채류 5인분을 먹게 하고, 나머지 절반에게는 매일 과채류 8인분과 함께 채소주스 약 500그램까지 챙겨 마시도록 주문했다.

결론적으로 변화는 두 그룹 모두 가시적이었다.[30] 8인분 그룹만 따졌을 때 첫 해에 일일 섬유소 섭취량은 22그램에서 29그램으로 늘고 지방의 비중은 전체 섭취 열량의 28%에서 21%로 줄었다. 에스트로겐 수치도 떨어졌다. 처음에 91pmol/L였던 혈중 에스트라디올 농도가 일 년 뒤에는 64pmol/L로 내려가 있었다. 에스트론 수치와 에스트론 황산염 수치도 비슷한 내림세였다. 무엇을 먹느냐가 호르몬 균형을 좌우한다는 말이 진실임을 구체적인 숫자들이 증명한 셈이다. 식이요법은 호르몬 조절에 진짜로 효과가 있다.

이 연구에서는 특별히 참가자들의 혈중 카로티노이드carotenoid 수치를 함께 측정했다. 당근이나 고구마의 주황색을 내는 색소 성분이 베타카로틴인데, 카로티노이드는 베타카로틴과 그 동일 계열 물질들을 총칭하는 용어다. 이 카로티노이드가 핏속에 많으면 과일과 채소를 열심히 챙겨 먹고 있다는 증거다. 이 원리를 염두에 두고 분석한 결과, 카로티노이드 수치가 가장 높은 그룹은 수치가 가장 낮

은 그룹에 비해 암이 재발하거나 유방암에 새로 걸릴 확률이 43% 낮았다.[31]

한편 5인분 그룹의 경우, 7년간의 관찰 결과를 종합하면 식이요법과 함께 운동도 열심히 한 여성들은 과일과 채소를 충분히 먹지도 운동을 하지도 않은 대조 그룹 여성들에 비해 사망 위험이 거의 50%나 낮았다.[32]

8인분 그룹과 5인분 그룹을 비교하자면, 둘 사이의 격차가 그리 확연하지는 않다.[33] 다만 5인분이든 8인분이든 아니면 그 이상이든 과일과 채소를 꼬박꼬박 챙겨 먹는다는 사실 자체가 중요한 것으로 보인다. 그러니 동물성 식품과 고지방 식품을 멀리하는 걸 기본으로 하고 동시에 과채류의 비중을 늘리면서 운동까지 습관화하기를 추천한다. 그러면 건강이 몰라보게 좋아지는 걸 곧 몸으로 느낄 것이다.

과일계의 슈퍼스타

솔직히 과일은 가릴 것 없이 다 좋지만, 그중에서도 특히 몇 가지가 최근에 주목 받는다. 하버드 여성건강역학조사에 의하면 항암 효능으로는 딸기, 블루베리, 복숭아를 따라올 과일이 없다고 한다.[34]

암 방패막이, 콩

앞에서 얘기했던 것처럼 전통 일식을 고수하는 일본인은 확실히 암에 잘 걸리지 않는다. 그런데 일식 메뉴의 대표주자는 된장국과 두부를 비롯해 콩으로 만든 여러 가지 음식이다. 그렇다면 혹시 콩이 암 발병 위험을 낮추는 걸까?

콩에는 이소플라본isoflavone이 풍부하다. 이소플라본의 화학구조는 테스토스테론이나 에스트로겐과 매우 흡사해서 시험관에 넣고 실험하면 에스트로겐 수용체에 붙는 게 확인된다. 이 대목에서 누군가는 걱정부터 할지 모른다. 콩 식품이 암을 일으키는 것 아니냐고 말이다. 하지만 사실은 그 정반대라는 게 수많은 연구를 통해 일찌감치 입증되었다. 가령 콩 식품을 먹은 여성 그룹에서는 유방암 발병 위험이 그렇지 않은 그룹에 비해 약 30% 낮았다.[35, 36] 단 이 연구들의 대상이 아시아인에 국한되었다는 점을 유념해야 한다. 미국처럼 콩 소비량이 전체적으로 현저히 적은 나라에서는 두 그룹을 충분한 신뢰도로 비교할 수 없었던 탓이다.

2012년에 발표된 또 다른 연구 결과 역시 비슷하다. 이 연구에서는 유방암 완치 환자 9,514명을 추적관찰했는데, 콩 섭취량 최상위 그룹의 암 재발률이 최하위 그룹보다 30% 낮은 것으로 분석됐다.[37] 이듬해 완결된 더 큰 규모의 연구에서도 같은 결론이 내려진다. 유방암 완치 후 콩 식품을 열심히 먹으면서 관리한 여성은 그러지 않은 여성과 달리 쉽게 재발하지도 유방암으로 세상을 떠나지도 않았다.[38]

사람의 몸에는 두 가지 에스트로겐 수용체가 있다고 한다. 바로 알파 수용체와 베타 수용체다. 폐경 후 급증하는 에스트로겐 계열 호르몬인 에스트론은 주로 알파 수용체에 몰려가서 붙는다. 반면에 콩의 이소플라본은 베타 수용체를 편애한다. 그런데 이소플라본과 베타 수용체의 이 결합이 암세포의 증식을 억제하는 것으로 보인다. 콩의 항암 효능이 점쳐지는 이유는 이것 말고도 여럿 더 있다.

그럼에도 적지 않은 사람들이 콩이 여성 암 환자에게 금기식품이라며 펄쩍 뛴다. 그 가운데 일부는 직업이 의사인데 그릇된 정보 때문에 본의 아니게 그러기도 한다. 그들의 생각은 콩이 암 재발 가능성을 높인다는 것이다. 그러나 정작 실제 데이터는 정반대의 얘기를 우리에게 들려준다.

그러니 암이 두렵다면 콩과 친해지자. 물론 콩 식품을 안 먹는다고 당장 큰일이 나는 건 아니다. 하지만 장단점을 종합적으로 따지면 콩이 고기나 우유보다 훨씬 낫다. 게다가 콩은 암을 멀리하고 극복하는 데에도 큰 힘을 보탤 것이다.

술은 무조건 위험해

술은 유방암의 위험성을 높인다. 긴 하루를 와인 한 잔으로 우아하게 마무리해야 성이 차는 현대 여성이 많지만, 이게 일상이 되면 장기적으로 상당한 위험을 감수해야 한다. 애초에 술에는 안전 수위란 게 존재하지도 않는다.

숫자를 따져 보면 더 확실히 이해할 수 있다. 젊은 여성이 매일 와인 한 잔씩 마신다고 할 때 폐경 후 유방암에 걸릴 확률은 평균 7%가량 상승한다. 하루에 두 잔이면 상승폭은 14%로 뛰고 세 잔, 네 잔 등으로 늘어날수록 계속 비례한다. 와인 말고 다른 술도 이치는 같다. 기본적으로 알코올 함량은 맥주 한 병, 보통 크기 와인잔에 3분의 1 정도만 채운 와인, 칵테일 한 잔이 서로 동등하다고 본다.[39] 그런데 애주가가 유방암을 앓는 폐경 여성이라면 여기에 가속도가 붙는다. 매일 술 한 잔씩 마실 때마다 유방암에 걸릴 확률이 13%나 커진다. 이게 두 잔이 되고 세 잔이 될 경우 확률도 비례하는 건 이번에도 마찬가지다.[40]

알코올에는 어떤 기능이 있을까? 우리 몸 안에서 알코올은 DNA를 망가뜨리고 때로는 호르몬을 흉내 낸다.[41] 건강식품을 먹을 기회를 빼앗는 건 말할 것도 없다. 어느 누가 이미 와인으로 부른 배에 맛도 하나 없는 당근주스를 쏟아붓겠는가.

그런데 엽산 섭취가 부족하면 알코올의 횡포가 심해진다고 한다. 비타민B의 일종인 엽산은 항암 방어막을 탄탄하게 만드는 데 일조하는 영양소다. 잎 엽葉자를 쓰는 이름에서 짐작할 수 있듯이 엽산은 브로콜리, 방울양배추, 아스파라거스, 시금치처럼 잎이 무성한 채소에 가장 많이 들어 있지만, 콩에도 풍부하다. 그렇기에 평소에 이런 식품을 충분히 먹어야 스스로 지킬 수 있다. 하지만 발암인자로서 술의 위협이 완전히 사라지는 건 아니고 어느 정도 약화되는 것뿐이다. 그러니 여전히 조심 또 조심해야 한다.

그럼 당은?

일각에서는 당이 유방암을 부추긴다는 의심을 한다. 원래 당은 기본 영양소라 신진대사 유지를 위해 모든 생체세포가 당을 필요로 한다. 물론 암세포도 포함해서다. 당이 많으면 세포가 더 잘 자랄 수 있는 환경이 조성된다. 실제로 유방암 세포가 든 시험관에 당을 첨가하면 암세포의 성장이 빨라지는 현상을 목격할 수 있다.[42] 같은 맥락으로 제2형 당뇨병을 앓는 여성, 즉 혈당 수치가 정상 범위보다 높은 사람은 유방암에 걸릴 위험이 더 크다.

그런데 더 최근 연구들에 의하면 당뇨병과 유방암이 직접적인 인과관계를 갖는다기보다 둘 다 체지방 증가가 초래한 결과라는 게 보다 정확한 해석이라고 한다.[43] 당의 가장 큰 문제점은 도넛이나 사탕 같은 당 덩어리에 점점 더 끌리도록 사람의 입맛을 바꾼다는 것이다. 지방과 칼로리 폭탄인 이런 것들을 당기는 대로 다 먹다 보면 비만이 되는 건 눈 깜짝할 사이다. 그리고 과체중과 비만 상태는 암이 더 잘 발현되게 부채질할 뿐이다.

그렇다면 당장 군것질도 전부 끊어야 할까? 글쎄, 특별한 이유가 더 있다면 그러는 게 나을지도 모르겠다. 하지만 가장 효과적인 혈당조절 전략은 따로 있다. 바로 동물성 식품을 멀리하고 지방 섭취를 제한하는 것이다. 근육 세포와 간 세포에 지방이 다량 비축된 상황에서는 인슐린 저항성이 생기고, 그러면 혈당 수치가 올라간다. 쉽게 설명하면, 이미 지방이 넘쳐날 때는 세포가 당을 제대로 써먹지 못해 핏속에 당이 남아돌게 된다는 소리다. 같은 이치로 동물성 식품과 오일류를 멀리하면 인슐린 저항성이 사라져 혈당이 내려간다. 이 내용은 나중에 8장에서 더 자세히 알아볼 것이다. 일단 여기서는 지나치게 높은 혈당이 발암을 부추긴다는 점과 기본적인 혈당 조절 요령에 어떤 것이 있는지만 기억하자.

땀 흘릴 가치

운동은 호르몬 수치를 다스린다. 앞에서 언급했지만, 미국에는 여성 건강증진 사업단이라는 정부산하기관이 있다. 이 조직이 자료를 발표했는데, 운동을 열심히 한 여성 그룹에서 혈중 에스트로겐 수치가 몸을 움직이지 않은 그룹에 비해 낮았다고 한다.

단 여기에는 조건이 붙는다. 운동의 호르몬 조절 효과는 체중 감량에 성공해야만 뒤따라 발휘되는 경향이 있다. 미국 시애틀에 있는 프레드 허친슨 암연구센터Fred Hutchinson Cancer Research Center의 연구팀이 규칙적으로 운동한 여성들을 대상으로 설문조사를 실시했다.[44, 45] 그 결과, 주 5일, 하루 45분씩 꼬박꼬박 운동한 여성 그룹에서는 에스트론, 에스트라디올, 테스토스테론 등 관련 호르몬들의 수치가 죄다 조금씩 떨어진 것으로 집계됐다. 이건 좋은 징조다. 낮아진 호르몬 수치는 틀림없이 암 위험 감소로 이어지기 때문이다. 그런데 더 자세히 들여다보면 실제로 호르몬 저하를 체험한 여성은 전체 답변자 가운데 운동으로 다이어트에 성공한 여성들뿐이었다. 몸무게 변화가 없는 경우는 호르몬 수치도 전혀 떨어지지 않았다.

운동의 이점은 호르몬 조절 효과 말고도 많다. 일례로 운동은 면역계를 강화해 암세포 제거 작업을 돕는다고 한다.[46]

채식 위주 식단을 지키면서 규칙적인 운동을 병행한다면 유방암의 위협에서 확실히 멀어질 수 있다. 더불어 이미 유방암을 앓았던 환자라도 새로운 생활습관으로 여생을 더 건강하게 보낼 수 있다.

피임약, 피임기구, 호르몬 대체요법

피임약은 어떨까? 경구 피임약들은 호르몬을 주성분으로 한다. 가장 흔한 것은 천연 호르몬 프로게스테론progesterone의 합성 버전인 프로게스틴progestin과 에스트로겐이다. 그럼 혹시 피임약도 암을 유발할까? 결론부터 말하면, 아주 살짝이긴 해도 경구 피임약은 유방암의 위험성을 높인다. 그래서 나중에 나온 신제품들은 호르몬 함량이 크게 낮아졌다. 불행히도 별다른 성과는 없는 것 같아 보이지만 말이다. 여성 180만 명의 피임약 사용 자료를 분석한 연구가 2017년에 완료되었다. 발표에 의하면, 새 제형들도 여전히 유방암의 위험을 약간 높인다고 한다. 확률적으로는 여성이 경구 피임약을 사용할 때 10만 명당 유방암 13건이 해마다 더 발생하는 꼴이다.[47] 좋은 소식은 약 복용을 중단하면 위험 상승 효과가 바로 소멸한다는 것이다. 더구나 난소암, 자궁내막암, 대장직장암의 경우는 경구 피임약 덕분에 오히려 발병 위험이 준다고 한다.[48]

피임 효과가 뛰어나기로는 자궁 안에 넣는 기구IUD, intrauterine device

만한 게 또 없다. 그런데 일부 IUD 제품이 프로게스틴을 함유한다. 현재까지 밝혀진 바로, 그런 IUD 제품이 유방암 위험을 높이는 정도는 경구 피임약과 비슷한 수준이라고 한다.[49, 50]

IUD에는 구리로 만들어진 것도 있다. 이 금속이 정자에 유독하다는 원리를 이용한 것이다. 그런데 몇몇 연구에 의하면 구리 성분의 IUD 제품이 미량의 구리 이온을 혈액으로 유출한다고 한다.[51, 52, 53, 54] 구리 이온 노출이 유력한 알츠하이머병 위험인자 중 하나라는 점을 감안할 때,[55, 56] 구리 함유 IUD를 오래 사용할 경우 알츠하이머병에 걸릴 가능성이 커지는지 여부는 앞으로 심층된 논의가 필요하다. 일단 지금까지는 이 주제를 제대로 다룬 연구가 한 건도 없었다.

의사들은 안면홍조를 비롯해 여러 가지 폐경기 증상으로 고생하는 여성에게 호르몬 제제를 처방하곤 한다. 시중에는 이 용도의 제제가 종류도 형태도 다양하게 나와 있다. 당연히 이런 제제들이 유방암과 기타 장기 암의 발병에 얼마나 기여하는지에 관한 자료도 이미 충분히 존재한다. 이 얘기는 뒤에 나오는 6장에서 폐경기 증상 관리 요령과 함께 제대로 살펴보겠다.

자궁내막암

유방암의 위험성을 높이는 호르몬은 자궁내막암의 위험인자로도 작용할 수 있다. 자궁내막이란 자궁 안쪽 겉면을 말하는데, 생식 연령기에 있는 여성의 몸은 자궁내막을 두텁게 쌓았다가 임신이 일어나지 않으면 다시 깎아서 내다버린다. 그게 월경이고 이 작업은 한 달을 주기로 반복된다. 그런데 이때 함께 일어나는 주기적인 호르몬 변동이 때로 DNA를 망가뜨리곤 한다. 그 최종 결과 중 하나가 암이다.

자궁내막암은 폐경기 증상 때문에 에스트로겐 제제를 복용 중인 여성에게 발병하기 더 쉽다. 단 프로게스틴이 추가로 함유된 제제는 여기에 해당되지 않는다. 또한 같은 에스트로겐 성분이라도 피임약과 질 크림은 자궁내막암과 무관하다고 한다.[57]

그렇다면 자궁내막암으로부터 스스로 지키는 방법은 어떤 것들이 있을까?

체중감량에 좋은 식품과 친해지기

여성이 자궁내막암에 걸릴 확률은 체내에 에스트로겐이 많을수록 높아진다.[58] 그리고 유방암의 사례에서 배웠듯 지방세포는 에스트로겐을 만들어 낸다. 따라서 남아 도는 호르몬을 없애는 최고의 방법은 체지방을 줄이는 것이다. 하버드 여성건강역학조사 자료를 보면, BMI 35kg/m^2 이상인 여성과 비교할 때 몸무게가 건강 범위 이내인 여성이 자궁내막암에 걸릴 위험도는 반의 반에도 못 미친다.[59]

체지방을 줄이는 다이어트는 생각만큼 어렵지 않다. 구체적인 내용은 12장에서 자세히 다룬다.

이왕이면 혈당을 낮추는 식품 선택하기

다수의 연구에 따르면, 혈당 조절에 유용한 식품이 자궁내막암의 위험성까지 낮춰 준다고 한다. 같은 연구 자료는 반대로 혈당 상승을 촉진하는 식품이 자궁내막암의 위험성을 함께 높인다고도 설명한다.[60] 이 문제의 해결책은 간단하다. 대체식품을 적절히 활용하는 것이다. 가루설탕 말고 과일을, 밀가루 빵 말고 호밀빵을, 감자 말고 고구마를, 과자 같은 시리얼 말고 오트밀을 먹는 식으로 말이다. 이 내용은 8장에서 더 자세히 다룰 것이다.

사실 혈당을 낮추는 가장 확실한 방법은 설탕이나 탄수화물을 얼마나 먹느냐와 아무 상관도 없다. 누구나 채식 위주의 저지방 식이요법을 시작하면 금세 혈당이 건강 범위로 떨어지는 게 그 증거다. 채식이 근육 세포와 간 세포에 쌓여 있던 지방을 없애기 때문이다. 그렇게 비축해 둔 에너지원이 바닥난 세포는 혈액에서 당을 건져내 연료로 쓰기 시작한다. 따라서 혈당 건강을 목표로 한다면 오일을 제한한 온전한 채식이 모범 정답이다. 여기에 더해 방금 전에 소개한 대체식품까지 잘 활용한다면 금상첨화다.

난소암

길다 라드너Gilda Radner는 미국의 인기 코미디언이다. 그녀는 NBC의 〈새터데이 나이트 라이브Saturday Night Live〉에 출연하는 등 절정의 인기를 구가하던 30대 후반에 난소암에 걸린다. 치료를 성실히 받고 잠깐 호전되는 듯 했지만, 병세는 날로 악화됐고 결국 마흔둘의 나이에 세상을 떠났다. 이처럼 불행히도 많은 난소암 사례가 이미 상당히 진행된 상태에서 발견된다.

난소암 세포는 난소와 자궁을 잇는 나팔관에서 가장 흔히 발달한다. 훗날 호르몬 분비 기능을 가진 기질세포나 난자로 성장할 예정이었던 정상적인 생식세포가 암으로 변질되기도 한다.

그렇다면 난소암은 어떻게 조심해야 할까? 유방암과 달리 난소암은 음주와 별로 관련이 없다고 한다.[61] 반면에 흡연은 중요한 위험인자라서 담배를 끊으면 큰 도움이 된다.[62] 과도한 체지방을 줄이는 것역시 난소암의 위험성을 낮춘다.

그러다 1989년에 중요한 위험인자 하나가 새롭게 드러났다. 대니얼 크래머 박사가 27개 국가의 실태를 조사했는데, 놀랍게도 난소암의 발생률이 우유 소비량에 맞물려 높아진다는 사실이 밝혀졌다. 분석 결과, 여성이 우유를 많이 마실수록 난소암이 더 흔하게 발병하는 경향이 있었다.[63]

기억하겠지만 젖소는 1년의 4분의 3을 임신한 상태로 지내는 까닭에 소젖을 가공한 식품은 호르몬 성분을 다량 함유한다. 유제품의또 다른 특징은 지방 함량이 높다는 것인데, 특히 포화지방이 많다. '나쁜 지방'이라는 별명으로 불리는 포화지방은 난소암과 무관하지않을 거라는 의심을 꾸준히 받아 왔다.[64] 그런데 우유 섭취량과 난소암의 위험성이 비례하는 게 실은 우유의 호르몬이나 지방 성분과 아무 상관 없을지도 모른다. 최근에는 우유의 당 성분인 락토오스가 진범이라는 견해가 지배적이다. 1장에서 배웠듯, 락토오스의 분해 산물이 난소에 해로운 작용을 한다는 것이다.

　구성원 거의 전원이 유당 불내성을 보이는 인구 집단이 드물지 않다. 이 말은 곧 사람이 어느 정도 나이를 먹으면 락토오스를 글루코오스와 갈락토오스로 분해하는 락타아제가 몸속에서 없어진다는 뜻이다. 원래 락타아제는 엄마젖을 먹는 갓난아기 시절에 반짝 출현했다가 이유기를 기점으로 차차 자취를 감추는 효소다. 흑인, 아시아인, 미국 원주민 등 대다수의 인종 집단에게는 이렇게 락타아제가 소멸하는 것이 지극히 보편적인 현상이다. 그런데 백인은 좀 유별나다. 대부분의 백인은 특별한 유전자 돌연변이 때문에 어른이 되어서도 체내에서 락타아제가 계속 만들어진다. 좋아하는 우유를 원 없이 마실 수 있다는 건 좋을지 모르지만, 그 뒤에 훨씬 심각한 문제가 도사리고 있다는 걸 알아야 한다. 크래머 박사가 설명하길, 우유의 당 성분 락토오스를 소화시키는 능력을 여전히 보유한 성인은 갈락토오스에 노출될 기회도 훨씬 많다고 한다. 그런데 갈락토오스는 난소에 해를 끼치는 물질이다. 그러므로 여성은 난소암을 경계해야 한다는 것이다. 연구 데이터를 보면 이게 괜한 걱정이 아님을 알 수 있다.

　미국 뉴저지 주에 위치한 루터 암 연구소Rutgers Cancer Institute가 난소암 환자 490명과 건강한 여성들의 식단을 비교하는 연구를 실시했다. 연구진은 조사 집단 대부분을 일부러 흑인 여성으로 구성했는데, 난소암 발병 위험이 흑인 인종에서 특히 높기 때문이다. 분석 결과, 우유 섭취량 최상위 그룹의 암 발병 위험성이 최하위 그룹의 두

배로 드러났다.[65]

　낙농업으로 유명한 스웨덴에서 여성 6만 1,084명을 13년 동안 추적관찰한 연구의 결과 역시 별반 다르지 않았다. 이를테면 우유를 가장 많이 마신 여성들은 가장 적게 마신 여성들에 비해 난소암에 걸릴 확률이 두 배 높았다.[66] 우유를 자주 마시는 여성의 경우 그렇지 않은 여성에 비해 난소암의 위험성이 높다는 결론이 내려진 연구는 이것 말고도 여럿 있다.[67]

　대자연은 엄마젖을 뗀 지 한참인 다 큰 어른이 다른 동물 새끼의 몫까지 빼앗아 가며 이렇게 오래 우유를 마실 거라고 상상조차 못했을 것이다. 자연의 섭리대로라면 호르몬이며 갈락토오스며 다양한 우유 성분이 오늘날처럼 골치를 썩일 일이 없었다. 하지만 인간은 온갖 소과동물의 젖을 섭취하면서 자신을 위험에 노출시켰다. 이건 대자연이 구상한 시나리오가 아니었다.

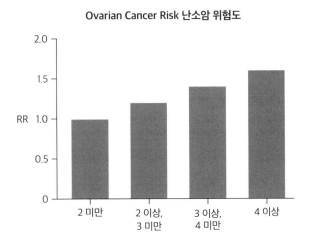

암을 물리치는 식습관의 기본 규칙

암이 발생하거나 재발할 위험성을 줄이고 싶다면, 지금부터 소개하는 규칙을 순서대로 실천하기 바란다. 그러면 체중을 적정 수준으로 유지하면서 발암물질 노출을 피하는 동시에 호르몬 수치까지 통제할 수 있다.

1 동물성 식품을 끊자. 냉장고에서 유제품, 육류, 달걀 따위를 모조리 치우자. 채소, 과일, 곡물, 콩류 위주로 식단을 짜면 유제품 속 호르몬과 고기의 발암물질을 피할 수 있다. 게다가 식물성 식품에는 항암 성분이 풍부하다.

2 오일류는 최소한도로만 사용하자. 식물성 오일이 동물성 지방보다 낫긴 해도, 여전히 고도로 정제된 칼로리 폭탄이나 다름없다. 그러니 어떤 요리를 하든 오일류를 가급적 안 쓰는 게 좋다.

3 컬러푸드를 많이 먹자. 특히 적황색 과채류와 십자화과 채소(브로콜리, 콜리플라워, 양배추, 케일, 콜라드, 방울양배추 등)를 추천한다. 이런 색깔의 과채류에는 항산화 성분과 항암물질이 많다.

4 두부, 템페, 두유 등 콩으로 만든 식품을 규칙적으로 먹자.

5 하루에 섬유소 40그램 섭취를 목표로 잡자. 가장 쉬운 방법은 콩, 채소, 과일, 곡물류를 먹는 것이다.

6 일주일에 두 시간 반 내지 다섯 시간씩은 반드시 중간 강도의 신체 활동을 하자. 빠르게 걷기처럼 심장을 바쁘게 만드는 운

동을 권한다.

7 술은 멀리할수록 좋다.

8 나쁜 화학물질을 피하자. 자세한 내용은 13장을 참고하기 바란다.

9 비타민B12 영양제를 복용하자. 남녀노소 누구에게나 중요한 영양소다. 특히 채식하는 사람에게는 더욱 필요하다. 자세한 내용은 12장을 참고하자.

4장.
남성암

앤서니 사틸라로Anthony Sattilaro는 미국 필라델피아 감리교병원의 병원장직을 맡고 있었다. 안 그래도 바쁜 병원일에 최근 새로 벌인 사업 때문에 몸이 열 개라도 모자랄 판이었다. 그래도 그는 일을 즐겼고 자신의 일터를 사랑했다.

그러던 어느 날 그는 정기 신체검진을 받기 위해 오전에 잠시 짬을 냈다. 별 부담은 없었다. 최근에 자전거를 타다가 넘어진 뒤로 삭신이 좀 쑤시는 것 말고는 괜찮았다. 그런데 검사를 마치고 사무실로 올라오자마자 진단방사선과에서 전화가 걸려 왔다. 토니(앤서니)의 흉부 엑스레이가 이상하다는 소식이었다. 의사는 병원장에게 직접 오셔서 같이 살펴보는 게 좋겠다고 말했다. 바로 진단방사선과로 내려간 토니에게 의사가 엑스레이 사진을 펼쳐 보였다. 곧 그의 시선은 왼쪽 가슴에 자리 잡은 수상한 덩어리 하나에 고정되었다.

그는 어안이 벙벙했다. 도대체 저게 뭐지? 지금까지 가슴 통증도 전혀 없었잖아. 하지만 엑스레이 사진은 다른 얘기를 하고 있었다. 뼈 스캔 검사 일정이 급히 잡혔고 그날 오후 진단방사선과는 오전보다 더 안 좋은 소식을 전해 왔다. 엑스레이에서 보였던 덩어리가 아무래도 갈비뼈에 생긴 종양 같다는 것이었다. 종양은 이미 두개골, 복장뼈, 척추까지 퍼진 상태였다.

마른 하늘에 날벼락도 이런 날벼락이 없었다. 출세가도의 종합병원 수장이 한순간에 시한부 환자가 되어 버린 것이다. 그것도 암으로.

조직검사 결과를 보니 암은 전립샘에서 시작돼 퍼져 올라간 듯했다. 방광 바로 밑에 있는 전립샘은 노년기 남성의 몸에서 암세포가 흔히 발원하는 장기다. 전립샘암은 대개 천천히 진행되는데, 경우에 따라서는 너무 느려서 일단 지켜보는 게 더 나을 때도 있다. 하지만 토니는 고작 마흔여섯이었고, 그런데도 종양세포는 이미 전신에 퍼져 있었다. 이 나이에 암이 이 정도로 진행됐다는 건 성질이 특히 고약한 놈이라는 뜻이었다. 의사들은 토니 앞에서 그가 이미 알고 있는 내용을 읊어 댔다. 슬슬 신변을 정리하라는 내용이었지만, 그에게는 사형선고로 들릴 뿐이었다.

토니는 현실을 받아들이고 일에 집중하려고 애썼다. 그러나 곧 통증이 그것마저 방해했다. 암세포가 뼈를 잠식할수록 통증은 날로 심해졌고, 결국 마약성 진통제 없이는 잠시도 버티지 못했다. 진통제는 구토를 비롯한 여러 가지 부작용을 일으켰지만, 다른 도리가 없었다.

하필 이런 때 본가에서 비보가 날아왔다. 폐암 말기 환자였던 아버지가 돌아가신 것이다. 그는 소식을 듣자마자 뉴저지로 달려가 장례식을 치르고 슬픔에 잠긴 어머니를 위로했다.

필라델피아로 돌아온 토니는 남은 시간이라도 병원 일에 혼신을 다하기로 결단을 내렸다. 그러던 어느 날 차를 타고 달리는 중에 히치하이킹을 하는 청년 둘을 발견한다. 마침 무료함을 느끼던 그는 말상대나 할까 싶어 두 사람을 차에 태웠다. 그는 자신이 종합병원 의사이고, 최근에 부친이 작고했으며, 현재 암을 앓고 있다는 것까지 말했다. 더 자세한 얘기는 굳이 하지 않았다.

그런데 무슨 운명의 장난인지 청년들은 매크로바이오틱^{macrobiotic}(자연의 제철음식을 최소한도로 조리해 거의 있는 그대로 섭취한다는 원칙의 식이요법. 동양사상에서 유래했다—옮긴이) 요리학교 수업이 끝나고 돌아가는 길이라고 했다. 녀석들은 암 따위 아무 일도 아니라는 듯 말을 던졌다. 식이요법으로 고쳐 볼 생각은 없으세요? 암이 싹 사라질지도 몰라요.

토니는 짜증이 확 솟구쳤다. 수십 년차 의사인 내가 의학의 이응자도 모르는 어린애들에게 얼토당토않은 훈계를 듣고 앉아 있는 꼴이라니. 식습관만 바꾸면 말기암도 완치된다나 뭐라나.

매크로바이오틱이라는 단어에는 장수長壽라는 뜻이 담겨 있다. 매크로바이오틱 식이요법은 중국 전통의학의 이론을 근간으로 동양의 전통 메뉴들을 적극 활용한다. 대표적인 것이 현미밥, 각종 채소 반찬, 된장국 등이다. 반면에 유제품, 육류, 가공식품은 이 식이요법에서 거의 사용되지 않는다.

그는 두 젊은이가 음양의 원리며 음식과 체질의 관계며 실컷 떠들도록 내버려 뒀다. 두 사람은 차에서 내리면서 토니에게 주소를 물었다. 자료를 더 보내 주겠다고 했다. 며칠 뒤 정말 우편물 하나가 도착했다. 모자란 운송요금 67센트를 착불로 지불하고 서류 봉투를 열어 보니 식이요법과 암에 관한 책자 하나가 들어 있었다. 대충 봐도 죄다 허무맹랑한 얘기였다. 귀 얇은 사람들은 낚이기 딱 좋아 보였다. 그런데 종잇장을 시원하게 넘기던 그의 손이 중간의 한 페이지에서 일순간 멈췄다. 의사인 한 여성이 유방암에 걸렸는데 식이요법을 시작하고서 암세포가 감쪽같이 사라졌다는 얘기였다.

흠, 흥미롭군. 토니는 생각했다. 유방암은 전립샘암처럼 호르몬과 관련된 암이다. 그는 사연 주인공의 연락처를 찾아 번호를 눌렀다. 전화는 남편이 받았다. 그녀가 어떻게 지내냐고 물으니 남편은 별로 좋지 않다고 대답했다. 암으로 죽어 가고 있다는 것이었다.

역시, 그럼 그렇지. 토니는 속으로 생각하고는 전화를 끊으려고 감사 인사를 했다. 그런데 남자는 할 얘기가 더 있는 듯했다. 식이요법을 철저히 지킬 때는 아내가 아주 건강했다고 한다. 거의 기적이라고 할 정도로 말이다. 그러다 매일 그렇게 하기가 힘들어 조금씩 게으름을 피우게 됐고 그래서 지금 그 대가를 치르는 중이라는 것이었다.

토니는 머리털이 쭈뼛 서는 것을 느꼈다. 이게 진짜 효과 있는 건가? 그의 상식에 매크로바이오틱 식이요법은 연구 자료가 거의 없는 잡설이나 다름없었다. 다만 건강에 좋은 자연식품이 발암 위험성을 낮추고 투병 경과를 돕는다는 것 자체는 증거로 뒷받침되는 분명한 사실이다. 더구나 지금 토니에게 선택은 사치였다. 썩었든 아니든 일단 눈앞의 동아줄을 붙잡는 수밖에 도리가 없었다. 그렇게 그는 필라델피아에 있는 매크로바이오틱 교육센터를 찾아가 문을 두드리게 된다.

사실 토니는 요리에 영 젬병이었다. 한번은 집에서 혼자 현미밥을 하겠다고 나섰다가 압력밥솥을 날리기도 했다. 그래서 그 뒤로는 센터에서 끼니를 해결하고 남은 음식을 싸 오기 시작했다. 생소하고 밍밍한 맛이었지만, 길들여지니 꽤 먹을 만했다. 그는 출근하는 날마다 현미밥과 채소반찬을 단출하게 담아 도시락을 싸 가서 병원 구내식당에서 먹었다. 그러면 온 부하직원이 죽어 가는 늙은 상사의 어설픈 젓가락질을 안쓰럽다는 듯 훔쳐보곤 했다.

하지만 토니는 죽어 가는 게 아니었다. 오히려 그는 온몸이 되살아나는 걸 생생하게 느꼈다. 통증은 차차 약해지더니 3주 만에 완전히 사라졌다. 더없이 희망적인 징조였다. 그는 예전의 건강을 빠르게 되찾고 있었다. 한 주 한 주 지날수록 피로감도 덜하고 일에 집중도 훨씬 잘 됐다. 몇 개월 뒤 그는 더 이상 죽음을 두려워하기는커녕 떠올리지도 않게 되었다.

처음 암 선고가 내려진 지 1년이 되는 날, 재검진 예약이 잡혀 있었다. 뼈 스캔 사진을 본 주치의는 깜짝 놀랐다. 환자 본인도 마찬가지였다. 암 덩어리를 하나도 찾을 수 없었다. 이건 그냥 건강한 성인 남성의 골격 사진이었다. 암이 완전히 사라졌다고 장담할 수는 없지만, 사진에 보이지 않을 정도로 작게 쪼그라든 것만은 분명했다.

이건 있을 수 없는 일이었다. 시한부 말기암이 완벽하게 치유되다니. 토니는 자신의 경험을 보다 많은 사람들과 공유해야겠다고 결심한다. 특히 의사와 환자들이 음식의 무한한 잠재력을 알 필요가 있었다. 그렇게 발간된 에세이 《죽음의 문턱에서 돌아오다Recalled by Life》는 삽시간에 베스트셀러에 올랐고, 토니는 강연과 TV 출연 등으로 유명인사가 되었다.

다른 환자 같으면 이미 한 줌 재가 되고도 남았을 시간인 10여 년 뒤 그는 여전히 왕성하게 활동하고 있었다. 나는 이 놀라운 얘기를 듣고 그에게 전화를 걸었다. 고맙게도 그는 나를 집으로 초대해 주었다. 눈앞에 서 있는 그는 건강하고 튼튼해 보였다. 그가 영상검사 사진을 보여 주었는데, 식이요법 전과 후의 변화는 실로 믿기 힘들 정도였다.

한편 그는 식이요법의 효과를 맹신하지 말아야 한다는 경고도 잊지 않았다. 자신은 식이요법으로 엄청난 효과를 봤지만, 다른 사람이나 다른 종류 암에도 그럴지는 모른다고 했다.

그러면서 그는 내게 좀 걱정되는 얘기를 꺼냈다. 꽤 오래 잘 지냈으니 이제 스스로 좀 시험해 보려고 한다는 것이다. 그는 매크로바이오틱 식이요법을 잠시 중단해도 건강이 계속 유지될지 확인하고 싶어 했다.

나는 그런 말씀을 하시니 불안해진다고 대답했다. 듣자 하니 센터 선생님도 무모한 도전이라며 강력하게 만류했다고 한다. 폭주하던 암을 영구적으로 진징시키는 건 여간 어려운 일이 아니다. 하물며 암세포를 일부러 미치게 됐다가 다시 통제해 보겠다니, 평범한 사람 같으면 상상조차 하지 못할 것이다.

그로부터 수 개월 후 나는 토니에게 다시 연락했다. 그런데 목소리가 좀 이상했다. 약에 취한 것처럼 말투가 어눌하기에 물었더니 그는 암이 재발했다고 인정했다. 그는 끔찍한 통증에 시달리고 있었다. 그리고 몇 주 뒤, 나는 토니의 부고를 접했다.

과연 나쁜 식습관이 암을 불러왔던 걸까? 그리고 정말로 식이요법이 그의 암을 퇴치했을까? 만약 식이요법을 고수했다면 그는 지금까지 건강하게 살 수 있었을까? 궁금한 게 너무 많은데 답은 어디에 숨어 있는 걸까? 그래도 확실한 사실이 있긴 있다. 오늘날 많은 암환자가 식이요법을 믿고 의지한다는 것이다. 그리고 좀 뒤처진 감은 있지만, 그런 음식의 힘을 객관적으로 입증하는 연구 자료도 꾸준히 나오고 있다.

물론 그렇다고 종전의 항암치료들이 다 쓸모 없다는 뜻은 아니다. 수술, 방사선요법, 화학요법은 여전히 필요하다. 요점은 환자가 어떤 치료를 받게 되든 음식 선택 역시 중요하며, 대개는 식습관이 투병 과정에서 기본 중의 기본이 된다는 것이다.

식단 관리로 전립샘암 예방하기

음식과 전립샘암은 어떤 관계가 있으며, 음식으로 전립샘암을 어떻게 관리할 수 있을까?

체중은 다른 암들과 마찬가지로 전립샘암에도 핵심 변수로 작용한다. 과체중 남성은 인슐린 저항성이 생긴다는 점에서다. 본래 인슐린은 글루코오스와 단백질을 세포에 배달해 주는 역할을 한다. 이때 세포에 쌓아 놓은 체지방이 이미 많으면 세포는 인슐린의 방문을 거부한다. 그러면 췌장은 저항하는 세포의 기를 꺾기 위해 더 많은 인슐린을 만들어 낸다. 그런데 이 과잉 인슐린이 발암 가능성을 높인다는 게 문제다.[1]

그런 의미에서 남성에게도 적당한 다이어트는 필수다. 체지방이 적으면 인슐린이 소수정예로도 임무를 완수하기가 수월하기 때문이다. 이 주제에 관한 더 자세한 설명은 8장을 참고하자.

채식 위주의 식단은 어느 호르몬 관계 질환에든 특별한 효험을 발휘한다. 그중에서도 전립샘암이 걱정되는 사람에게는 지금부터 설명할 네 가지 식품 분류를 꼭 기억하라고 당부하고 싶다. 두 가지는 전립샘암 위험을 높이는 것이고, 나머지 두 가지는 반대로 낮추는 것이다.

우유와 전립샘암

금시초문일지도 모르지만, 유제품이 전립샘과 무관하지 않다는 연구 자료가 많다. 미국과 북유럽에서는 옛날부터 전립샘암이 흔했는데 모두 우유, 치즈, 버터가 식탁에 오르지 않는 날이 하루도 없는 지역이다.[2] 반면에 원래는 유제품이 주식이 아닌 일본, 태국, 중국 등지에서는 이 암이 훨씬 희귀했다. 그러다 이들 국가에서 전립샘암

의 발생률이 급증한 것은 유제품과 육류 위주의 서구식 음식 문화가 널리 퍼지면서다.[3]

하버드대학교의 이름을 걸고 유제품과 전립샘암의 관련성을 조사한 대규모 연구가 두 건 있다. 두 연구 모두 결론은 우유를 많이 마신 남성 그룹의 전립샘암 발병 확률이 유제품을 거의 먹지 않는 그룹에 비해 더 높다는 것이었다. 하나씩 살펴보면, 의사 건강조사 연구Physicians' Health Study에 따르면, 연구에 참여한 남성 2만 885명 가운데 우유를 하루에 적어도 2.5잔 이상 섭취한 사람들은 전립샘암에 걸릴 위험성이 상대적으로 34% 높았다.[4] 한편 총 4만 7,781명의 남성이 등록된 보건의료인 추적관찰 연구Health Professionals Follow-up Study에서는 우유를 하루에 2잔 넘게 마실 때 전립샘암에 걸릴 확률이 60% 높은 것으로 확인됐다.[5]

2016년에는 지금까지 쌓인 증거자료를 총집합한 역대 최대 규모의 연구가 실시됐다. 엄선된 연구 11건을 심층분석해 내린 최종 결론은 이랬다. 우유 소비량 최상위 그룹의 남성은 전립샘암으로 생을 마감할 위험성이 유제품을 즐기지 않는 남성보다 43% 높다.[6]

도대체 무엇이 이런 격차를 벌리는 걸까? 우유의 호르몬 성분 탓일까? 물론 우유에는 호르몬이 들어 있다. 에스트로겐 같은 호르몬을 온몸에 넘쳐흐르게 만드는 게 젖소가 평생 하는 일인데, 그런 젖소의 젖을 짠 게 우유고 또 그걸 농축해 굳힌 게 치즈니까 말이다. 그런데 전립샘암에 관한 한 진짜 문제는 호르몬이 아닐 거라고 한다. 사람이 우유를 마시면 인체는 인슐린 유사 성장인자-1IGF-1, insulin-like growth factor 1라는 물질을 만든다. 사람의 핏속에는 IGF-1이 늘 어느 정도씩 존재하지만, 성장기에 특히 IGF-1 농도가 높다. 이름에서 유추할 수 있듯, 이 물질이 성장을 도와 주는 까닭이다. 그러다 어른이 되면 이제 그만 커도 된다는 신호로 IGF-1의 체내 생성량이 확 줄어든다. 다 커서 혈중 IGF-1 농도가 너무 높은 것은 누구도 원치 않을 일이기도 하다. IGF-1이 어린이를 어른으로 키우듯 꼬마 암세포를 암덩어리로 키울 수 있기 때문이다. 실제로 시험관에 암세포와 IGF-1을 넣고 잠시 두면 세포가 미친 듯이 증식하는 현상을 목격할 수 있다.

그런 IGF-1의 수치를 우유가 높인다고 한다. 미국 크레이턴대학교Creighton University의 연구팀이 성인의 유제품 섭취량과 IGF-1 수치를 조사했다. 그랬더니 우유를 매일 3잔씩 마시면 IGF-1 수치가 약 10% 상승하는 것으로 관찰됐다.[7] 그렇다면 이 10% 수치 상승이 진짜 암 위험 증가로 이어질 수도 있을까? 이쯤에서 방금 소개했던 하버드대학교의 의사 건강조사 연구로 잠시 돌아가 보자. 이 연구에서는 연구 참가자 한 명 한 명에게 혈액검사를 실시했는데, 전립샘암이 발병한 남성들은 이미 연구 참여를 시작할 때 IGF-1의 혈중 수치가 끝까지 전립샘암에 걸리지 않은 남성들에 비해 10%가량 높았다.[8] 말하자면 유제품이 IGF-1 합성을 촉진하고 이를 통해 암세포의 성장도 부추긴 셈이다.

이 사실을 알고 나면 누군가 내미는 우유잔을 선뜻 받아들 사람이 과연 몇이나 있을지.

그뿐만 아니다. 유제품은 다른 기전을 통해서도 전립샘암과 연결된다. 이걸 이해하려면 먼저 비타민D가 어떤 영양소인지부터 알아야 한다. 사람이 햇빛을 쬐면 피부에서 잠금 형태의 비타민D가 만들어진다. 비타민D의 잠금장치는 간과 신장으로 가야 비로소 풀리는데, 이곳에서 활성화된 비타민D는 마치 호르몬처럼 작용해 음식물 중 칼슘의 흡수율을 높인다. 게다가 비타민D에는 항암 효과도 있다.

이때 우유나 치즈를 먹으면 혈액에 엄청난 양의 칼슘이 한꺼번에 쏟아져 들어온다. 그러면 인체는 칼슘이 너무 많아졌다고 인식하고 흡수량을 줄이려고 비타민D 활성화 속도를 늦춘다. 이것은 지극히 건강하고 정상적인 반응이다. 체내에 칼슘 홍수가 일어나지 않도록 지켜 주는 것이다. 그러나 활성화된 비타민D가 줄면 암에 대한 방어력도 약해진다. 정리하자면 유제품이 비타민D의 활성을 억눌러 인체를 더 큰 발암 위험에 노출시키는 셈이다. 최소한 데이터에 근거해 지금까지 나온 해석은 그렇다.

우유 소비량과 암 발병률의 비례관계는 앞으로 더 많은 연구를 통해 확실히 증명되어야 한다. 다만 한 가지는 잊지 말길 바란다. 우유가 식품화된 본연의 목적 말이다. 우유는 빠르게 성장하는 아기에게 영양분을 신속하게 공급하기 위한 음식이다. 그런데도 이유기에 우유를 끊지 못하고 평생 소젖에 의존한다면 그것은 인간이 대자연의 설계도에 없던 함정에 스스로 걸어 들어가는 꼴과 진배없다.

생선오일과 전립샘암

과학자들은 몇몇 긴 사슬 오메가-3 지방산 분자 역시 전립샘암과 긴밀한 관계를 맺고 있다고 짐작한다. 생선오일에 많은 오메가-3 삼총사 에이코사펜타엔산^{EPA, eicosapentaenoic acid}, 도코사펜타엔산^{DPA, docosapentaenoic acid}, 도코사헥사엔산^{DHA, docosahexaenoic acid}이 그것이다.[9] 심장과 뇌에 좋다는 소문 덕분에 생선오일로 만든 영양제는 건강보조식품 회사들의 효자 품목으로 자리한 지 오래다. 그런데 근래 들어 이 소문이 과학계의 냉철한 재평가에 집중 포화를 맞고 있다. 이 오메가-3 성분의 혈중 농도가 높은 남성이 전립샘암에 걸릴 위험이 더 높다고 제시하는 연구가 이미 한두 건이 아니다.

관건은 연구진의 견해를 보편타당한 사실로 간주해도 되겠느냐는 것이다. 정말로 생선오일이 전립샘암을 부추길까? 혹시 모든 게 우연의 일치는 아닐까? 생선오일이 확실히 암을 일으킨다는 생물학 이론은 아직 나온 게 없다. 어쩌면 건강에 과민한 남성일수록 생선오일 영양제를 잘 챙겨 먹고 전립샘암 검진을 더 자주 받는 탓에 진단 건수 자체가 많아진 걸 수도 있지 않나. 실제로 2007년에 완료된 하버드대학교 연구에서는 둘 사이에 어떤 관련성도 발견되지 않았고, 관찰 결과는 오히려 예측과 정반대였다.[10] 그런 걸 보면 전부 그저 운이었던 게 아닐까.

그런데 또 오하이오 주립대학교의 연구팀은 완전히 다른 얘기를 한다. 대규모 남성 집단을 조사한 뒤 2013년에 공개된 이 연구에서는 EPA, DPA, DHA의 혈중 농도가 가장 높은 그룹과 가장 낮은 그룹을 비교했을 때 전자의 전립샘암 발병 위험이 43% 높다고 분석됐다. 논문을 보면 연구진은 해설을 이렇게 마무리하고 있다. "이번 연구를 포함해 모든 선행 연구를 한 번에 명쾌하게 해설하는 배경 이론은 아직 나오지 않았지만, 같은 결과가 거듭 관찰되는 걸 보면 긴 사슬 오메가-3 PUFA류(즉 EPA, DPA, DHA)가 전립샘암의 발병을 촉진 하는 데 어느 정도든 기여하는 것으로 강력히 의심된다."[11] 한마디 로 믿어도 좋다는 소리다.

이듬해 2014년에는 7건의 개별 연구를 종합 분석한 결과가 추가 로 발표됐다. 실제로 전립샘암이 발병한 남성 5,098명과 그렇지 않 은 남성 6,649명의 데이터가 포함된 연구였다. 이 연구에 의하면 EPA와 DHA가 전립샘암과 무관하지 않다고 한다. 혈중 EPA 수치 최상위 그룹은 최하위 그룹에 비해 암 발병 위험이 14% 높았고, 혈 중 DHA 수치가 가장 높은 그룹은 이 수치가 가장 낮은 그룹과 비교 해 전립샘암에 걸릴 확률이 16% 컸다.[12]

그렇다면 이 숙제를 해결할 열쇠는 뭘까? 일단 가장 유망한 것은 식물의 오메가-3인 알파 리놀렌산, 일명 ALA다. ALA는 호두, 아마 씨, 녹색채소를 통해 섭취할 수 있는데, 필수 영양소인 데다가 전립 샘암의 위험성도 없는 것으로 보인다.

생선오일의 오메가-3 삼총사는 정말로 암 발병 위험을 높일까, 아니면 이 현상이 연구 설계의 결함이나 기초 암 검진 보편화에 따 른 진단율 상승의 단순한 부산물일까. 이 질문에는 아직 그 누구도 분명한 답을 내놓지 못한다. 그럼에도 이 의문을 계속 곱씹을 필요 가 있다. 치매 걱정에 EPA와 DHA를 챙겨 먹고 싶은 마음이 무엇보 다 우선인 사람도 있으니까. 나름대로 다 개개인이 신중히 판단해 내린 결정이니 할 말은 없다. 치매 예방 효과 역시 아직 검증되지 않 은 건 마찬가지지만 말이다.

그래서 나는 EPA와 DHA를 꼭 보충해야겠다는 사람에게 해조 추출물 같은 식물성 제제를 권한다. 요즘에는 인터넷을 잘 뒤지면 다양한 제품을 찾을 수 있다. 이런 제품은 생선오일 제제와 달리 불순물 함량이 훨씬 낮고 비린내도 거의 없다. 그러면서도 영양제로서의 효능은 별 차이 나지 않는다.

채소계의 인명구조요원, 토마토

토마토, 수박, 자몽은 라이코펜 때문에 빨간색을 띤다는 공통점을 갖는다. 라이코펜은 당근의 주황색 색소 성분인 베타카로틴의 친척이기도 하다. 그런데 라이코펜과 베타카로틴 모두 항산화 효능이 있어서 발암 위험요소인 프리라디칼을 중화시킨다. 남성이 토마토를 매주 10인분 이상 섭취할 경우 전립샘암에 걸릴 위험성이 35% 감소한다는 연구 결과도 있다. 하버드대학교가 진행한 이 연구에 의하면, 케첩과 피자소스로 가공된 토마토조차도 여전히 전립샘암 예방 효과를 발휘했다고 한다.[13] 2017년에는 일리노이대학교의 과학자들이 기존 연구 42건의 자료를 취합해 종합적으로 분석한 결과를 내놨는데, 그동안 반복된 얘기를 최종적으로 못박은 것이나 다름없었다. 한마디로 라이코펜을 많이 섭취할수록 전립샘암의 위험성이 줄어든다는 것이다.[14] 토마토는 생과로 먹어도 되지만, 요리에 넣어 익히면 라이코펜이 토마토에서 빠져나와 인체에 더 쉽게 흡수된다.

만능재주꾼, 콩

호르몬과 연결되는 어느 암이나 그렇듯 전립샘암 역시 아시아보다는 북미 대륙에서 확연히 더 흔하다. 학계는 그 원인을 콩에서 찾는다. 콩이 건강식품의 대명사가 된 것은 사실 콩이 가진 것보다는 갖지 못한 것 때문이라고 표현하는 게 정확하다. 이를테면 두유에는 없고, 우유에는 있는 것. 그리고 콩고기에는 없고, 육고기에는 있는 것 말이다. 우유와 육류가 건강에 해롭다는 소리가 아니다. 단지 과잉 호르몬의 부작용을 일으키지 않는 게 콩뿐이라는 얘기를 하려는 것이다.

2018년에는 콩 섭취량 최상위 그룹의 남성들과 최하위 그룹 남성들을 비교한 종합분석 보고서가 발표되었다. 내용인즉 전립샘암 발병 확률을 비교했더니 두 그룹 간에 29%의 격차가 벌어졌다고 한다. 이에 연구진은 동일한 자료를 가지고 다시 비발효 콩 식품(두부, 두유, 깍지콩)과 발효 콩 식품(된장, 낫토)을 비교했다. 이 두 번째 대결의 승자는 누구였을까? 바로 전립샘암의 위험성을 35% 낮춘 비발효 식품이었다.[15]

그러니 전립샘암을 예방하려면 유제품 섭취를 줄이고, 가능하면 다른 동물성 식품들도 최대한 피하는 게 좋겠다. 그러면서 또 채식의 비중은 늘려야 한다. 특히 토마토와 수박처럼 항산화 효과를 암시하는 밝은 색깔의 과채류와 콩 식품을 적극 추천한다. 오메가-3는 어떻게 하냐고? 이건 아직 판결이 내려지지 않은 주제이니 당분간 좀 지켜보자.

이 식이요법은 벌써 전립샘암 선고를 받은 환자라도 시도할 가치가 있다. 어째서 그런지 지금부터 살펴보려고 한다.

전립샘암 환자의 발병 후 관리

앤서니 사틸라로의 이야기가 일깨우는 것처럼, 무슨 음식을 어떻게 먹느냐에 따라 암의 시작뿐만 아니라 암이 발전하고 악화되는 과정 역시 크게 달라질 수 있다. 가령 토니를 구원한 건 채식이었다. 그리고 이 사례는 캘리포니아 암 레지스트리California Cancer Registry의 데이터 베이스를 분석한 연구 결과와도 연결된다. 똑같이 전립샘암 진단을 받았어도 이 암으로 사망할 확률이 백인 남성에 비해 일본계 미국인은 34% 더 낮았다.[16] 모두가 아는 것처럼 전통 일식은 전형적인 미국인의 식단과 완전히 다르다. 일단 우유가 전혀 사용되지 않는다. 육류의 비중은 매우 낮으며 쌀, 채소, 과일, 된장국과 두부 같은 콩 식품이 식재료의 대부분을 차지한다. 매크로바이오틱 규칙을 엄격하게 따르는 식단이라고 볼 수는 없지만, 미국 사람들이 평소 먹는 것들에 비해 훨씬 근접하는 것만은 분명하다. 안타깝게도 이런 일본의 전통문화는 세계화의 영향으로 오늘날 상당히 유실됐다. 다만 그 혼은 아직 살아 있다는 점이 위안거리다.

음식이 전립샘암에 어떤 영향을 주는지 궁금해진 딘 오니시Dean Ornish 박사는 직접 나서서 실험에 착수했다. 박사는 일전에 채식을 병행하는 건강한 생활습관이 이미 생긴 심혈관 질환조차 없던 일로 되돌린다는 사실을 증명하면서 일찍이 유명인사가 된 인물이다. 2005년에 결과가 발표된 연구에서 그는 전립샘암 환자 93명을 두 그룹으로 나누고, 대조군 그룹에는 평소 습관대로 먹게 했고, 나머지 그룹에는 특별한 요구조건을 달았다.[17] 바로 동물성 식품을 절대로 허락하지 않는 채식주의 식단을 지키라는 것이었다. 그러려면 고기, 생선, 햄버거 같은 것을 입에도 대서는 안 되고, 당분간 곡식, 채소, 과일, 콩류로 만든 음식만 먹어야 했다. 베이컨이나 소시지가 먹고 싶을 때는 콩 따위로 만든 채식주의용 대체식품에 만족해야 했다. 파스타에는 오직 다진 고기가 빠진 토마토소스만 허락되었다.

박사가 이끄는 연구팀은 전립샘 특이적 항원PSA, prostate-specific antigen이라는 물질을 연구 참가자들의 건강 상태를 가늠하는 지표로 삼았다. 이를테면 혈중 PSA 수치의 상승은 전립샘 세포가 활발해졌다는 뜻이다. 만약 이 검사 소견의 주인공이 전립샘암 환자라면 암이 진행한 것이 아닌지 의심해 봐야 한다.

식단에 손을 대지 않은 대조 그룹에서는 많은 전립샘암 사례에서 흔히 그러듯 PSA 수치가 꾸준히 나빠지는 양상을 보였다. 첫 1년 동안의 상승폭은 평균 6%였다. 게다가 이 그룹의 남성 49명 중 6명은 연구에서 중도하차해야 했다. 암이 급속도로 진행되는 바람에 중간에 수술이나 방사선요법을 시작해야 했기 때문이다.

한편 채식 식단을 실천한 그룹에서는 완전히 대비되는 결과가 목격됐다. PSA 수치가 오르지 않았을뿐더러 오히려 4% 정도 떨어진 것이다. 그뿐만 아니라 이 그룹에서는 첫 1년 이내에 항암치료가 새로 필요해진 남성이 한 명도 없었다. 또 2년 뒤, 대조 그룹에서는 참가자 49명 중 13명이 수술, 방사선요법 등의 항암치료를 다시 받아야 했지만, 채식 그룹에서는 그런 참가자가 전체 43명 중 2명에 그쳤다.[18]

모든 증거 자료를 종합할 때 전립샘암은 서구식 식습관과 밀접하게 연결되어 있는 게 분명해 보였다. 고지방, 고칼로리 식품이 호르몬 균형을 망가뜨리면 암세포가 증식하기 쉬운 조건이 만들어진다. 그런데 채식 중심 식단이 이런 고위험 환경을 보정할 수 있다. 나아가 채식은 이미 암 환자인 남성의 미래도 바꾼다.

고환암

고환암은 스물에서 마흔다섯 사이의 남성들에게 가장 흔한 암이다. 보통은 초기에 쉽게 발견되고 치료 역시 잘 된다. 당연히 생존율도 높다. 하지만 어떤 미지의 환경적 인자가 작용하는 건지 발생률이 꾸준히 증가하는 추세라 걱정이다.

이상한 점은 흡연이나 음주와 아무 상관이 없어 보인다는 것이다. 흡연이나 음주가 고환암의 위험인자임을 증명한 연구는 지금껏 한 건도 없었다. 그런데 호르몬은 다르다. 엄마 배 속에서 에스트로겐에 노출된 태아는 나중에 고환암에 걸릴 위험성이 더 크다고 한다. 더불어 전립샘암과 마찬가지로 고환암도 발병 확률이 체중에 비례하는 경향이 있다.

유제품 역시 다수의 연구를 통해 의혹을 받는 위험인자 중 하나다.[19] 특히 가장 유력한 용의자는 치즈다. 남성 참가자들의 고환암 발생 위험을 조사한 2003년 연구에 의하면, 치즈 섭취량 최상위 그룹의 암 발병 확률이 치즈를 거의 혹은 전혀 먹지 않는 남성 그룹과 비교해 87%나 높은 것으로 분석됐다.[20] 이제 두말하면 입 아픈 사실 하나. 유제품에는 미량의 에스트로겐이 들어 있고 우유를 치즈로 농축하면 에스트로겐 농도도 확 올라간다.

마지막으로 경계할 음식은 소시지, 베이컨, 햄, 핫도그 같은 가공육이다. 솔직히 딱히 고환암이 아니더라도 가공육을 멀리할 핑계는 이미 차고 넘친다. 가공육이 대장직장암을 비롯해 갖가지 건강 문제의 위험인자라는 건 일찌감치 온 세상에 알려진 상식이다.

남성암을 물리치는 식습관의 기본규칙

남성이라면 누구나 전립샘암이나 고환암에 걸리기 싫고, 이미 한 번 걸렸더라도 앞으로는 건강하게 살고 싶을 것이다. 그러기 위한 생활 규칙은 다른 암들의 주의사항과 크게 다르지 않다. 여기서 요점은 체중을 적당히 관리하고, 발암물질 노출을 피하고, 항암효과가 있는 식품을 열심히 챙겨 먹고, 호르몬 수치가 지나치게 높아지지 않도록 주의하는 것이다.

1 동물성 식품을 멀리하자. 냉장고에서 유제품, 육류, 달걀을 싹 치우자. 그런 다음 채소, 과일, 곡물, 콩 위주로 식단을 구성한

다. 모두 체중 조절을 돕고 항암 면역력을 키우는 식품이다.

2 요리에 들어가는 오일을 최대한 줄이자. 식물성 오일이 동물성 지방보다 나은 건 사실이지만, 식물성 오일까지 적당히 제한하면 체중을 건강하게 더 빨리 감량할 수 있다.

3 토마토와 수박처럼 라이코펜이 풍부한 식품을 활용하자.

4 두유, 두부, 템페, 깍지콩, 된장 등 콩으로 만든 식품을 평소에 자주 먹자.

5 섬유소 하루 권장량 40mg을 채우자. 콩류, 과채류, 곡물류를 먹으면 간단히 해결된다.

6 잊지 말고 비타민B12 영양제를 복용하자. 비타민B12는 모두에게 필수 영양소지만, 특히 채식하는 사람에게 더욱 필요하다.

5장.
다낭난소증후군

다낭난소증후군은 아픈 본인은 물론이고 의사들에게도 상당히 까다로운 병이다. 증상이 헷갈리는 데다가 이름과 달리 난소에 낭포가 없는 환자도 많기 때문이다. 이게 과연 어떤 질병이며 어떻게 대처하면 되는지 지금부터 차근차근 살펴보자.

앨리슨

앨리슨은 미국 위스콘신 주에서 암 전문 영양사로 일하고 있다. 주 업무는 투병 중인 암 환자에게 치료에 도움이 되는 영양 상담을 해주는 것이다. 현장 경험으로 미루어 볼 때 식이요법의 효과는 기대 이상이라고 한다.

앨리슨은 대체로 건강했다. 기본적으로 활달한 성격인 데다 워낙 운동을 좋아했고 몸무게도 정상 범위였다. 고민이 있다면 단 하나, 생리주기가 고르지 않다는 것이었다. "사춘기에 초경을 한 이후 한 번도 규칙적이었던 적이 없어요. 언젠가는 다섯 달 내내 감감무소식이다가 막판에 무시무시하게 쏟아져 나온 일도 있었죠."

한 술 더 떠 대학 시절에는 늘장 여드름과 함께 얼굴에 거뭇거뭇한 수염까지 돋기 시작했다. 비슷한 상황의 친척이 더러 있었기에 그저 그리스 핏줄로 이어지는 집안 내력인가 보다 하고 대수롭지 않게 생각했다.

나이 스물셋에 앨리슨은 사춘기 때부터 사귄 패트릭과 부부가 되었다. 젊은 부부는 단란한 가정을 이룰 꿈에 잔뜩 부풀었다. 3년 뒤, 대학을 졸업한 두 사람은 살림집을 계약했다. 모든 면에서 완벽한 시기였다.

그러나 불규칙한 생리주기가 부부의 발목을 잡았다. 계속 배란이 안 되는 탓에 생리를 1년에 한두 번 할까 말까였다. 그녀는 체온 같은 여러 가지 신체 징후를 민감하게 주시하면서 임신 가능성이 그나마 높은 시기를 애타게 기다렸다. 의사는 그녀가 이런 수치들을 적어 놓은 일기장을 보더니 도통 갈피를 못 잡겠다고 말했다. 숫자에 어떤 경향성도 없다는 것이다.

우여곡절 끝에 병원에서 내린 최종 진단은 다낭난소증후군이었다. 다낭난소증후군은 호르몬 균형에 이상이 생겨 생리주기가 불규칙해지고 여드름이 나고 몸에 털이 많아지거나 머리카락이 얇아지는 등의 증상으로 표출되는 질환이다. 난자 저장소인 난소에 작은 물혹이 생긴다고 해서 이런 이름이 붙었지만, 여기에 해당되지 않는 환자도 적지 않다. 상태가 심하면 불임이 되기도 한다.

"병명을 듣고 놀라지는 않았어요. 저보다 먼저 같은 진단을 받은 친척이 여럿이고 제 증상도 전형적이었으니까요."

문제가 뭔지 아는 것과 그것을 고치는 것은 별개다. 앞으로도 생리주기가 계속 불규칙하다면 2세의 꿈은 영영 접어야 할 게 분명했다. 의사는 메트포르민^{metformin}을 처방했다. 이 약은 원래 당뇨병 치료제지만, 다낭난소증후군 치료에도 종종 사용된다. 불행히도 약물 치료는 부부의 소망을 이뤄 주지 못했다.

1년 뒤 임신검사 결과는 여전히 음성이었다. 특단의 조치로 불임 치료를 시작했지만, 이번에도 별 성과는 없었다.

이 모든 과정에서 패트릭은 불평 한 마디 없이 앨리슨 곁을 지켰다. "전부 내 잘못이라는 죄책감이 밀려왔어요. 내 몸뚱이가 제 할 일을 하지 않아서라고요. 하루는 바보처럼 남편에게 물었죠. 내가 평생 아이를 못 낳아도 여전히 날 사랑할 거냐고 말이에요. 남편은 대답 대신 내가 펑펑 울다가 지칠 때까지 꼭 껴안아 주었어요."

그러는 동안 대외적으로 그녀는 여전히 암 병동의 영양 상담사로서 성실히 근무하고 있었다. 그러다 환자 사례들을 검토하던 어느 순간, 식이요법이 그녀에게도 통할지 모른다는 아이디어가 번쩍 떠올랐다. 그래서 앨리슨은 당장 고기를 멀리하고 유제품을 줄였다. 그런 다음에는 동물성 식품을 모조리 끊고 당과 가공식품을 최대한 피하는 식으로 강도를 높여 갔다. "3주째 되는 날, 1년 만에 처음으로 배란이 됐어요. 그리고 또 3주가 흘렀을 때 제가 임신한 걸 알았죠." 그렇게 그녀는 몸무게 3.3킬로그램의 건강한 첫 딸을 출산했다.

"저는 위스콘신(미국의 목장이라는 별명으로 불릴 정도로 낙농업으로 유명한 지역. 당연히 유제품과 육류 메뉴가 발달했다 —옮긴이) 토박이에요. 만약 어릴 때 누군가가 저에게 나중에 커서 채식주의자가 될 거라고 예언했다면 저는 그가 미친 사람이라고 생각했을 걸요." 채식은 임신과 함께 또 다른 신체 변화도 가져다 주었다. "여드름이 싹 사라졌어요. 예민하던 장도 훨씬 좋아졌고요. 다이어트한다고 그렇게 노래 부르던 시절에는 기미도 안 보이더니 몸무게도 몇 킬로그램이 저절로 빠졌답니다. 심지어 임신 중이었는데도 말이에요."

앨리슨은 병원을 퇴사한 뒤 개인적 경험과 그간의 경력을 살려 상담소를 개업했다. 일대일 심층면담을 통해 환자와 그 가족들에게 알찬 정보를 제공하면서 심리적으로도 힘이 되어 주고자 하는 마음에서다. 세 식구가 된 앨리슨 가족에게 채식은 이제 일상이 되었다. 고기나 유제품 없이도 햄버거, 타코, 파스타 등을 요령껏 잘만 만들어 먹는다. 부부는 하루가 다르게 커 가는 딸아이와 함께 새로운 음식을 발굴하고, 새로운 맛에 도전하고, 더 건강해지게 할 식단을 짜는 게 더없이 즐겁다. 이런 게 바로 두 사람이 내내 꿈꿔 왔던 삶이기 때문이다.

다낭난소증후군은 어떤 질환일까

다낭난소증후군은 1935년에 미국의 산부인과의사 어빙 F. 스타인 Irving F. Stein과 마이클 L. 레벤탈Michael L. Leventhal이 학계에 보고하면서 처음 널리 알려졌다. 두 사람은 다낭난소증후군의 정의를 난소에 물혹이 생기고 배란이 제대로 일어나지 않는 여성 질환이라고 풀이했다.[1] 그러면서 생리불순과 여타 문제들을 특징적인 증상으로 꼽았다.

그런데 연구가 거듭될수록 진짜 문제는 낭포가 아니라는 게 기정사실화되는 추세다. 실은 낭포 생성 역시 근본 원인이 불러온 증상 중 하나라는 것이다. 그렇다면 진범은 뭘까? 밝혀진 바로 다낭난소증후군은 여성의 몸에 안드로겐(남성 성호르몬)이 너무 많을 때 생기는 질환이라고 한다.[2, 3]

사실 난소에서 안드로겐이 만들어지는 것은 지극히 정상적인 현상이다. 어차피 대부분이 나중에 에스트로겐으로 전환되니 원래는 별로 신경 쓸 게 없다. 다만 안드로겐이 너무 많을 때는 다낭난소증후군으로 골치를 썩게 된다. 신장의 어깻죽지에 걸터앉은 부신이라는 장기에서도 안드로겐은 비슷한 말썽을 일으킨다. 그렇게 남성 호르몬 과다 상태는 다음과 같은 임상질환으로 발전한다.

1 생리불순: 기본적으로 생리주기가 들쑥날쑥하고, 심할 경우 몇 달씩 건너뛰다가 한 번 시작하면 속을 다 들어내듯 며칠이고 쏟아져 나오기도 함.

2 피부 트러블: 여드름, 얼굴과 몸에 털이 많아짐, 남성형 탈모.

3 다낭난소증후군: 즉 난자들 주변을 물혹이 에워싸 난소가 비대해짐.

셋 중 가장 무서운 것은 당연히 다낭난소증후군이다. 임신을 방해한다는 점에서다. 게다가 천운으로 아기가 들어서더라도 다낭난소증후군을 앓는 여성은 임신성 당뇨병과 임신성 고혈압으로 고생할 공산이 크다. 하지만 좋은 소식도 있다. 음식을 잘 가려 먹으면 이 무시무시한 미래가 충분히 피해갈 수 있는 작은 걸림돌로 줄어든다는 것이다.

어떤 여성은 다낭난소증후군의 증세가 워낙 미미해 체감하지 못한다. 반면에 어떤 여성은 세상 고통을 혼자 다 겪는 것 같다. 게다가 병명은 같을지언정 실제로 겪는 증상이 사람마다 다 다르기도 하다. 앞서 언급했듯 애초에 잘못 붙여진 이름이기에 난소 사진에서 항상 낭포가 발견되는 것도 아니다. 유일한 공통점은 현저히 높은 안드로겐 수치 딱 하나다.

그런데 안드로겐이라는 녀석은 치고 다니는 사고가 한둘이 아니다. 이 남성호르몬은 체지방 배치를 변화시켜 엉덩이와 허벅지보다 배와 옆구리부터 군살이 붙게 만든다. 앨리슨은 예외였지만, 많은 다낭난소증후군 환자가 이런 체형 변화를 호소한다. 복부지방은 그 자체로 또 다른 시한폭탄이다. 많아진 지방세포는 부신과 난소의 안드로겐 생성량 증가를 예견하기 때문이다.

이어지는 맥락에서, 다낭난소증후군 환자들로부터 자주 목격되는 현상 중 하나로 인슐린 저항성이라는 게 있다. 풀어 설명하면, 세포들이 체내에서 자연 합성되는 인슐린에 제대로 반응하지 못하는 것이다. 잠깐이야 별 상관 없겠지만, 이런 상태가 지속되면 불임, 우울증, 심장의 이상을 일으킬 수 있다는 게 문제다. 나아가 자궁내막암에 걸릴 확률도 현저히 높아진다고 한다.

이 시점에서 우리가 할 수 있는 일은 뭘까? 일부 선천적인 요소가 작용한다는 건 인정하지만, 다낭난소증후군은 여전히 노력으로 치유 가능한 질환이다. 병원을 찾아가면 의사는 안드로겐을 억제하는 약물과 인슐린 저항성을 줄여 주는 메트포르민을 처방해 줄 것이다. 하지만 이것은 의학의 영역이고 약물치료와 별개로 우리가 생활 속에서 실천할 일이 따로 있다. 바로 식단 조절이다. 정확한 정보에 근거해 엄선된 착한 식단은 다이어트를 돕고, 잉여 호르몬을 배출시키며, 인슐린의 혈당강하 효능을 복구시킨다. 어째서 그런지 지금부터 하나하나 살펴보자.

첫째, 체중 감량하기. 다 그런 건 아니지만, 다낭난소증후군 환자들 가운데는 과체중인 여성이 많다. 여기에 해당하는 여성은 체중 관리를 통해 이 오랜 지병을 거의 혹은 완벽하게 털어 낼 수 있다. 여기서 핵심은 건강하게 살을 빼야 한다는 것이다. 자신을 혹사시키는 게 아니라 장기전을 각오하고 말이다.

살을 잘 빼기 위한 절대규칙은 무조건 적게 먹는 게 아니다. 그보다는 무얼 먹느냐가 훨씬 중요하다. 내가 추천하는 것은 한마디로 이 책 전반에서 주야장천 밀고 있는 채식 중심의 식단이다. 여기에 더불어 각각의 채식 메뉴를 최소한의 오일만 사용해 만든다면 금상

첨화다. 내가 이 메뉴들을 극찬하는 특별한 이유가 있다. 우선 하나 같이 충분한 열량을 제공하면서도 미각을 만족시켜 과식하기 전에 스스로 수저를 놓게 만들도록 체계적으로 짜였다는 점이다. 또 체내 신진대사를 촉진해 기초 칼로리 소모량을 늘리는 영양소 구성을 갖추고 있다. 식욕 조절과 대사율 향상이라는 환상의 조합은 장기적으로 다이어트를 실천하려는 사람에게 더 없이 든든한 지원군이다.

둘째, 호르몬 수치 관리하기. 체중을 감량하면 호르몬 수치 개선 효과는 어느 정도 자연스럽게 따라온다. 지금쯤이면 다들 기억할 거라 믿는데, 지방세포는 호르몬 생산 공장과도 같다. 그리고 이 공장들을 폐업시켜 호르몬 균형을 되찾는 가장 효과적인 방법은 바로 채식 위주 식습관으로 체지방을 줄이는 것이다.

왜 그런고 하니 식물성 식품은 허리둘레를 줄여줄 뿐만 아니라 호르몬 조련사 역할까지 하기 때문이다. 1장에서 설명한 것처럼, 식물의 기본적 특징은 지방 함량이 낮고 섬유소가 풍부하다는 것이다. 그리고 바로 이 섬유소에 호르몬 조절의 비밀이 숨어 있다. 섬유소가 잉여 호르몬을 체포해 추방시키는 것이다. 혈액이 간을 통과하는 동안 피에서 걸러진 호르몬은 소장으로 보내진다. 그런데 만약 오늘 끼니때 풀과 잎사귀를 충분히 섭취했다면 그 안에 들어 있는 섬유소가 소장에서 어슬렁대는 호르몬을 발견하고 바로 결박해 다른 쓰레기들과 함께 그대로 방출시킬 것이다.

셋째, 혈당 수치 낮추기. 다낭난소증후군은 앞서 다뤘던 다른 호르몬 관계 질환들과 좀 다르다. 시안이 성호르몬의 범위를 넘어서서 인슐린까지 엮인다는 점에서다. 살이 찌면 찔수록 혈당이 정상궤도를 벗어나기는 더욱 쉬워진다. 이렇게 혈당이 요동치는 상황이 장기화되면 결국 당뇨병으로 굳어지고 심혈관 질환 등의 다른 건강 이상을 함께 불러올 수 있다. 경우에 따라서는 안드로겐 과잉 상태가 악화되기도 한다. 따라서 이 모든 사태를 사전에 막으려면 초기에 혈당을 진압하는 게 중요하다. 그런데 혈당이 정확히 뭘까?

글루코오스는 인체가 사용하는 가장 기본적인 연료다. 기름을 넣어야 차가 굴러가듯 사람의 몸도 글루코오스가 들어가야 제대로 작동한다. 근육도 뇌도 그 밖의 모든 신체장기도 글루코오스 없이는 돌아가지 않는다. 흔히 당 하면 무조건 나쁘다는 인식이 있지만, 원래 당은 신진대사가 정상적으로 돌아가게 해 주는 고마운 녀석이다. 당이야말로 생명 유지의 주역인 셈이다. 글루코오스의 주 공급원은 음식이다. 사람이 음식을 먹으면 여기에 들어 있던 전분과 당이 체내에서 글루코오스로 분해된다. 여기까지는 뭐 지적할 게 하나도 없다.

기름을 받았으면 다음은 주유소 저장탱크에 담을 차례다. 이 작업을 위해서는 펌프가 필요하다. 그런 펌프 역할을 우리 몸에서는 바로 췌장에서 만들어지는 호르몬, 인슐린이 한다. 이때 글루코오스를 담아 두는 저장탱크는 근육 세포와 간 세포가 된다. 글루코오스를 잔뜩 짊어진 인슐린이 저장 세포의 표면에 도착하면 닫혀 있던 세포막 입구가 열린다. 그러면 이 구멍을 통해 세포 안으로 글루코오스가 들어간다.

바로 이 단계에서 문제가 발생한다. 만약 근육 세포 안에 이미 지방이 가득 차 있다면 지방이 인슐린의 일을 방해할 수 있다. 아침식사를 베이컨과 달걀로 한다고 가정해 보자. 그러면 이 음식의 지방 입자가 근육세포에 차곡차곡 쌓인다. 그리고 나서 점심에는 치킨 샐러드를 그리고 저녁에는 치즈피자를 먹으면, 음식의 지방 입자가 또 세포에 꽉꽉 들어찬다. 만약에 이걸 매일 반복한다면 결국은 인슐린이 작동을 멈출 정도로 지방이 압도적으로 많아질 게 뻔하다. 인슐린이 세포막의 문을 열어 글루코오스를 저장소에 넣지 못하면 오갈 데 없어진 글루코오스는 혈액을 타고 계속 방황할 수밖에 없다. 이게 바로 혈당 수치가 올라가는 현상이다. 이 상태가 장기화 되면, 당뇨병 전조 단계를 거쳐 당뇨병으로 발전하는 건 시간문제다.

아, 체지방 얘기는 도대체 언제 할 거냐고? 이미 했다. 아까 근육과 간의 온 저장소 세포들을 점령해 인슐린의 일을 방해한 지방 입자들의 또 다른 이름이 체지방이기 때문이다.

인슐린 저항성이 생긴 인체는 더 많은 인슐린을 만들어 기능 이상을 보상하려 든다. 그렇게 인슐린의 양이 폭증하면 금방이든 며칠이 걸리든 언젠가는 글루코오스가 세포 안에 들어가 제자리에 안착하게 된다. 그걸로 끝이면 좋겠지만, 급증한 인슐린은 혈중 SHBG 농도를 낮추면서 새로운 문제를 일으킨다. 기억하겠지만, SHBG는 싸움꾼 에스트로겐과 안드로겐의 발목을 묶어두는 항공모함과도 같다. 그런 SHBG의 양이 줄면 더 많은 안드로겐이 자유분방하게 날뛸 수밖에 없다. 그 결과가 얼마나 괴로운지 설명하지 않아도 다들 잘 아시리라 믿는다.

다행히 연구에 의하면 체내 세포들에 비축된 체지방을 줄이는 데 식단 조절의 효과가 상당하다고 한다. 적절한 식이요법은 반짝 득세

하던 인슐린 저항 성질이 사라지고 인슐린 감수성 체질이 돌아오게 만들 수 있다.

다낭난소증후군을 이기는 식습관의 기본규칙

먹는 것만 잘 골라 먹어도 살을 빼면서 호르몬과 혈당도 다스리는 일석삼조의 효과를 누릴 수 있다. 기본적으로 세 가지 규칙만 지키면 된다.

1. 동물성 식품을 피하자.

뭐니 뭐니 해도 가장 확실한 방법은 모든 동물성 식품을 딱 끊는 것이다. 고기, 생선, 유제품, 달걀 등등 전부 말이다. 그 빈자리는 채소, 과일, 곡물, 콩류로 채운다. 이런 식물성 식품은 지방 함량이 낮고 섬유소가 풍부하다는 장점이 있다.

계피, 건포도, 딸기를 얹은 투박한 오트밀 한 그릇이나 블루베리, 메이플시럽, 채식주의용 소시지를 곁들인 오곡 팬케이크로 하루를 출발해 보라. 점심에는 건더기 가득한 채소 수프, 칠리소스 콩 볶음, 고구마 커리로 구성된 한 상 혹은 상추, 토마토, 양파, 피클을 푸짐하게 넣은 베지버거로 배를 채운다. 저녁은 나름 코스 요리다. 전채로는 미네스트로네 수프나 렌틸콩 수프와 그린 샐러드가 무난하다. 메인은 버섯 토마토 소스를 얹은 가는 면 파스타다. 끝으로 신선한 딸기와 에스프레소 한 잔으로 마무리하면 후식까지 완벽하다. 다 귀찮은 사람도 걱정할 것 없다. 시금치 소를 넣은 옥수수 빵이나 콩으로 속을 채운 부리토로 대충 때워도 되니까 말이다. 혹시 저녁에 친구들과 일식집에서 만나기로 했는가? 그렇다면 오이나 고구마 같은 채소에 말아 만든 롤과 해초 샐러드를 주문하자. 어디서 뭘 먹든 요점은 채식의 위력을 최대한 끌어내는 것이다. 식물성 식품에는 동물성 지방이 전혀 없고, 전체적으로도 지방 함량이 극히 낮다. 그런 한편 건강의 일등공신인 섬유소는 넘쳐나니 이보다 좋을 수가 없다

작은 거인, 콩

앞서 캐나다에서 콩과 콩과식물에 많은 천연성분들이 인슐린 저항성을 약화시키고 체지방 축적을 막는다는 연구 결과가 나온 적이 있다.[4] 그렇다면 이런 생각을 떠올릴 수도 있지 않을까? 두유나 두부가 다낭난소증후군 환자들에게 유익할지도 모른다는 생각 말이다.

바로 이 주제를 파헤친 연구가 실제로 2016년에 발표됐다. 연구진은 무작위로 선정한 다낭난소증후군 환자들에게 매일 콩 이소플라본을 50밀리그램씩 섭취하게 했다. 이 정도면 두유 두 컵 내지 두부 약 반 모와 맞먹는 양이다. 그렇게 12주가 흐른 뒤, 참가 여성들의 혈액을 검사했더니 안드로겐 수치가 크게 떨어져 있었고 인슐린 저항성도 마찬가지였다.[5]

같은 연구진이 뒤이어 준비한 두 번째 연구에서는 다낭난소증후군 환자

들을 두 그룹으로 나눴다. 그리고 서른 명에게는 식단에서 동물성 단백질의 절반을 콩 단백질로 대체하도록 지시한 반면, 나머지 서른 명은 평소 식단을 유지하도록 뒀다. 그 결과, 식단을 조정한 그룹에서는 몸무게와 혈당치가 긍정적으로 변화했고 혈중 테스토스테론 수치 역시 낮아진 것으로 확인됐다.[6]

물론 이 모든 변화가 전적으로 콩의 효과라고 볼 수는 없다. 그보다는 콩을 먹느라 고기와 유제품을 줄였던 것의 영향이 반 이상을 차지할 것이다. 그럼에도 콩이 여러 모로 유익한 식품임은 부인할 수 없는 사실이다.

2. 고지방 식품과 오일을 멀리하자.

식물성 오일이 동물 지방보다 훨씬 안전하긴 해도, 증거 자료가 있기에 인슐린 저항성과 체중 증가의 원인이 절대로 아니라고 단언하지는 못한다. 그러니 오일류 섭취도 최대한 자제할 필요가 있다. 이와 관련해 참고할 만한 실천 팁들은 12장에서 더 자세히 소개할 것이다. 오일을 쓰지 않고도 요리할 수 있는 다양한 방법도 공개한다. 모두 빠르고 간편하게 준비할 수 있으면서 뒷맛이 깔끔한 메뉴들이다. 하나씩 따라 하다 보면 견과, 피넛버터, 아보카도 같은 고지방 식품을 최대한 배제하는 요령이 생길 것이다.

3. 당 지수^{GI}가 낮은 식품과 친해지자.

당 지수^{GI, Glycemic Index}는 식품마다 혈당을 높이는 성질을 숫자로 단순 비교하게끔 하는 지표다. 예를 들어, 오로지 흰 밀가루만 들어간 빵은 배 속에 들어가자마자 혈당이 치솟는다. 하지만 호밀이 섞인 빵은 혈당이 올라가는 속도가 더 느리다. 이 상승 곡선의 기울기는 호밀 함량이 높을수록 완만해진다. 한마디로 호밀빵은 흰 밀가루 빵만큼 혈당을 급격히 변화시키지 않는다. 그래서 밀가루 빵은 GI가 높은 식품으로 그리고 독일식 호밀흑빵은 GI가 낮은 식품으로 분류된다. 둘 중 우리가 친하게 지내야 할 건 당연히 후자다.

생활 속에서 GI가 높은 식품의 의존도를 낮추기는 그리 어렵지 않다. 나중에 8장을 다 읽으면 이 말을 이해할 것이다.

동물성 식품을 멀리하고, 오일류 사용을 줄이고, GI가 낮은 식품을 가까이하는 습관을 들이면 세포 구석구석 박혀 있던 체지방이 서서히 빠져나간다. 그러면 인슐린 저항성도 발맞춰 약해진다. 종합적인 결과는 혈당이 정상 수준으로 내려오고 다른 전해질들과 호르몬의 균형까지 다시 맞춰지는 것이다.

밝혀진 바로 이게 가능한 것은 인슐린 생성량이 정상 범위로 돌아오면서 SHBG 합성이 늘어나 인체가 잉여 호르몬에 대처할 능력을 회복하기 때문이라고 한다.[7]

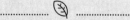

탄수화물을 끊는 다이어트는 그만

앞서 고탄수화물 식품을 언급할 때 나는 GI 숫자가 낮은 것을 선택하라고 얘기했지 탄수화물 자체를 끊으라고 하지는 않았다. 물론 다들 탄수화물을 무조건 멀리하는 게 혈당을 낮추는 최선의 방법이라고 믿던 시절이 있었다. 완전히 틀린 소리는 아니다. 하지만 실천 가능해야 제대로 써먹을 게 아닌가. 게다가 탄수화물만 끊는다고 인슐린 저항성이 고쳐지는 것도 아니다. 이걸 모르면 다 소용 없다.

건강하게 장수하기로 이름난 인구 집단의 음식 문화는 하나같이 저탄수화물 식단과 거리가 멀다. 정확히는 정반대라는 표현이 더 잘 어울릴 정도다. 이 어르신들은 탄수화물을 엄청나게 드신다. 일본 오키나와에서는 쌀과 고구마 그리고 이탈리아 남부에서는 파스타의 소비량이 상당하다는 게 그 증거다. 이와 대비되는 저탄수화물 식이요법은 칼로리 공급을 제한해 체중을 감량하는 것을 기본 원리로 한다. 특히 앳킨스Atkins 다이어트, 사우스비치South Beach 다이어트, 키토제닉 다이어트 등이 유명하다. 그런데 이 식이요법들은 육류와 기름기 많은 식품을 강조하기에, 콜레스테롤 수치와 나아가 장기적으로 수명에도 나쁜 영향을 끼칠 거라는 우려의 목소리가 높다.

짚고 넘어갈 게 하나 더 있다. 저탄수화물 식이요법들의 주장대로 탄수화물이 인슐린 분비를 촉진하는 게 사실이긴 하지만, 단백질 역시 똑같은 효과를 낸다. 호주 시드니대학교의 연구팀이 이 주제를 조사했는데, 다양한 식품을 놓고 각각을 섭취할 때 분비되는 인슐린의 양을 정밀하게 측정했더니 놀라운 사실을 알 수 있었다. 생선과 소고기를 먹은 뒤의 인슐린 분비량이 파스타, 팝콘, 땅콩을 먹었을 때보다 오히려 많았다.[8]

절대로 잊지 말자. 지금 우리는 무엇보다 인슐린 저항성부터 해결해야 한다. 그러므로 우리에게 필요한 건 묵은 체지방을 효과적으로 제거하는 식단, 다시 말해 채식 위주의 저지방 식이요법이다.

다낭난소증후군을 극복하기 위해서는 식단 조절로 건강하게 체중을 감량하고 과잉 안드로겐과 인슐린 저항성을 없애야 한다. 그러려면 식단 구성을 식물성 식품 위주로 바꾸고 지방을 최소한도만 섭취해야 한다. 동시에 섬유소가 풍부하면서 당 지수가 낮은 건강식품을 가까이 해야 한다. 처음에는 힘들고 재미 없을 것 같겠지만, 맨 뒤 레시피 단원에서 확인할 수 있듯이 사실은 그 반대다.

6장.
폐경

여자에게 폐경은 당연한 일이다. 그럼에도 막상 닥쳤을 때 한 번쯤 휘청거리지 않는 사람은 없다. 피부 열감, 감정기복, 성기능 변화, 건망증 같은 증세가 무섭게 몰아치는 까닭이다. 대부분은 이 격동의 시기를 어떻게든 견디고 무사히 넘어가지만, 간혹 유별나게 힘겨워하는 사람도 있다. 기본적으로 폐경기 증상은 호르몬 분비 패턴이 변하면서 시작된다. 이 장에서 얘기할 주제도 이것이다.

그전에 기억할 점 하나. 폐경기에 수시로 얼굴이 화끈거리고 기분이 이랬다저랬다 하는 증상은 놔두면 언젠가 알아서 없어진다. 단지 시간이 좀 걸릴 뿐이다. 이 시련을 잘 극복하면 당신을 둘러싼 세상에는 다시 평화가 찾아올 것이다.

앤

미국 오리건 주 포틀랜드 시에 사는 앤의 이야기다. 그 일을 처음 겪었을 때 앤의 나이는 쉰다섯이었다. 아무 이유 없이 갑자기 온몸이 화끈거리면서 진땀이 났다. 몇 분 정도 그러다가 돌아서니까 멀쩡해졌고 그때는 그걸로 끝인 줄 알았다. 그런데 똑같은 현상이 점점 잦아지면서 되풀이됐다. 그녀는 생각했다. 피부 열감 증세는 사람의 사정 따위 봐주면서 찾아오지 않는구나.

누구나 피부에 열이 오르면 몹시 불편하다. 하물며 옷 속에 방탄조끼를 단단히 동여매고 있을 때는 오죽할까. 앤은 경찰관이기에 더워서 못 참겠다고 순찰을 하다 말고 허리춤에서 셔츠를 빼내 부채질을 할 수도 없는 노릇이었다. 하루빨리 방법을 찾아야 했다.

열감은 오밤중에도 앤을 급습했다. "매일 자다가 두세 번씩은 꼭 깼어요. 이불은 차 버리는 게 일상이고, 선풍기는 늘 침대 옆에서 상시대기 상태였고요." 그녀는 당시를 이렇게 회상했다. "특히 잠을 못 잔 다음 날은 몸도 마음도 흐리멍덩했어요. 누구보다도 기민해야 하는 게 경찰인데 말이죠."

오래지 않아 앤은 희망의 빛줄기를 발견한다. 어린 시절, 그녀는 거의 매끼 소고기나 닭고기 아니면 돼지고기를 먹고 자랐다. 채소는 어쩌다 한 번 예의상 손댈 뿐이었다. 그녀는 우유를 지독하게 사랑했고 치즈와 버터가 빠지면 늘 어딘가 허전했다. 게다가 초콜릿은 거의 중독 수준이었다. 그런 그녀의 귀에 어떤 정보가 들려온다. 들자 하니 콩이 폐경기 안면홍조에 좋다는 과학연구 자료가 그렇게 많다는 것이다. 곧이어 더 자세히 설명할 텐데, 콩이 모든 여성에게 효과적이라고 장담하지는 못하지만, 간혹 특히 큰 효험을 보는 여성이 있긴 하다.

"그날로 콩가루 한 캔을 사 와서 매일 출근 전에 두유에 타 먹기 시작했죠. 그렇게 두 주를 했더니 열 오르는 증세가 약해지는 게 확연히 느껴지더라고요. 빈도도 줄어서 하루에도 여러 차례 날 못살게 굴던 게 고작 한 주에 몇 번으로 떨어졌어요."

가끔 아침밥이고 뭐고 눈곱만 떼고 나가야 할 정도로 급한 날도 있었다. "그렇게 두유 선식을 며칠 내리 건너뛰면 어김없이 피부 열감이 재발했어요. 다시 잘 챙겨 먹으면 또 잦아들고요. 그래서 더 확신이 들었죠. 아, 분명 이것 때문이구나 하고요. 매일 한 잔씩 마시는 습관으로 열감 증상이 훨씬 견딜 만해졌어요."

마리

마리의 이야기다. 테네시 주에서 농장집 둘째 딸로 자란 마리는 뼈마디 몇 군데가 가끔 아픈 것 말고는 특별히 아픈 데 없이 대체로 건강했다.

그러다 50대에 접어들었을 때 피부 열감 현상이 나타나기 시작됐다. 그녀는 당황했다. 왜 이러지? 열이 있나? 아니면 어디가 안 좋은가? 열감은 오래 가지 않고 금세 사라졌다. 그러나 그걸로 끝이 아니었다. 곧 몸이 다시 달아올랐고 이번에는 아까보다 더 더웠다. 이후에도 같은 현상이 수없이 반복되자 그녀는 깨달았다. 자신에게 폐경기가 찾아왔다는 걸.

예측 불허의 열감 증세는 날로 심해졌고 일상생활이 불가능한 수준으로 치달았다. "하루에도 열두 번씩 열이 올랐어요. 하필 사람 많은 곳에서 그럴 땐 그렇게 창피할 수가 없었죠. 배꼽 위로 상반신 전체가 딸기처럼 달아올라 가지고 귀에선 수증기라도 뿜어져 나오는 느낌이었다니까요. 두어 시간 잠잠하면 또 벌게지는 패턴의 반복이었어요." 증상은 시간을 가리지 않기에 마리는 수면장애까지 생겼다. 밤마다 갑자기 열이 올라 대여섯 번씩 깨는 것은 물론이고 한 번 그렇게 일어나면 다시 잠들기가 쉽지 않았다.

그렇게 두 해를 지내 보니 이 기세가 한동안은 사그라지지 않겠다는 강한 예감이 들었다. 그래서 전문가의 조언을 구하기로 했다. 병원에서는 호르몬 대체요법HRT, hormone replacement therapy을 추천했다. 의사 말로, HRT는 단순히 열감만 없애는 치료가 아니란다. 주름살 생기는 것을 막아 주는 등 미용 효과까지 있다는 것이다. 믿거나 말거나 의사는 그렇게 말했다. 어쨌든 마리는 이 치료를 받기로 결정했고 곧 폐경기 증상이 잠잠해지는 걸 체감했다.

그런데 마음 한구석이 찜찜했다. 호르몬 치료를 너무 오래 받는 것도 몸에 안 좋을 것 같았다. 그녀는 의사에게 사정을 말하고 HRT를 중단하기로 했다. 하지만 그러자마자 피부 열감이 복수라도 하듯 부활해 그녀를 다시 괴롭혔다.

"매일 밤 대여섯 번씩 깨는 것까지 포함해 하루 종일 극심한 발작적 열감에 시달리느라 심신 소모가 말도 못 했어요. 스트레스에 내가 죽거나 아니면 옆에 있는 사람 누구라도 해칠 것만 같았죠. 물론 정말 그러려고 했던 건 아니고 그 정도로 괴로웠다는 말이에요." 고작 몇 주를 버틴 그녀는 결국 HRT를 다시 시작해야 했다. 그 후로도 두 번이나 더 그만두려고 했지만, 번번히 실패로 돌아갔다. 가장 오래 참은 기간이 3개월이었는데, 늘 종국에는 증상이 견딜 수 없이 심해져 약에 다시 의존할 수밖에 없었다.

그러던 그녀 나이 예순넷에, 당시 서른일곱 살이던 딸이 유방암 선고를 받았다(다행히 딸은 암을 이겨내고 현재 건강하게 잘 지낸다). 딸은 어디서 무슨 소리를 들었는지 HRT가 유방암을 불러온다며 당장 치료를 멈추라고 엄마를 닦달하기 시작했다. 마리는 딸의 말을 고분고분 따랐다. 피부 열감 증세는 당연히 되살아났고 게다가 지금까지 겪은 것 중 최악이었다. 하지만 이번에는 무슨 일이 있어도 그냥 꾹 참고 견딜 작정이었다.

그렇게 3년째 버텨 가던 어느 날, 그녀는 음식에 변화를 주기로 한다. 방법은 고기, 유제품, 가공식품을 끊고 요리에 오일류를 되도록 적게 사용하는 것이다. 대신 과일과 채소를 마음껏 배부르게 먹었다. 그리고 효과가 나타나는 데에는 그리 오랜 시간이 걸리지 않았다. 석 달쯤 지났을까. 그녀는 불현듯 깨달았다. "생각해 보니 최근에는 한밤중에 더워서 깼던 적인 한 번도 없었지 뭐예요. 낮에도 열감 때문에 옴짝달싹 못 할 정도는 아니고요."

피부 열감 증세가 완전히 사라진 건 아니지만, 눈에 띄게 약해지고 드물어진 건 분명했다. "하루에 한두 번 오는데, 그것도 옛날처럼 타 죽는 게 아니고 그냥 갑자기 조금 후끈해진 것 같다는 느낌에 그쳐요. 밤에도 가끔 온기를 느낄 뿐 더워서 못 자진 않고요. 이제는 식구들이 농담으로 화재경보등이냐고 놀리지도 않는답니다."

덤으로 마리는 식이요법을 하면서 몸무게를 16킬로그램이나 뺐다. 그 덕인지 평생을 괴롭히던 관절의 통증과 습관성 코막힘도 한결 좋아졌다. 특히 몸놀림이 훨씬 힘 있고 가뿐해졌다. "요새는 조깅을 시작하면 8킬로미터 정도를 쉬지 않고 달릴 수 있어요. 정말 기분 최고죠."

최근 마리는 보다 단순하게 잘 먹는 방법을 많이 생각한다고 한다. 가령 아침은 찐 녹색채소로 시작해 베리류 과일이나 바나나를 얹은 오트밀로 해결한다. 그러고 나서 점심과 저녁에는 살사 소스를 얹은 쌀밥이나 군고구마와 함께 콩을 넣은 샐러드를 먹는다. 여기서 핵심은 샐러드에 채소를 아낌없이 털어 넣는 것이다. "예전에는 제가 채소를 이렇게 좋아하는 줄 몰랐어요. 그런데 요즘은 호박이나 양배추 같은 걸 굽거나 쪄서 먹으면 어찌나 맛있는지 몰라요. 우리 집은 삼시세끼 메인 메뉴가 항상 채소요리랍니다." 그렇다면 디저트는? 종류가 무엇이든 제철 과일이면 다 훌륭하다고 그녀는 추천한다.

폐경이란 뭘까

한창때 성인 여성의 난소는 난자를 매달 하나씩 내보낸다. 이걸 배란이라고 한다. 그러고 나면 난소는 한동안 에스트라디올과 프로게스테론을 합성하느라 바빠진다. 그런데 난소에 저장된 난모세포(배란이 가능할 정도로 완전히 성숙하기 직전의 난자—옮긴이)는 유한한지라 언젠가는 창고가 바닥나게 된다. 이 즈음에 폐경기가 시작되는데 더이상 배란이 일어나지 않으면 난소에서 만들어지는 에스트라디올과 프로게스테론의 양이 급감한다. 이것을 신호로 여자의 몸에는 달갑지 않은 다양한 변화가 찾아온다. 이처럼 1년여에 걸쳐 생리가 완전히 끊기는 것을 폐경^{menopause}이라 부른다.

폐경을 무슨 암울한 노년기의 시작을 알리는 포고문 따위로 여긴다면 생각을 고쳐먹길 바란다. 폐경은 나약한 인간을 보호하려는 대자연의 깊은 뜻이 담긴 생리현상에 불과하다. 과잉 호르몬은 결국 인체에 해로운 게 사실이니까. 앞서 살펴본 것처럼 에스트로겐에 지나치게 노출되면 암을 비롯해 다양한 건강 문제로 고생하기가 쉽다. 그렇기에 대자연이 번식에 힘쓸 시기를 따로 정해 주고 나머지 기간에는 건강하게 잘 살라고 인간에게 자비를 베푼 것이다.

혹자는 폐경기 증상이 인간 수명의 억지스런 연장이 불러온 결과라고도 말한다. 저술가 게일 쉬히^{Gail Sheehy}는 한 글에서 1900년대 초에 여성의 예상 수명이 기껏해야 47~48세였다고 적고 있다.[1] 그러니 나이 오십을 넘긴 여자는 이미 유통기한이 지난 상품이고, 고장 나는 건 예견된 결말이라는 것이다.

말도 안 되는 소리다. 뭣보다 근거가 하나도 없다. 우선 1900년대 초 인간의 평균 수명이 짧았던 것은 감염병 등으로 인한 높은 영아 사망률 탓이다. 자, 이렇게 생각해 보자. 만약 여성 한 명이 자녀 둘을 낳는데 그중 하나는 아기 때 죽고, 다른 하나는 여든까지 산다.

이 경우 두 사람의 평균 수명은 40세가 된다. 비슷하게 인구의 절반이 영아기에 감염병으로 죽고 나머지 절반은 84년을 산다고 치자. 그러면 이 집단의 평균 수명은 대략 42세가 된다. 이것은 극단적으로 일찍 세상을 떠난 절반과 극단적으로 오래 산 절반을 합해 평균 낸 숫자다. 즉 평균 수명이 48세라고 해서 이 집단의 구성원이 쉰 즈음에 죽을 확률이 가장 높다는 의미로 받아들여서는 안 된다는 뜻이다. 약 100년 전에 영유아의 사망률이 오늘날보다 훨씬 높았던 것은 사실이다. 그러나 그 시대에도 이 시기를 무탈하게 지나간 사람은 장수의 꿈을 어렵지 않게 이루곤 했다.

100년 전 과거에는 임신이 잘못되어 태아를 잃는 일이 요즘보다 훨씬 많았다. 항생제가 없던 시절이라 아이든 노인이든 가벼운 감염에 그대로 목숨을 잃는 일 역시 다반사였다. 그러나 인간의 육체가 태생적으로 50년 넘게 버티지 못하는 게 정상이라는 건 완전히 잘못된 생각이다. 남녀를 불문하고 꿋꿋하게 살아남아 천수를 누린 인간은 어느 시대나 존재했다. 일례로 벤저민 프랭클린은 여든네 살까지 살았다. 19세기에 활약한 여권 운동가 수전 B. 앤서니Susan B. Anthony는 86년을 살다 세상을 떠났다. 동시대를 살았던 노예해방론자 해리엇 터브먼Harriet Tubman은 임종 당시 무려 91세였다. 셋 중에서 생전에 현대의학의 혜택을 누려 본 이는 한 명도 없다. 그럼에도 세 사람 모두 각자 적당하게 주어진 시간을 잘 살다가 떠났다.

그러니 여자 나이 오십 즈음에 폐경이 찾아오는 것은 수명이나 죽음과 아무 상관이 없다. 폐경은 그저 더 이상 내 배로 핏덩이를 낳아 키우지 않아도 되는 단계로 넘어가는 통과의례일 뿐이다. 다음 단계에는 다음에 할 일들이 또 우리를 기다린다.

그렇다면 피부 열감이며 기타 등등의 신체 증상들이 왜 이 난리인 걸까? 무엇이 증상을 나타나게 하는 걸까? 그 힌트는 바다 건너에서 찾을 수 있다. 캐나다 맥길대학교의 의료인류학자 마거릿 로크Margaret Lock는 1980년대에 캐나다와 미국에 거주하는 45~55세 여성 수천 명을 인터뷰했다. 비교 대상은 나고야, 교토, 고베에 사는 일본 여성 1,225명이었다.[2]

두 집단을 비교한 결과는 놀라웠다. 일본에서는 피부 열감과 야간 식은땀 증세가 예상을 뛰어넘는 큰 격차로 드물었던 것이다. 심지어 일본어에는 이 증세를 뜻하는 단어조차 존재하지 않았다. 다른 폐경기 증상들, 그러니까 짜증, 우울감, 수면장애 역시 일본에서는 비슷하게 뜸했다. 일본 여성 대부분에게는 폐경이 그저 생리가 멈추는 것, 그 이상도 이하도 아니었다. 이 연령대의 일본 여성이 주로 호소한 고충은 어깨 결림이었는데, 이 증세는 남성도 마찬가지인 것으로 조사됐다.

혹시 일본 여자들이 너무 소심해서 얼굴 빨개지는 현상을 고백하지 못한 건 아닐까? 같은 의심을 한 로크는 일본인 의사 30여 명에게 그럴 수도 있냐고 자문을 구했다. 그러나 돌아온 답변은 실제로 일본 여성들에게 폐경기 증세가 훨씬 덜하다는 것이었다. 피부 열감 같은 증상이 전혀 없는 건 아니지만, 빈도가 매우 낮은 것은 분명한 사실이었다. 증세를 느끼더라도 대개는 서양 여성과 달리 심하지 않았다.

왜 이런 차이가 벌어졌을까? 바로 음식 때문이다. 3장에서 한 번 언급한 것처럼 전통 일식에는 육고기가 거의 사용되지 않으며 쌀이 주인공이 된다. 이것은 인류 역사 대부분을 통틀어 미국, 캐나다, 유럽과 대비되는 특징이다. 원래 일식에서는 육류의 비중이 매우 낮고 유제품이 전혀 쓰이지 않았다. 그러다 문호개방이 일본의 음식문화에 변화의 바람을 불러왔다. 그전까지는 북미 대륙의 여느 가정집들과 달리 일본인의 식탁에 에스트로겐이 그득한 유제품이나 고지방, 저섬유소 식품이 등장할 일이 없었다. 이처럼 자연스러운 채식 위주 식습관 덕분에 일본 여성은 미국과 캐나다의 여성보다 늘씬한 몸매를 유지해 왔다. 가벼운 몸은 곧 호르몬 공장인 체지방이 더 적다는 뜻이기도 했다.

일식의 또 다른 특징은 콩의 활용도가 엄청나게 높다는 것이었다. 된장, 두부, 템페 등 콩이 주가 되는 기본 식재료만도 일일이 열거하기 힘들 정도다. 이것만 보더라도 전통 일식이 여성의 생식기능 건강에 얼마나 유익한지 잘 알 수 있다. 특히 잘 잡힌 호르몬 균형은 폐경기를 평온하게 넘어갈 거라는 최고의 보증수표다. 적어도 지금까지 확보된 증거 자료들이 가리키는 바로는 그렇다.

비슷한 사례가 또 있다. 1990년대에 나온 보고에 따르면, 중국 북부 지방에서도 예전에는 여성들의 피부 열감과 야간 식은땀 증세가 드물었다고 한다. 그 대신 이 지역에서 흔한 폐경기 증상은 짜증, 허리 통증, 우울감, 피로 같은 것들이었다.[3] 이처럼 북미 대륙과 대비되는 모습은 다른 아시아 국가들이라고 크게 다르지 않았다.[4]

그렇다면 이번에는 멕시코로 건너가 볼까. 수십 년 전 한 연구팀이 마야 부족의 고령 여성 118명에게 폐경기 증상에 관하여 비슷한 질문을 했다. 그랬더니 대부분은 피부 열감이나 야간 식은땀이 뭔지도 모르고 폐경기가 은근슬쩍 지나간 것으로 조사됐다.[5] 이 얘기를 꺼내면 혹자는 조혼과 다산 풍습이 몸에 긍정적인 영향을 끼친 게 아니냐는 의견을 제시한다. 어쩌면 그럴지도 모른다. 그런데 그보다도 이 부족의 음식에 주목할 필요가 있다. 전통적으로 마야인은 고기나 유제품보다 옥수수와 콩 같은 곡식을 중심으로 소박하게 먹는 풍습을 고수해 왔다. 여성 인구의 섬유소 섭취량이 월등히 많은 한편 고지방 식품이나 호르몬 우유를 접할 기회는 거의 없었다는 점에서, 일본과 멕시코 유카탄 반도는 상황이 비슷했던 셈이다.

이 모든 자료를 요약하면 이렇게 정리할 수 있을 것이다. 생식 연령기의 여성이 완전 채식을 하거나 거의 비슷하게 따라 하면 폐경기가 보다 얌전하게 지나간다.

그러나 슬프게도 전통 음식문화의 미덕이 드러나기는커녕 더 묻히는 게 최근 추세인 듯싶다. 집집마다 우유와 치즈가 매일의 양식으로 자리 잡고, 고기 수요는 꾸준히 증가하는데, 쌀 소비는 급감하면서, 현대 일본은 점차 비만, 당뇨병, 암의 나라가 되어 가고 있다. 달라진 것은 폐경기의 풍경도 마찬가지다. 한 연구팀은 2005년에 완결된 분석 결과를 공개하면서 일본에서 피부 열감이 1980년대에 비해 두 배로 흔해졌다는 결론을 내리기도 했다. 물론 여전히 북미 대륙보다는 형편이 나은 것이긴 하다.[6]

1900년대 중반에는 유카탄 반도가 새로운 관광 명소로 부상하면서 이곳에서도 똑같은 상황이 연출되었다. 오늘날에도 콩과 옥수수 빵은 여전히 잘 팔린다. 하지만 칸쿤 공항을 통해 매일같이 밀려드는 유흥객들의 달고 짜고 기름진 입맛에 맞는 음식들에 안방을 내준 지 이미 오래다.

폐경이 병이 될 때

최근 미국과 캐나다에서는 폐경을 자연스러운 생리적 변화로 여기지 않는 사람들이 점점 많아지고 있다. 그렇게 폐경은 어느새 질병이 되어 버렸다. 그런데 이 작전에는 뒷배경이 있었으니 바로 제약 기업들이다.

프레마린Premarin이라는 피부 열감 치료제가 있다. 1941년에 캐나다에서 최초 출시된 이 약은 바로 이듬해에 미국 전역으로 진출했다. 주성분이 말 오줌에서 추출한 물질이라는 걸 아는지 모르는지, 마케팅에 혹한 미국 여성들이 젊음과 활기를 유지할 수 있다는 말에 죄다 넘어가 버린 탓이었다.

기록적인 판매량에는 뉴욕의 산부인과 의사 로버트 A. 윌슨Robert A. Wilson의 저서 《영원한 아름다움Forever Feminine》의 공이 컸다. 1966년에 출간된 이 책에는 저자가 폐경을 "치유"하고 여성들에게 "시간을 거스르는 젊음"을 선사하고자 고군분투한 경험담이 구구절절 담겨 있다. 윌슨에게 여성의 아름다움이란 "곧은 등, 탄력 있는 젖가슴, 이마부터 목까지 주름 없이 탱탱하고 매끄러운 피부, 탄탄한 근육, 건강한 여자 특유의 힘 있으면서도 우아한 자태"를 뜻했다. 동시에 그는 "허리 아래 건강을 잘 보존하는 것"도 이에 못지 않게 중요하다고 강조했다. 아내로서의 의무를 거의 무기한으로 이행하기 위한 필수 덕목이라는 것이다. 그의 표현을 빌리면 "폐경은 현대사회의 가장 큰 건강 문제 중 하나"였다. 그리고 이 골칫거리를 해결할 열쇠가 바로 호르몬 알약이라는 것이다.

월슨이 처음에 연구한 것은 양 난소 추출물이었는데 알레르기 부작용이 너무 심했다. 부작용이 걸림돌이 된 것은 다음 후보인 합성 에스트로겐 스틸베스트롤stilbestrol도 마찬가지였다. 3번 타자 에스트라디올 벤조산염estradiol benzoate은 비교적 순했지만, 주사제라 사용하기가 불편했다. 그래서 최종 간택된 것이 바로 프레마린이었다. 프레마린은 경구 복용이 가능하면서 부작용이 전혀 없는 ―적어도 월슨 박사는 그렇게 믿었던― 획기적인 약이었다. 프레마린이나 유사 약제를 이용한 호르몬 대체요법은 냉혹한 자연이 앗아간 젊음을 수많은 여성에게 되돌려 주었다. 공격적인 마케팅 전략은 프레마린의 이름에 날개를 달았고 마침내 1992년에는 프레마린이 미국에서 많이 처방된 약 1위에 등극했다.

하지만 호사다마라고 했던가. 프레마린 몰락의 서막을 알리는 논문 두 편이 1975년에 〈뉴 잉글랜드 저널 오브 메디슨New England Journal of Medicine〉에 게재된다. 논문의 요지는 호르몬 대체요법, 즉 HRT가 자궁내막암의 유력한 원인이라는 것이었다. 첫 번째 연구에서는 HRT을 받은 경우 자궁내막암에 걸릴 확률이 HRT를 받지 않은 대조 그룹과 비교해 4.5배로 높았다.[7] 두 번째 논문의 저자들은 데이터를 HRT 실시 기간에 따라 쪼개 분석했는데, HRT를 1~5년 동안 받은 여성들은 자궁내막암에 걸릴 위험성이 6배로 커져 있었다. HRT를 7

년 이상 지속한 그룹의 경우는 증가폭이 무려 14배였다.[8]

들기만 해도 무시무시하지 않은가. 하지만 이미 수술로 자궁을 들어낸 여성에게 HRT가 처방되면 자궁내막암이 생기는 것 자체가 불가능하다. 다시 말해 약이 실제보다 안전해 보일 수밖에 없었다는 소리다. 이 착시현상은 프레마린을 프로게스틴과 함께 복용할 때도 일어났다. 프로게스틴은 자궁암 위험을 상쇄할 목적으로 사용되는 프로게스테론 유사 물질인 까닭이다. 실제로 연구에 등록된 여성들을 소극적으로 관찰만 했을 때는 프레마린을 비롯해 유사 호르몬 제제를 복용하는 여성들이 오히려 더 건강해 보였다. 마치 호르몬 알약이 폐경기 증상뿐만이 아니라 심장마비나 기타 건강 문제들까지 막아 주는 것처럼 보일 정도였다.

그런 사연으로 1991년에는 마침내 미국 NIH까지 움직여 대규모 프로젝트를 기획한다. NIH 산하기관 여성 건강증진 사업단이 주도한 이 연구에는 여성 16만 명 이상이 모집됐는데, HRT가 심혈관 질환과 골절의 위험성을 낮추는지, 저지방 식단으로 암, 심혈관 질환, 뇌졸중을 예방할 수 있는지, 칼슘과 비타민D에 골반골절 예방 효과가 있는지를 조사하는 게 핵심 목적이었다. 첫 번째 목적을 조사하는 파트는 여성 참가자들을 두 그룹으로 나눠 진행됐다. 이때 한 그룹의 여성들은 프레마린이나 프렘프로Prempro(기존의 프레마린에 합성 프로게스테론인 메드록시프로게스테론 아세트산염이 추가된 복합성분 제제)를 복용하도록 했고, 나머지 한 그룹의 여성들에게는 위약, 그러니까 똑같이 생겼지만 호르몬 성분이 들어 있지 않은 가짜 알약을 제공했다.

그리고 연구가 시작된 지 얼마 지나지 않았을 때 사건이 터졌다.

뇌졸중이나 중증 혈전증이 발생하거나 치매에 걸리는 여성이 위약 그룹에 비해 프레마린 그룹에서 확연히 더 많다는 문제점이 발견된 것이다. 프렘프로를 복용한 여성의 경우는 이 세 가지에 유방암과 심장마비까지 얹어 가중된 위험을 떠안아야 했다. 태산처럼 쌓여 가는 프레마린과 프렘프로의 사건사고 접수 사례를 한참 주시하던 연구진은 급기야 2002년에 연구를 전면 중단한다는 결단을 내렸다. 곧바로 연구 참가자들은 이제부터 호르몬 알약을 그만 복용하라는 개별 연락을 받았다.

연구가 중단된 시점까지 전체적으로 파악된 결과는 이렇다. 프렘프로를 복용하면 관상동맥심장질환의 위험성이 29%, 침윤성 유방암의 위험성이 26%, 뇌졸중의 위험성이 41%, 폐 혈전 생성의 위험성이 2배 높아졌다.[9]

요즘 나오는 프레마린의 제품설명서를 유심히 읽어 보면 이 약을 선뜻 권장하기가 망설여진다. 프레마린만 단독으로 복용할 경우 자궁내막암(자궁적출수술을 받은 여성은 제외), 뇌졸중, 심한 혈전증, 치매의 위험성이 증가한다고 설명서에 버젓이 써 있다. 프렘프로의 제품설명서 역시 뇌졸중, 심장마비, 유방암, 혈전(심하면 생명을 앗아갈 수도 있는 치명적인 혈전증, 일명 폐색전증 포함), 치매의 위험이 높아진다고 경고한다.

이 연구 결과가 세상에 알려졌을 때 HRT 제품들의 매출은 순식간에 반토막이 났다.[10] 그뿐만 아니었다. 전국적으로 프레마린 불매운동이 일면서 신기하게도 유방암의 발생률이 하향곡선을 그리기 시작했다. 충격적인 정부 발표가 나온 뒤 다시 집계된 2014년 통계에 따르면 HRT에 의존하는 미국 여성 인구는 430만 명이나 줄어 있었다. 그래서인지 HRT가 환영 받던 시절과 비교해 유방암은 약 12만 6,000건 그리고 심혈관 질환은 약 7만 6,000건 감소한 것으로 분석됐다.[11] 더 이상 미국 여성들은 옛날처럼 제약기업의 영업 기술에 맥없이 넘어가던 쉬운 소비자가 아니었다.

그렇다면 의사들의 반응은 어땠을까? 결과에 깔끔하게 승복하고 여러분이 프레마린을 죄다 쓰레기통에 내던진 덕분에 유방암 발병률이 뚝 떨어졌다며 어깨춤이라도 췄을까? 천만의 말씀. 미국 산부인과학회가 설문조사한 바로, 대다수 의사들은 여성 건강증진 사업단의 연구가 미덥지 않고 프레마린을 여전히 안전하다고 여기고 있었다. 이런 믿음은 남자이거나 의대를 졸업한 지 오래되었거나 남부에서 활동하는 의사일수록 특히 확고했다. 여자이거나 최근에 졸업했거나 동부연안 지역에서 근무하는 의사들이 HRT의 위험성을 빠르게 이해한 것과는 대비되는 모습이다.[12]

당사자인 환자들이야 HRT에 한층 까다로워진 건 굳이 말할 것도 없다. 환자가 의사에게 다른 치료법을 요구하는 광경이 흔히 연출될 정도였다. HRT에 관해 의사가 하는 설명을 곧이곧대로 믿는 사람은 더 이상 없었다.[13]

그리고 2010년, 여성 건강증진 사업단이 연구에 참여했던 여성들을 11년 더 추적관찰한 결과가 추가로 공개됐다. 프렘프로 복용을 시작하고 나서 유방암에 걸려 결국 암으로 사망한 여성이 실제로 더 많았음을 확실하게 못박는 자료였다.[14] HRT 그룹과 위약 그룹 사이의 이 불균형은 2017년에 들어서야 바로잡혔다. 이처럼 HRT를 중단한 지 여러 해가 지나고 나니 심혈관 질환이나 암으로 인한 사망 위험 역시 두 집단 간에 엇비슷해졌다.[15] 그러나 HRT는 여전히 위험한 치료다. 미국 질병예방 특별위원회Preventive Services Task Force가 2017년 12월 12일에 장기적 건강을 위해서는 HRT 사용을 지양하라는 권고 안을 발표한 게 다 그래서다.[16]

그럼에도 프레마린의 제조사는 과거의 영광을 포기할 생각이 없는 듯하다. 건강에 이롭다는 내용이 들어 있다면 티끌만 한 증거라도 두 눈에 불을 켜고 찾아 다닌다. 여성 소비자들에게 잠깐 동안만이라도 써 보라고 홍보도 열심이다. 아직도 의료계에는 치어리더를 자처할 인물이 넘쳐나고, 그래서인지 회사가 이 제품 마케팅에 들이붓는 예산은 엄청나다.

프레마린의 어원

건강에 안 좋다는 점 말고도 프레마린을 처방 받는 것을 재고해야 할 이유는 또 있다. 실은 젊음과 아름다움을 돌려준다는 환상 뒤에 비루한 현실이 감춰져 있다는 점에서다. 답은 프레마린의 이름을 곱씹어 보면 바로 나온다. '임신한 말pregnant mare 오줌urine'을 줄인 말이 바로 프레마린인 것이다. 회사는 제품 생산을 위해 해마다 암말을 강제로 임신시킨다. 임신 중에는 에스트로겐이 다량 만들어진다는 점을 이용해, 암말의 오줌에서 성분을 추출해 원료로 사용하기 위해서다.

암말들은 평생 쉴 틈이 없다. 매년 6~7월이면 오로지 한 가지 목적만을 위해 억지로 합방을 하거나 체외수정 시술을 당한다. 그렇게 그해 늦가을 내지 초겨울 무렵에는 오줌을 모으기 편하도록 좁아터지게 설계된 마구간에 갇히는 신세가 된다. 한 칸의 폭은 고작 1미터, 기껏해야 1.5미터다. 내내 감금 상태로 지내던 암말이 결국 새끼를 낳긴 낳는다. 하지만 어미와 새끼가 너른 들판을 자유롭게 질주하는 목가적 풍경을 상상하면 안 된다. 새끼를 기다리는 건 대를 이어 오줌 생산 기계가 되거나, 도축되어 인간들의 식탁에 오르거나, 다른 목장 혹은 경마장에 팔려 가는 암울한 미래뿐이다.[17] (출처: 말 목축 자문위원회의 2014년 보고)

더 나은 선택

알고 보면 프레마린에 정이 뚝 떨어진 사람들에게도 선택지는 여전히 많다. 무엇보다 좋은 점은 이런 대안들이 말 오줌으로 만들어지지 않는다는 사실이다. 에스트레이스Estrace, 에스트라덤Estraderm, 세네스틴Cenestin, 오젠Ogen, 오르소에스트Ortho-Est 등 얌이나 콩과 같은 식물 추출물을 원료로 제조된 제품이 이미 다양하게 출시되어 있다. 그러니 각자 내게 잘 맞는 제품을 골라 사용하면 된다.

간혹 어떤 여성은 다른 치방약들보다 안전하기를 소망하면서 '생물학적으로 동일한' 호르몬 제제를 복용한다. 여기서 '생물학적으로 동일하다'는 것은 분자가 천연 호르몬과 똑같은 화학 구조를 가지고 있다는 뜻이다. 이를테면 젊은 여성의 핏속에 가장 흔한 에스트로겐 종류가 17β-에스트라디올이니까 성분이 이것과 똑같은 약이라면 효과도 같을 것이라고 기대한다. 비슷하게, 생물학적으로 동일한 프로게스테론 역시 체내에서 천연 프로게스테론과 똑같이 작용한다고 본다. 그런데 프레마린은 다르다. 이 약에는 17β-에스트라디올만 들어있는 게 아니라 말의 에스트로겐인 이퀼린equilin과 17β-다이하이드로이퀼린dihydroequilin이 섞여 있다. 프렘프로의 경우는 말 에스트로겐에다가 프로게스테론 유사 물질이 더 들어가는데 이게 또 사람의 것과 꽤 다르다. 위장에서 더 잘 흡수되라고 일부러 분자를 변형시킨 탓이다.[18]

생물학적으로 동일한 호르몬이라니 어쩐지 상당히 공들여 제작됐다는 뉘앙스를 풍긴다. 실제로 그때그때 주문을 받아 의사가 엄선한 레시피 처방에 따라 특별 조제에 들어가는 약국도 있긴 있다. 그러나 정부기관의 엄격한 심사를 통과하고 시중에서 전문의약품으로 판매되는 호르몬 제제들 대부분은 단순히 인체 호르몬을 똑같이 배낀 것에 지나지 않는다. 가령 에스트레이스는 인체 내 에스트라디올과 똑같은 물질을 식물에서 추출해 담은 것이다. 클리마라Climara, 에스트라딤 등도 마찬가지다.

식물 추출물 제제가 말 오줌보다는 분명 덜 찝찝하긴 하다. 하지만 그게 곧바로 안전성을 보장하지는 않는다. 말의 호르몬이 사람 인체 호르몬과 완벽하게 일치했다면 괜찮았을 텐데 그렇지 않아서 프레마린과 프렘프로가 위험해졌다고 말할 수 있다면 얼마나 쉬울까. 하지만 근본적으로 반드시 기억해야 할 게 있다. 바로 천연 호르몬조차 종종 실수를 저지른다는 사실이다. 3장에서 얘기했었지만, 혈중 에스트라디올 수치가 높을수록 폐경 여성이 유방암에 걸릴 위험성은 두 배까지 커진다.[19] 한마디로 어디서 굴러 들어왔든 모든 호르몬이 잠재적 시한폭탄인 셈이다. 이 위험성은 호르몬에 노출되는 기간에 비례해 증폭된다. 내 몸 안의 것과 똑같은지 조금 다른지는 상관 없다.

이것이 비단 에스트로겐만의 이야기는 아니다. 인체에는 이름 그대로 인간의 성장을 돕는 성장호르몬이 존재한다. 그런데 이 호르몬이 특별히 많이 만들어지는 사람이 있다. 바로 말단비대증 환자인데, 말단비대증은 비정상적인 외모 변형과 함께 대장직장암의 위험 증가를 포함해 다양한 건강 문제를 줄줄이 일으키는 게 특징이다. 한편 갑상샘에서 나오는 호르몬도 있다. 갑상샘 호르몬이 과다 분비될 경우 심하면 목숨을 잃을 수도 있다. 그러니까 여기서 요점은 내 몸 안의 물질과 일치한다고 해서 무조건 더 좋은 게 아니라는 것이다.

생물학적으로 동일한 호르몬을 지지하는 사람들은 폐경을 마치 자연이 인간에게 저지른 치명적인 실수처럼 묘사하곤 한다. 그래서 우리가 의학으로 뒷수습하지 않으면 안 된다는 식이다. 하지만 이런 호르몬 제제들이 정말 안전한지는 아직 아무도 장담할 수 없다. 안전성을 보장하는 증거 자료가 하루빨리 나오면 좋겠지만, 아무래도 한동안은 영 그럴 것 같지가 않다.

다른 방법들

HRT 말고도 현재 폐경기 증상을 다스리고자 처방되는 약은 다양하다. 대표적인 것이 선택적 세로토닌 재흡수 저해제(예를 들어, 파록세틴 paroxetine), 클로니딘 clonidine(원래 고혈압 치료제지만, 안면홍조에도 효과가 있음) 등이다. 중요한 점은 약을 쓰지 않아도 되는 방법이 있다는 것이다. 지금부터 흔한 폐경기 증상과 각각에 맞는 해결책을 하나씩 살펴보자.

피부 열감

갑자기 식은땀이 솟는다. 더워서 부채질을 멈출 수 없다. 그렇게 온몸을 휩쓸던 열기는 몇 분 뒤 감쪽같이 사라진다. 그러면 또 한기가 엄습한다. 이런 피부 열감이 모든 여성에게 나타나는 건 아니지만, 폐경기에 매우 흔한 증상이다. 병원에서는 흔히 이 증세에 HRT를 권하지만, 굳이 약물에 의지할 필요는 없다.

첫째, 피부 열감은 원래 저절로 없어지는 것이다. 시간이 좀 걸려서 그렇지 결국 언젠가는 사라지게 되어 있다. 둘째, HRT의 효과는 대부분 그때뿐이다. 치료를 중단하면 —보통은 안전이 문제가 되어 그럴 수밖에 없어지는데— 피부 열감 증세가 되살아나는 일이 비일비재하다. 그렇다면 그저 증상 재발을 늦춘 것밖에는 HRT가 한 일이 없는 셈이다.

마지막 셋째 이유는 HRT가 위험한 치료라는 것이다. HRT를 오래 받으면 심장마비, 뇌졸중, 유방암, 혈전 생성, 치매의 위험성이 높아진다. 이런 위험을 감수하지 않고도 피부 열감을 다스릴 방법은 없을까? 당연히 있다.

살을 빼자. 보통은 살집이 좀 있는 게 피부 열감에 더 유리하지 않냐고 생각하기 쉽다. 에스트로겐이 이 증세를 덜어 줄 텐데 1장부터 누차 해 온 얘기가 에스트로겐은 체지방과 비례한다는 것이었으니 말이다. 그런데 실은 그렇지가 않다. 전미 여성건강 연구^{SWAN, Study of Women's Health Across the Nation}가 그 증거다. 이 연구에서는 미국 전역에서 여성 3,302명을 10년 동안 추적관찰했는데, 날씬할수록 피부 열감 증세가 덜하다는 결론을 내릴 수 있었다.[20] 어째서 그럴까? 몸에 지방층이 얇을수록 체온을 낮추기가 쉬워서? 아니면 호르몬이 어떤 요상한 방식으로 작용하는 걸까? 정확한 배경은 아직 아무도 모른다. 하지만 장담컨대 일단 살을 빼고 볼 필요는 있다. 식단 조절로 건강하게 다이어트 하는 방법은 나중에 12장에서 자세히 배울 것이다.

콩 식품과 친해지자. 말이 나온 김에 음식 얘기를 좀 하자면, 콩의 이소플라본 성분에 피부 열감을 억제하는 효능이 있다는 것은 이미 과학적으로 증명되었다. 그런 콩으로 음식을 많이 만들어 먹기로는 다들 아시다시피 일본을 따라갈 나라가 또 없다. 된장국, 깍지콩, 두부, 템페 등 메뉴도 참 다양하다. 1999년에 일본에서 열감 증세가 있는 여성 그룹과 그렇지 않은 여성 그룹의 식단을 비교한 연구가 있다. 분석 결과, 증세를 크게 겪지 않고 넘어간 여성들은 콩을 더 많이 먹은 것으로 드러났다. 특히 템페 같은 발효콩 식품의 섭취량이 독보적이었다.[21] 일본 연구팀은 이 자료에 탄력을 받아 바로 다음 연구를 기획한다. 여성을 더 많이 모집해 폐경기가 다 지나갈 때까지 해마다 추적관찰하기로 한 것이다.[22] 이 대규모 후속 연구에서는 콩 섭취량 최상위 그룹의 여성들이 최하위 그룹과 비교해 피부 열감 증세를 68% 덜 겪었다. 그러니 폐경이 오기 전에 콩을 자주 먹는 습관을 들이면 열감 증세로 고생할 걱정을 덜 수 있겠다고 기대할 만하지 않을까.

그런데 만약 이미 홍조 증세가 있다면? 그래도 콩이 도움이 될까? 그 답은 호주의 과학자들이 찾아냈다. 연구팀은 피부 열감 증세를 하루에 두 번 이상 겪는 여성들을 모집하고 특별 조제한 콩가루를 음료나 빵 반죽 등에 섞어 12주 동안 꾸준히 섭취하게 했다. 그랬더니 불과 몇 주 만에 증상 빈도가 줄어드는 게 눈에 보이기 시작했다. 12주 뒤에는 증상이 무려 40%나 감소했다. 앞서 살펴봤던 앤의 사례를 다시 떠올리게 하는 관찰 결과다.[23] 다만 모든 연구의 결과가 이렇게 명료하게 좋았던 건 아니고 별 효과가 없었던 연구도 있다.[24, 25] 그래도 종합적으로는 콩 식품이 증상을 완전히 없애지는 못해도 어느 정도 완화하는 데에 도움이 되는 게 분명하다.[26]

한편 폐경기 여성을 위한 생약 성분 건강기능식품을 영양제처럼 장복하는 것도 하나의 방법이 된다. 효과는 다 고만고만한 편이다.[27] 개중 효능이 검증된 것이 레드클로버인데, 안면홍조가 심한 여성이 80mg 용량으로 복용하면 확실히 효과를 본다고 한다.[28, 29] 여기에 도전하는 유력한 라이벌로는 승마 추출물이 있다. 하지만 자료의 신빙성이 좀 떨어진다. 최근의 한 연구에 의하면, 20mg 용량 복용 시 최종적으로 안면홍조의 빈도와 중증도가 개선됐는데 8주 관찰 기간 동안 서서히 차도가 나타났다고 한다.[30] 생약 성분 제품들은 온라인이나 대형마트의 건강식품 코너에서 손쉽게 구매할 수 있다.

성 기능

폐경 후에는 자연스럽게 에스트로겐이 급감한다. 그러면 질 내벽은 얇아지고 질 입구의 통로 역시 짧고 좁아진다. 여성이 몸으로 체감하는 이 현상의 결과는 뭔가 닿을 때 예전과 상당히 다른 감촉을 느끼는 것이다. 보통은 푸석푸석하다는 느낌을 받거나, 가렵거나, 성교통이 심해진다. 폐경 후 필연적으로 뒤따르는 다른 변화들처럼 이 현상에도 부르는 의학용어가 따로 있다. 위축성 질염, 외음질 위축, 그리고 가장 최근에 등장한 폐경기 비뇨생식기증후군이다.

이 경우, 여전히 부부 사이가 좋은 여성에게 의사는 경구로 복용하는 오스페미펜ospemifene 성분 제제를 처방한다. 오스페미펜이 에스트로겐 수용체에 선택적으로 작용해 에스트로겐과 흡사한 효과를 유도함으로써 질 건조와 성교통을 완화시킨다는 원리다. 이 약의 부작용은 경구 에스트로겐 제제와 비슷한 것으로 파악된다. 먹는 약이 싫다면 윤활제와 보습제가 큰 도움이 된다. 일반적으로 효과는 외용 에스트로겐 제제가 더 좋다. 질 조직을 직접적으로 복원하기 때문이다. 시중에는 이런 제품이 다양하게 나와 있는데 질에 삽입하면 녹아 퍼지는 정제, 바르는 크림, 질 안에 끼우는 링 그리고 그 밖의 식물 유래 에스트로겐 성분 제품들이 모두 여기에 속한다. 어떤 에스트라디올 성분 제품은 고용량과 저용량 중에서 고를 수도 있다. 프레마린을 개발한 제약사 역시 이 목적에 사용하는 질 크림을 판매한다. 하지만 원료가 말 오줌 추출물이기 때문에 앞서 설명했던 이유로 그다지 권하고 싶지는 않다. 삽입형 제품 가운데에는 약효성분 프라스테론prasterone이 방출되는 것도 있다. 합성물질인 프라스테론은 질 안에서 안드로겐과 에스트로겐으로 분리된다. 이 물질이 정확히 어떤 기전으로 효과를 발휘하는지는 아직 모르기에 앞으로 더 많은 연구가 필요하다.

이 대목에서 유념할 사항이 몇 가지 있다. 첫째, 설명서의 제품 안전성 특징은 절대로 완성된 정보가 아니다. 질 삽입형 제품에서 방출된 에스트로겐이 미량이나마 혈관계로 유입됐을 때 어떤 결과가 초래될지는 어느 누구도 장담할 수 없다. 특히 암 전력이 있는 여성은 더욱 조심해야 한다. 물론 이런 제품들은 본디 국소에만 작용하도록 만들어졌기에 먹는 알약이나 피부에 흡수시키는 패치보다 전신 부작용이 확실히 덜하다. 여성 건강증진 사업단이 2018년에 내놓은 보고서를 보면 더 안심이 될 것이다. 앞서 프레마린과 프렘프로의 파죽지세를 단칼에 잘랐던 사업단이 이번에 주시한 대상은 질 작용 에스트로겐 제제들이었다. 연구진은 해당 제품들을 사용한 여성 집단을 7년 동안 추적관찰했고, 이런 제품들을 사용해도 암이나 심혈관 질환 발병 위험이 증가하지는 않는다는 결론을 내렸다.[31] 요컨대 아직까지는 괜찮아 보인다는 소리다.

둘째, 호르몬 제제들이 잠자리를 다시 가능하게 해 줄지는 몰라도, 하지 않고는 못 배기도록 달궈 주지는 않는다. 그러니까 성욕을 넘쳐흐르게 증가시키지는 못한다는 뜻이다. 잠자리에 집착하는 것은 정수리에 피가 끓는 한창 때 얘기다. 사람이 나이를 먹고 철이 들면 자연스럽게 관심사가 다른 가치들로 옮겨가는 게 마땅하다. 윌슨 박사 같은 사람이야 모름지기 여성에게는 "아내로서 반드시 이행해야 할 의무가 있다."라고 믿었을지 몰라도, 사실 모든 건 본인이 생각하기 나름이다.

병 주고 약 주고

미국 조지타운 대학병원의 에이드리언 휴 버먼^{Adriane Fugh-Berman} 박사는 제약업계가 성욕의 자연스러운 변천 과정을 약으로 치료하지 않으면 안 되는 질병으로 변질시켰다며 불편한 심기를 드러냈다. 2004년에 업계가 '성욕감퇴장애'라는 진단명을 새로 만들었는데, 그 배경에는 여성용 테스토스테론 패치 제품 홍보라는 불순한 의도가 깔려 있었던 것이다.[32] 업계의 상술은 의사들을 "뜨거운 잠자리를 갈망하지 않는 메마른 가슴" 때문에 "사이가 크게 틀어진 커플을 공략"하는 사냥꾼으로 타락시켰다. 휴 버먼 박사가 지적한 것처럼 심지어 "내 성욕에 나는 만족하는데, 배우자는 그러지 못할 때도 이 진단이 내려질 수" 있었다.

업계의 낚시질은 남녀를 가리지 않았다. 젤 형태의 테스토스테론 제제가 새롭게 출시되자 개발사들은 TV 광고를 내보내기 시작한다. 하나같이 남성들에게 테스토스테론 수치 검사를 받아 보라고 부추기는 내용이었다. 사실 테스토스테론 치료가 반드시 필요한 남성은 극소수에 불과하다. 하지만 성욕감퇴장애 진단을 받은 환자 수와 처방전 건수 통계치에 근거할 때 이 약에 한 번 맛을 들이면 남성은 누구나 처방전을 써 주는 의사 앞에서 더없이 순한 양이 되어 버리는 모양이다. 인터넷 역시 문제다. 제품 웹사이트는 애매모호한 아무 증상에나 테스토스테론 감소가 의심된다고 갖다 붙이며 남성들을 유혹한다. 기분이 가라앉거나 기운이 없는 건 호르몬 변화보다 과로나 수면 부족 탓인 경우가 대부분인데도 말이다.

셋째, 질 크림과 정제에 함유된 호르몬이 성관계 중에 남성의 체내로 소량 흡수될 가능성이 있다. 이게 어떤 부작용을 낳는지 아직 완전히 밝혀지지는 않았다.[33] 일단은 크림이나 정제를 질에 넣은 후 바로 관계를 갖지 않는 게 약물 흡수를 최소화하기 위해 최선일 것 같다.

그렇다면 약 말고 병원에서 받을 수 있는 다른 치료는 없을까. 물론 있다. 모나리자터치MonaLisa Touch라는 시술은 이산화탄소의 에너지를 이용해 질 연조직에 레이저를 쏘는 것인데 마취가 필요 없을 정도로 간편하다. 써미바ThermiVa는 늙어서 망가진 콜라겐 구조를 고주파를 활용해 재건한다. 또 브이핏vFit이라는 것도 있다. 은은한 빛과 열을 내는 초음파로 민감한 질 조직의 혈액순환을 돕는 기술이다. 예로 든 세 가지 모두 간단하면서 안전하다는 장점이 있다.

콩 이소플라본이 여성의 질 건조 증상을 완화한다는 것은 일찍이 과학적으로 증명된 사실이다.[34] 그 밖에 아직 검증이 더 필요한 천연물 후보로는 태국 칡^{pueraria mirifica} 성분, 호로파^{葫蘆巴, trigonella} foenum-graecum의 껍질, 지중해 소나무 껍질 추출물(피크노제놀^{pycnogenol}), 레드클로버, 회향 등이 꼽힌다. 연구 자료가 있긴 있지만, 대부분은 표본 크기가 너무 작거나 편차가 심한 탓에 가타부타 효능을 논하기가 쉽지 않다.[35, 36] 그런데도 건강보조식품 시장에서는 아랑곳없이 잘만 팔린다.

감정 기복과 기억력

폐경기에 들어서면 호르몬 변화에 따라 감정 기복이 심해지고 짜증과 우울감이 늘었다고 호소하는 여성이 많다. 이 연령대에서 우울증이 남성보다 여성에게 훨씬 빈번한 게 그래서인데, 우울증이 발현될 가능성은 딱 폐경 시점에 정점을 찍는다. 여기서 말하는 건 오후 내내 감정의 수렁에 빠졌다가 좀 지나면 다시 나 자신으로 돌아오는 그런 식의 우울증이 아니다. 폐경기의 우울증은 기분이 축 처져서 밤에 잠을 잘 못 이루고 입맛도 뚝 떨어지는 상태(혹은 정반대로 잠이 늘고 식욕이 왕성해지는 상태)가 계속되는 양상으로 나타난다. 마치 뇌의 어느 한구석 나사가 풀린 것처럼 말이다.

미국 펜실베이니아대학교의 연구팀이 폐경이 다가오는 여성들을 8년 동안 추적관찰하는 연구를 실시했다. 연구진은 연구 참가자에게 증상과 기분을 묻는 설문지를 정기적으로 작성하게 했다. 답안을 분석한 결과, 폐경기가 시작된 이후 우울증 증세가 예년에 비해 네 배 흔해져 있었다. 공식적으로 우울증 진단을 받을 만큼 증세가 심한 사례만 따졌을 때는 빈도 차이가 두 배 넘게 벌어졌다.[37]

이처럼 호르몬 변화는 기분을 조절하는 뇌의 신경전달물질에 영향을 준다. 문제는 부정적인 감정 기복이 기억력도 해코지할 수 있다는 것이다. 피해는 보통 미미하고 그때뿐이지만, 그래도 신경에 거슬리는 것은 사실이다. 이 주제는 11장에서 더 자세히 다룰 텐데, 음식을 활용해 하루하루 기분을 조절하는 요령과 함께 이와 관련된 흥미로운 최신 과학지식을 소개할 작정이니 기대해도 좋다.

호르몬, 신진대사, 기분

HORMONES, METABOLISM, AND MOOD

7장.
발기부전과
이후의 건강 문제

한 주에 한 번, 연구 참가자 모임이 있는 날이었다. 오후 6시가 다가
오자 직장 근무 혹은 개인 볼일을 마친 사람들이 속속 약속 장소로
모여들었다. 그들은 평소 하던 대로 들어서자마자 저울에 올라가 몸
무게를 잰 다음 빈 자리를 찾아 앉았다. 지난 한 주 동안 있었던 성
과와 고충을 어떻게 풀어놓을지 생각하면서.

이번 연구의 주제는 당뇨병이었다. 이 사람들은 연구를 시작하면
서 식단을 대대적으로 개조했고 벌써 상당한 효험을 보는 중이었다.

그중 한 명인 레이가 입을 열었다. "갈수록 좋아지고 있어요. 먹던
약 용량을 한참 낮췄고 신경통은 거의 사라졌죠. 거기에다 하나가
더 있는데, 음, 이걸 어떻게 표현한다?" 머뭇거리는 그에게 모두의
시선이 집중되었다.

"지난밤, 실로 오랜만에 청춘으로 돌아간 것 같은 기분을 느꼈습니다. 아무래도 발기부전까지 덩달아 고쳐진 것 같아요." 여기저기서 축하의 환호성이 쏟아졌다.

사실 우리 연구의 남성 참가자들 사이에서는 이런 유의 회춘 사례가 드물지 않다. 우리의 비법은 TV 광고로 홍보되는 것도 아니고, 의사들 입을 통해 들을 일은 더더욱 없다. 하지만 식습관 교정은 발기부전을 개선하는 데 확실히 도움이 된다. 어째서 그런지 지금부터 함께 알아보자.

파란색 알약은 잊어라

제약기업 화이자는 처음에 비아그라를 흉부 통증과 고혈압 치료제로 염두에 두고 개발하고 있었다. 실망스럽게도 비아그라는 본래 개발 목적에 기대만큼의 효과를 내지 못했다. 그런데 연구 참가자들이 호소한 부작용이 좀 특이했다. 연구진은 이게 엄청난 노다지가 될 수 있음을 감지한다. 그렇게 1998년에 발기부전 치료제로 허가된 비아그라는 화이자 역사상 제일가는 효자 품목으로 등극했다.

하지만 비아그라는 발기부전의 만능 치료제가 아니다. 대개 발기부전은 단순한 기능장애가 아니라 훨씬 광범위한 혈액순환 장애의 예고편이기 때문이다. 그런 까닭에 의사에게 비아그라만 처방 받아온 많은 남성이 얼마 못 가 더 큰 문제에 직면하곤 한다. 게다가 때로는 발기부전이 특정 약물의 부작용으로 생기는 일도 있다. 프로작

(주성분 플루옥세틴), 졸로프트(주성분 설트랄린), 셀렉사(주성분 시탈로프람) 같은 선택적 세로토닌 재흡수 저해제 계열의 우울증치료제가 대표적이다. 또 발기부전이라는 단어는 전립샘 수술의 부작용 목록에서도 발견된다. 물론 전체 사례의 대부분은 있는지도 몰랐던 혈관질환 때문에 발기부전이 오는 경우다. 그런 까닭으로 비아그라는 근본적인 치료법이 아니라고 얘기하는 것이다.

남성의 생식기는 수압으로 통제되는 장치나 다름없다. 즉 정상적으로 작동하려면 늘 원활한 혈액 흐름을 유지해 주어야 한다. 혈관이 넓고 건강하다면 모든 게 순조롭다. 반면에 동맥경화로 혈관이 좁아졌다면 혈류가 시원하게 통하지 못하게 된다. 이때 비아그라를 먹어 볼 수는 있지만, 혈관 확장 효과는 그때 잠시뿐이다. 이 알약이 망가진 혈관을 고치는 건 아니다.

이 문제는 비단 생식기에만 국한되지 않는다. 심장과 뇌를 비롯해 체내의 어느 혈관에서도 같은 사태가 충분히 일어날 수 있다. 당장은 발기부전만 고민일지 몰라도 더 심각한 위기가 곧 닥쳐올지도 모른다는 소리다. 발기부전을 앓는 중년 남성은 심장마비나 뇌졸중을 겪을 위험성이 더 큰 것이 그래서다. 다수 연구에 의하면, 발기부전이 나타나기 시작한 경우 십중팔구는 2~3년 내로 심혈관 질환 증세가 뒤따른다고 한다.[1]

안 그래도 의료계는 예전부터 수상한 현상에 주목해 왔던 터였다. 심혈관 질환의 위험인자인 높은 콜레스테롤 수치, 높은 혈압, 당뇨병, 비만, 흡연이 발기부전의 위험인자이기도 했던 것이다. 그런데 다 그럴 만한 이유가 있었다. 밝혀진 바로 둘 다 동맥혈관 손상이라는 똑같은 원인에서 비롯된다고 하니 말이다.

　요즘 사람들은 다들 동맥경화증이라는 말에 익숙할 것이다. 하지만 이게 정확히 어떤 병인지, 발기부전과 어떻게 연결되는지 정확히 아는 사람은 많지 않다. 콜레스테롤 입자들은 혈관을 타고 전신을 돌아다니다가 가끔씩 동맥을 긁고 지나가 상처를 낸다. 그러면 동맥 내벽에는 혹이 나고 딱지가 앉는다. 이 혹을 전문용어로는 플라크 plaque라고 하는데, 동맥경화증은 한마디로 동맥 안에 플라크가 점점 증가하는 병이다. 당연히 피가 지나갈 통로는 좁아지고, 흐름이 느리니 장기조직의 혈액 공급이 원활할 리가 없다. 이 현상이 심장에서 일어나는 것을 협심증, 혹은 흉통胸痛이라고 한다. 때로는 플라크가 뾰루지 같은 혹을 만들기도 하는데, 이것은 혈전 생성을 유발해 한순간에 동맥이 꽉 막혀 버린다. 그러면 사람이 심장마비를 겪게 된다. 바로 심근경색이다. 심근경색이란 한마디로 심장 근육의 일부가 죽는 것이다. 만약 뇌의 동맥에서 같은 사고가 발생하면 이때의 결과는 뇌졸중이 된다. 이런 동맥경화는 남성의 은밀한 부위에서도 일어날 수 있다. 동맥이 좁아지니 혈류가 느려진다. 이게 바로 발기부전이다.

허리 통증

재미있게도 동맥경화가 최초로 일어나는 장소는 대부분 심장이 아니라 허리다. 대동맥은 심장을 기점으로 척추뼈를 등진 상태로 뻗어 내려간다. 내려가는 길에는 동맥 줄기가 나무의 가지처럼 갈라져 나와 척추 마디마디를 붙든다. 그러다 대동맥이 마지막 척추에 닿으면 양갈래로 갈라져 왼다리와 오른다리를 타고 행군을 지속한다. 바로 이곳, 대동맥이 등허리에서 분지되기 직전의 지점이 동맥경화의 가장 흔한 발원점이다. 서구권에서는 스무 살 무렵에도 척추뼈에 가닿은 동맥 중 하나가 완전히 죽는 수준의 동맥경화가 복부대동맥에 생긴 사람이 흔하다. 이미 이때부터 평생에 걸쳐 동맥경화가 슬금슬금 퍼져 가는 셈이다.

대동맥 혈류가 느려진다는 것은 척추 마디마다 폭신폭신한 쿠션 역할을 하던 추간판(일명 디스크)에 산소와 영양분의 공급이 부족해진다는 뜻이기도 하다. 그러면 추간판이 갈수록 부실해져 작은 충격에 언제 찢어질지 모르는 상태가 된다. 솜이 삐져나온 베개처럼 추간판의 연한 속질이 드러나면 척추신경이 짓눌려 차원이 다른 허리 통증을 겪게 된다. 극심한 통증은 종종 다리까지 이어지곤 한다.

정리하면, 동맥 안에서 플라크가 점점 커지고 흔한 발원점이 허리라는 것을 반드시 기억해야 한다. 허리를 지난 대동맥은 두 갈래의 총장골동맥總腸骨動脈으로 갈라져 각각 다리 한 쪽씩을 타고 내려간다. 총장골동맥은 차례대로 내장골동맥內腸骨動脈과 내음부동맥內陰部動脈을 거쳐 음경동맥陰莖動脈까지 이어진다. 당연히 처음에 두툼했던 대동맥은 말단으로 가며 분지될수록 점점 가늘어진다.

그러니까 허리 건강도 성기능도 전부 혈액순환이 좌우한다고 보면 된다. 이상하게 허리가 아프거나 비아그라가 자꾸 눈에 밟히는 상황에 빠졌다면, 혹시 내가 동맥경화를 유발해 이미 가장 가는 동맥을 더 가늘어지게 하기 쉬운 생활습관을 가진 게 아닌가 의심해 봐야 한다.

하지만 이런 상황을 막을 방법이 전혀 없는 건 아니다. 게다가 벌써 동맥이 좁아졌더라도 다시 넓힐 기회가 아직 남아 있다.

테스토스테론이 부족해서라고? 글쎄요

항간에는 남성의 성기능 감퇴가 테스토스테론이 줄어서 생긴다는 소문이 파다하다. 그런 뉘앙스를 풍기는 광고들이 차고 넘치니 그럴 만도 하다. 광고는 왠지 기력이 달리고 잠자리가 덜 만족스럽고 몸이 마음 같지 않다면 테스토스테론이 부족하다는 신호라고 전 세계 뭇 남성의 귓가에 속삭인다. 테스토스테론이 당신을 다시 남자로 만들어 줄 거라고 말이다. 이 유혹을 단호하게 뿌리칠 수 있는 사람이 세상에 몇이나 될까.

그래서 대다수 대중은 광고에 홀딱 넘어간다. 그런데 치료 효과가 정말 있긴 한 걸까? 2017년, 미국 의사협회가 발행하는 학술지 〈저널 오브 아메리칸 메디컬 어소시에이션Journal of American Medical Association〉(약칭 JAMA)에 논문 한 편이 실렸다. 갑자기 수많은 남성이 테스토스테론 수치 검사를 위해 병원으로 달려가고 심지어 아무 검사도 없이 처방전부터 덜컥 받아 오기 시작한 게 전부 TV 광고들의 부추김 탓이라는 내용이었다.[2] 미국의 경우, 2000년부터 2011년까지 십 년 남짓한 기간 동안 테스토스테론 사용량이 네 배 가까이 증가했다고 한다.

하지만 설령 혈액 검사에서 정말 테스토스테론 수치가 낮게 나오더라도 이 호르몬 치료가 성욕이나 발기 기능을 회복시키는 효과는 그리 크지 않다. 더구나 기력이 달리고 감정적으로 침체되는 증세는 치료 전이나 후나 별반 차이가 없다.[3] 그럴진대 검사 수치가 정상 범위라면 어떨까. 부작용이나 없으면 다행이지 효험이 있을 리는 더더욱 만무할 터다.

그럼 혹시 테스토스테론으로 병을 없애려다 더 얻어 가는 건 아닐까? 일단은 아니기를 빈다. 안 그래도 테스토스테론 제제가 심장마비나 뇌졸중의 위험성을 높이는지 여부를 조사한 연구가 있다.[4] 2018년에 공개된 결과 보고서에 따르면 둘 사이에 관련성이 있긴 있는데, 고령 남성과 호르몬 주사를 맞는 남성에서만 그렇고, 다른 형태의 테스토스테론 제제에는 이런 위험성이 없었다고 한다. 전립샘암과 관련해서는 아직 결론이 이렇다고 확언할 상황이 아니다. 다만 전립샘에서 작은 암세포 덩어리가 발견되는 남성이 적지 않다고는 한다. 대부분 깊은 동면 중인 이 암세포들이 테스토스테론 약물 때문에 화들짝 깨어나는지 여부는 앞으로 더 조사가 필요하다.

온 국민이 낮은 테스토스테론 수치에 식겁하는 작금의 현상은 지난날의 어느 소동을 떠올리게 한다. 피로는 모두 '핏속의 철분 부족' 탓이므로 철분제 하나면 온갖 문제가 한 방에 해결된다던 시절이 있었다. 이게 1950년대의 일이다. 사실 피로와 성욕 감퇴를 일으키는 원인은 한둘이 아니다. 후보들을 개연성 순서로 나열했을 때 철분 부족과 낮은 테스토스테론 수치는 순위상 밀려도 한참이나 밀러난다.

그럼에도 여전히 테스토스테론 검사 생각이 머릿속을 맴돈다면, 담당 의사의 윤리의식 수준부터 슬쩍 떠볼 것을 추천한다. 꼭 필요하지도 않은데 굳이 약을 권하는 인물인지 아닌지 확인해 보라는 소리다.

닫힌 혈관을 여는 방법

1990년, 딘 오니시 박사는 의학의 역사에 기록될 만한 일을 낸다. 중요성이 매우 큰 한 연구의 결과를 발표한 것이다. 심혈관 질환을 역행시키는 게 가능한지, 쉽게 말해 동맥경화증 때문에 좁아진 동맥을 다시 넓힐 수 있는지 궁금했던 게 이 연구를 착수한 계기였다.[5] 효능이 딱히 검증된 적은 없음에도 닭가슴살과 생선이 심장 건강에 좋다는 소문이 예전부터 무성하던 차였는데, 그는 여기서 한 술 더 떠 식이요법 강도를 한 층 더 높였다. 그런 다음 이 채식 위주 식이요법에 운동, 스트레스 관리, 금연까지 몽땅 넣은 종합 프로그램을 만들어 사람들에게 실천하게 했다.

그리고 1년 뒤, 연구 참가자들을 대상으로 혈관조영을 실시했다. 혈관조영이란 심장으로 들어가는 혈관을 특히 잘 보이게 만든 일종의 엑스레이 영상검사다. 이것을 연구 시작 시점에 찍어 둔 영상과 비교했더니 전체 연구 참가자의 무려 82%에서 동맥이 다시 확연하게 넓어졌음을 알 수 있었다. 약물 치료도 수술도 없이, 단지 생활습관만 바꿨을 뿐인데 말이다.

여기서 얻는 교훈이 있다. 건강한 식단과 건강한 생활습관이 심장의 동맥을 열어 준다면 다른 곳의 동맥도 마찬가지일 것이다. 레이의 발기부전 역시 그렇게 나았을 것이다.

기억하기 쉽도록 동맥 건강을 되찾는 핵심 요령을 정리해 봤다.

1 **채식 위주 식단.** 채소에는 콜레스테롤이 사실상 전혀 들어 있지 않다. 게다가 당연한 말이지만, 채소는 동물성 지방을 한 톨도 함유하지 않는다. 그런데 바로 이게 열쇠다. 콜레스테롤을 높이는 주범은 포화지방인데 포화지방은 특히 동물성 지방에 많다. 그러니 식탁에서 동물성 식품을 모조리 치우는 것이야말로 동맥의 건강을 회복시킬 결정적인 첫걸음이다.

2 **적당한 운동.** 이미 심혈관 질환을 앓는 사람은 운동을 시작하기 전에 각자에게 적절한 운동량이 어느 정도인지 미리 의사와 상담할 필요가 있다. 보통은 매일 30분씩 빠르게 걷기로 시작하는 게 좋다. 여기서 30분은 매일 운동할 때 얘기고 일주일에 세 번 1시간씩 걷기로 대체해도 된다. 관절이 몹시 안 좋거나 다른 건강 문제 등으로 이렇게 운동할 여력이 안 되어도 실망하긴 이르다. 운동을 포기하더라도 방법은 아직 많다.

3 **스트레스 관리.** 스트레스를 다스리기에 좋은 활동은 다양하다. 오니시 박사는 그 가운데 요가와 명상을 추천하지만, 각자 자신에게 가장 잘 맞는 걸 택하면 된다. 분주한 일과 속에서 쌓여 가는 스트레스를 건강하게 해소할 나만의 비결을 찾아보라.

4 **금연.** 흡연은 폐나 다른 주요 장기들뿐만 아니라 혈관에도 해롭다. 담배 종류는 모조리 다 멀리하자.

말만 들어도 벌써 힘들다고? 그래 봐야 수술실을 들락날락하거나 누가 심장을 쥐어짜는 듯한 가슴 통증에 시달리거나 발기불능으로 평생 전전긍긍하는 것만 하겠는가. 조금 지나 건강을 되찾고 나면 이게 얼마나 잘한 짓인지 절로 뿌듯함을 느낄 것이다.

몸무게만 줄여도 달라진다

이탈리아 나폴리에서 체중 감량만으로 발기부전에 효과가 있는지 알아보는 실험이 실시됐다.[6] 이 연구에는 비만 남성 100명이 자원했는데, 평균 나이는 대략 43세였고, 체중은 100킬로그램을 조금 넘었다. 대부분은 콜레스테롤 수치가 높았고 무엇보다 전원이 발기부전을 앓고 있었다.

연구진은 참가자들 가운데 절반만 다이어트 프로그램에 참여시켰다. 식사량을 조절하고 규칙적인 운동(대부분은 걷기)을 하는 방식이었다. 그렇게 참가 남성들이 2년에 걸쳐 서서히 살을 빼면서 감량한 총 몸무게는 평균 15킬로그램 정도였고 콜레스테롤 수치도 약간 떨어졌다. 그런데 그뿐만이 아니었다. 이 그룹의 남성 가운데 약 3분의 1이 성기능이 돌아왔다고 자평한 것이다. 특별한 관리 없이 관찰만 한 대조 그룹 남성들은 어느 지표에서도 눈에 띄는 변화가 없었던 것과 대비되는 결과다.

그래서 연구진은 참가 남성 한 명 한 명의 과정과 결과를 자세히 분석하기로 했다. 그랬더니 (1) 살이 가장 많이 빠진 참가자, (2) 운동을 가장 열심히 한 참가자, (3) C-반응성 단백질[CRP, C-reactive protein] 수치가 가장 크게 떨어진 참가자의 성기능이 누구보다 월등히 좋아진 걸 알 수 있었다. 여기서 혈중 CRP 수치는 몸 안에 염증이 있음을 암시하는 물질로, 과체중인 사람에게서 흔히 높게 측정된다. 염증은 혈관을 손상시켜 혈액의 정상적인 흐름을 방해한다. 그런데 채식이 이 CRP 수치를 낮춘다고 한다.[7]

이 다이어트 프로그램은 그렇게 고강도가 아니었다. 그럼에도 이 연구는 생활습관 몇 가지만 살짝 고쳐도 놀라운 변화가 일어난다는 걸 보여 준다. 물론 나라면 이왕 맘 먹는 거 목표를 더 크게 잡으라고 권할 것이다. 채식 위주 식단으로 동맥을 다시 넓혀 심장과 뇌, 나아가 남성의 중요한 부위까지 모두 원활한 혈액 공급을 확보하는 것이다.

운동이 약이다

운동은 동맥질환과 발기부전으로 상한 몸을 확실히 회복시킨다. 이 것은 오니시 박사의 프로그램과 이탈리아 나폴리 연구로도 수차례 증명된 사실이다. 운동의 유익성은 여기서 그치지 않는데, 운동이 발기부전을 예방한다고 보는 견해가 많다는 점에서다. 미국 보스턴에서 40대부터 70대까지 아우르는 대규모 남성 집단을 추적관찰한 연구가 있다. 신체활동이 많거나 작정하고 운동을 시작한 남성들과 가만히 지내는 남성들을 비교한 결과, 전자의 경우 나중에 발기부전에 걸릴 확률이 후자의 절반 수준에 그치는 것으로 분석됐다.[8]

한 마디만 더 보태자면……

알아두면 유용할 얘기가 있다. 비아그라를 발굴한 개발팀이 한창 연구 중에 흥미로운 사실 하나를 발견했다. 고지방 식품을 잔뜩 먹고 이 약을 복용하면 약효가 줄어들었던 것이다. 실제로 기름진 저녁식사는 비아그라의 작용을 한 시간가량 늦추고 혈중 농도를 29% 떨어뜨린다고 한다.[9] 그렇다면 비아그라의 덕을 톡톡히 보기 위해 과채류 위주의 저지방 식이요법을 해야 하는 걸까? 글쎄 어차피 식단을 바꿀 거라면 애초에 비아그라를 먹을 필요도 없지 않을까.

8장.
당뇨병

당뇨병만큼 인류에 의해 깊게 발굴된 질병은 또 없을 것이다. 연구와 경험을 통해 새로운 사실이 속속 밝혀지면서 이제는 누구나 조금만 공부하면 이게 어떤 병인지, 어떻게 관리해야 하는지 전문가처럼 통달할 수 있다. 그것도 단순한 증상 억제가 아니라 병의 근원을 겨냥해서 말이다.

밥

올해 쉰다섯 살이 된 밥은 퇴역한 해군이다. 제22원정단 소속으로 베이루트와 그레나다 작전에 투입되기도 했던 그는 무릎 수술을 받은 뒤 전역해 프로레슬링 선수로 전향했다. 이 시절 사용했던 D .I. 밥 카터라는 예명은 TV 시트콤 〈사고뭉치 해병 고머 파일〉에 나오는 악마 같은 훈련교관의 이름을 딴 것이다.

현역 시절 그는 군살 하나 없이 탄탄한 근육질의 몸매를 자랑했다. 하지만 레슬링 무대에서 영영 내려온 뒤로는 먹는 것이나 자기관리 따위에 딱히 신경 쓰지 않았다. 그 대가는 혹독해서, 급격하게 살이 붙었고 몸무게가 135킬로그램까지 늘어나 버렸다. 그렇게 그는 2년 전, 제2형 당뇨병 진단을 받았다. 이게 얼마나 안 좋은 상황인지는 그도 잘 알았다. 당뇨병은 심장마비, 시력 저하, 팔다리 절단, 신장질환의 위험을 높인다. 재향군인병원에 갈 때마다 그는 환자들이 투석을 받기 위해 길게 줄 서 있는 광경이 늘 눈에 밟혔다. 자신은 그중 하나가 되고 싶지 않았다.

"제게 아들 둘이 있는데, 당시 한 놈은 열네 살이고 둘째는 열세 살이었죠. 사귀는 여자친구와는 꽤 진지한 사이였고요. 당뇨병 환자들이 어떻게 죽는지 알고 나니, 이렇게 사랑하는 사람들을 두고 그렇게 되고 싶지는 않더군요."

그는 친구에게 전화를 걸어 조언을 부탁했다. 친구는 식단부터 바꿀 것을 추천했다. 그러면서 우리 팀이 주관하는 것을 비롯해 그가 참여하면 좋을 만한 연구 프로그램 몇 건을 함께 소개했다. 호기심이 발동한 밥은 인터넷을 뒤지기 시작했고 친구의 제안대로 도전해 보기로 결심했다.

갈 길이 멀었다. 혈당이 얼마나 잘 조절되는지 혈액검사로 가늠하는 헤모글로빈 A1C라는 지표가 있는데, 밥의 경우 이 물질의 혈중 수치가 9.9%였다(참고로 6.5% 이상이면 당뇨병이 거의 확실하다고 본다).[1] 혈당 수치는 정상 기준인 100을 크게 웃도는 288mg/dl였고 콜레스테롤 역시 정상 범위(200 미만)를 벗어난 207mg/dl였다. 어느 하나 위로가 되는 소식이 없었다. 의사는 혈당부터 낮추자며 그에게 메트포르민을 처방했다. 하지만 부작용이 너무 심해 중간에 인슐린 주사로 바꿔야 했다.

그런데 주사를 맞는 게 그에게는 너무나 곤욕이었다. 밥은 의사를 찾아가 부탁했다. "제게 90일만 주세요. 어떻게든 주사 없이 관리가 되도록 만들어 보겠습니다." 의사는 탐탁지 않아 하면서도 허락했다. 당뇨병은 일방통행로와 같아서 일단 시작했다면 약물치료를 중단하는 법이 절대로 없다. 적어도 의사의 견해는 그랬다.

밥은 집으로 돌아가자마자 채식 위주 식단에 관한 연구 자료를 파고들기 시작했다. 책이며 강의 영상이며 닥치는 대로 탐독했다. 그런 뒤 결심을 실행으로 옮겼다. 그날로 그의 집에는 베이컨과 달걀 금지령이 떨어졌고, 아침으로는 무조건 베리류 과일과 호두를 얹은 오트밀만 먹었다. 점심과 저녁에는 콩과 녹색채소가 식탁의 주인공이 되었다.

그러자 얼마 지나지 않아 변화가 느껴지기 시작했다. 몸이 가벼워졌고 움직임도 날로 가뿐해졌다. 그렇게 그는 3개월 만에 무려 체중 20킬로그램을 감량했다. 혈당은 288에서 86으로 뚝 떨어졌고 헤모글로빈 A1C는 6.4%까지 내려갔다. 밥이 선언한 그대로 의사도 인슐린을 중단해도 되겠다고 인정했다. 시간이 더 흘러 8개월 즈음에는 살이 더 빠져 몸무게가 처음보다 40킬로그램이나 줄어 있었다.

인슐린을 안 맞는데도 A1C는 5.9%로 더 떨어졌다. 콜레스테롤 수치는 고작 125mg/dl이었다.

가장 최근에 측정한 A1C 값은 5.3%, 누가 봐도 정상 범위다. "요새 아주 살맛 납니다. 이 식습관이 제 목숨을 구했어요."

요즘 그는 지난 1년 남짓의 경험을 주변 사람들에게 알리는 데 열심이다. "저는 의사도 무슨 박사도 아니에요. 그런데도 제 열 손가락과 열 발가락 모두 여전히 멀쩡하게 제 자리에 붙어 있죠. 끝까지 소중히 관리할 겁니다."

병원에서 선고를 받은 지 14개월 만에 그는 당뇨병에서 완전히 해방됐다. 이제는 정기적으로 병원을 다닐 필요도 없다. 심판 복장을 한 의사가 링에 올라 밥의 손을 번쩍 들어올리며 그를 챔피언으로 선언한 기분이다. 그는 당뇨병을 정면으로 마주했고 결국 굴복시켰다.

가이

부동산중개업을 하는 가이는 아내인 데브라와 단둘이 살고 있었다. 살이 좀 찐 걸 빼면 건강은 괜찮은 편이었다. 아니, 그렇다고 그는 생각했다. 시력이 점점 나빠지기 전까지는. 처음에 찾아갔던 안과의사는 원인을 찾지 못했다. 여러 병원을 전전하고 나서야 그는 진실을 알게 되었다. 지금까지 있는지도 몰랐던 당뇨병이 시력 저하를 불러왔다는 것이다. 설상가상으로 순환기내과에서는 더 나쁜 소식이 기다리고 있었다. 의사는 여러 해 전에 증상 없는 심장마비가 당사자도 모르게 조용히 지나갔는데 이것 때문에 심장이 크게 손상됐다고 말했다.

그의 몸을 이렇게 상하게 만든 유력한 용의자는 건강에 좋지 않은 먹거리였다. 이민 1세대인 조부는 이탈리아 남부에서 건너온 뒤 브루클린 하이츠 외곽에 빵집을 열었다. 이후 지금까지도 가공육을 넣은 대형 샌드위치로 끼니를 해결하는 것을 온 가족이 너무나 당연하게 여겨 왔다.

병원에서는 당뇨병치료제인 메트포르민과 심장 스텐트 삽입수술을 포함해 여러 가지 치료 방법을 제안했다. 스텐트란 혈관을 열어 두기 위해 관상동맥에 끼워 넣는 조그만 튜브를 말한다. 그런데 스텐트를 삽입하면 혈전이 생기기 쉽기 때문에 혈액희석제를 꾸준히 복용해야 한다. 게다가 스텐트의 부작용은 이것만이 아니란다. 설명을 다 들은 가이는 생각했다. 뭔가 더 좋은 방법이 있을 거라고.

데브라는 바로 인터넷을 뒤지기 시작했다. 그러던 중 우리 연구팀의 당뇨병 관리 전략을 발견하고 이게 괜찮겠다고 찜해 두었다. 여기에 추가로 콜드웰 에셀스틴Caldwell Esselstyn이 쓴 자료들도 찾았는데, 심혈관 질환의 진행을 식이요법으로 막을 수 있다는 게 핵심 내용이다. 에셀스틴 박사가 특히 강조한 방법은 동물성 식품, 오일, 밀가루(빵과 파스타 등)를 끊는 것이었다. 부부는 당장 실행에 들어갔다. 콩, 쌀, 폴렌타(이탈리아식 옥수수 가루—옮긴이), 케일, 고구마를 적절히 활용한 식단을 성실히 유지한 결과, 가이의 몸무게는 꾸준하게 줄어들었다. 그렇게 수 개월에 걸쳐 그는 살을 엄청나게 뺐다. 정장이든 평상복이든 맞는 옷이 없어서 죄 내버려야 할 정도였다. 당연히 A1C 수치도 눈에 띄게 좋아졌다. 담당 의사는 더 이상 메트포르민이 필요 없겠다고 판단하고 처방을 중단했다.

웬만큼 안정권에 접어들었다 싶어 몸무게를 쟀더니 처음에는 130킬로그램을 넘던 게 어느새 85킬로그램이 되어 있었다. A1C는 10.5%에서 5.2%까지 떨어졌다. 더 이상 혈당강하제를 먹지 않는데도 말이다. 콜레스테롤 약 역시 끊었지만, 가장 최근에 잰 수치는 총 콜레스테롤과 LDL이 각각 128mg/dl와 69mg/dl로 둘 다 훌륭한 수준이었다. 결정적으로 가이의 발길을 병원으로 이끌었던 시력 또한 회복되어 있었다. 옆에서 돕던 아내까지 11킬로그램 감량 효과를 본 건 덤이었다.

부부의 집에 가 보면 주방 찬장과 냉장고에 콩과식물, 쌀, 녹색채소가 그득하다. 그걸 볼 때마다 가이의 마음은 든든하다. "불가능하다고 생각했던 일이 제게 일어났어요. 절대 과거로 돌아가지 않을 겁니다." 그가 하도 추천하고 다니는 탓에 지인 가운데 그의 이야기를 모르는 사람은 드물다. 일례로 고객 하나는 아내의 심장에 이상이 생겨 요양원에 맡겨야 할 것 같다며 고민을 털어놨다. 이 고객은 가이가 추천한 방법을 써 보기로 했고, 얼마 뒤 아내의 상태가 크게 호전되어 요양원을 나왔다는 희소식을 전했다.

당뇨병을 물리치는 새로운 전략

2003년, 우리 팀의 프로젝트가 미국 NIH의 연구비 지원 대상으로 선정됐다. 프로젝트 주제는 제2형 당뇨병을 다스릴 새로운 전략이었다. 당시 당뇨병 식단은 전부 섭취량 제한을 의미했다. 모두가 한목소리로 말했다. 당뇨병 환자는 먹는 양을 줄여 체중을 감량하고 혈당이 치솟지 않도록 탄수화물을 제한해야 한다고 말이다. 사실 이것은 영양학적으로 그리 건강한 방법이 아니다. 가령 전 세계의 당뇨병 발병률 순위를 보면 쌀과 고구마 같은 고탄수화물 식품을 주식으로 하는 많은 나라들이 예상 외로 한참 아래쪽에 몰려 있는 걸 알 수 있다.

얼마 전까지만 해도 일본은 당뇨병이 희귀한 나라였다. 이 시절 일본의 40세 이상 성인 인구 가운데 당뇨병 환자의 비중은 1~5%에 그쳤다. 쌀밥 중심의 식단이 국민 건강을 지켜 준 덕분이었다. 그러다 1980년대부터 일본의 서구화에 가속도가 붙으면서 식탁의 풍경도 육류, 유제품, 각종 가공식품 위주로 달라지기 시작한다. 이에 발맞춰 1990년에 이르면 당뇨병 환자의 비중이 11~12%로 치솟았다.

미국 안에서는 기독교 소수종파 가운데 하나인 제7일 안식일 재림교 신자들을 대상으로 수행된 시리즈 연구가 좋은 참고자료가 된다. 이 종교는 건강한 삶을 중시하기에 많은 교인이 채식주의자이거나 채식 위주의 식습관을 고수한다. 물론 다 그런 건 아니어서 육식을 하는 신자도 적지 않다. 그런 까닭에 식습관 패턴에 따른 건강 상태를 자연 조건에서 조사하기에 이 종교집단만큼 이상적인 모델이 또 없다. 그렇게 신도 총 6만 903명이 등록된 재림교 건강조사 연구 2^{Adventist Health Study-2}의 데이터를 분석했을 때, 채식을 하는 사람 중 당뇨병 환자는 2.9%뿐이었고 육식 그룹에서는 당뇨병 환자의 비중이 7.6%나 됐다. 체중 비교 결과 역시 비슷하게 대비되는데, 채식 그룹에서는 BMI 평균이 건강 수준인 $23.5kg/m^2$인 데 비해 육식 그룹에서는 $28.8kg/m^2$였다.[2]

이처럼 동물성 식품을 철저하게 배제한 식단은 건강에 유익한 게 분명해 보였다. 그래서 우리 연구팀은 당뇨병 환자들에게 저지방 채식 식단을 직접 테스트해 보기로 했다. 사전조사 격으로 소수의 환자만 모집해 수행한 연구의 결과는 상당히 희망적이었다. 그래서 이번에는 지원자를 더 대대적으로 모집했다. 모두 제2형 당뇨병을 평균 8년 넘게 앓고 있던 환자들이었다. 우리는 지원자를 두 그룹으로 나누고 한 그룹에는 칼로리와 탄수화물을 제한하는 전통적 당뇨병 식이요법을 따르도록 지시했다. 다른 한 그룹에게는 동물성 식품을 모조리 끊고 고지방 식품을 최대한 피하되 칼로리와 탄수화물을 제한하지 말라고 주문했다.

그리고 22주 뒤, 연구 참가자들을 다시 불러 두 그룹을 평가했다. 전통 식이요법을 실천한 환자들의 상태는 나쁘지 않았다. 약 처방에 변화가 없었던 환자들만 따지면 A1C 수치가 0.4% 낮아져 있었다. 반면에 채식 식단 그룹에서는 A1C 감소폭이 1.2%였다. 채식이 전통 식이요법보다 세 배나 크게 수치를 떨어뜨린 셈이다.[3] 즉 칼로리나 탄수화물 섭취를 억지로 제한하지 않았는데도 채식 그룹의 성과가 훨씬 좋았다. 이 그룹의 환자들은 몸무게가 빠지고 혈당 수치와 콜레스테롤 수치 역시 개선된 것으로 나타났다. 새로운 희망이 생긴 것이다.

이 연구는 잘만 하면 당뇨병 치료 개혁의 신호탄이 될 것이다. 음식 조절의 힘이 사람들이 기대하는 것보다 훨씬 강력하다는 것을 보여 주었으니까 말이다. 이 연구 결과를 어떻게 활용할지는 이 장 뒷부분에서 자세히 설명하려고 한다. 그러니 궁금해도 좀 참아 주길 바란다. 일단 지금은 기본부터 짚고 가는 게 좋겠다. 당뇨병이란 무엇일까? 이걸 알아야만 당뇨병을 어떻게 이겨내야 할지 제대로 이해할 수 있다.

당뇨병은 어떤 병인가

핏속에 당, 그러니까 글루코오스가 지나치게 많을 때 우리는 이것을 당뇨병이라 부른다. 글루코오스는 모든 동물에게 기본이 되는 에너지 원료다. 차에 기름을 넣듯이 근육과 뇌를 비롯해 어느 신체조직이든 글루코오스가 들어가야 힘을 쓸 수 있다. 글루코오스 자체는 나쁘지 않다. 당뇨병은 지정된 창고인 근육 세포나 간 세포에 들어가야 할 글루코오스가 혈중에 계속 머물러서 생기는 병이다.

원래는 췌장에서 분비된 인슐린이라는 호르몬이 글루코오스에게 세포 안으로 들어가는 길을 안내한다. 목적지에 당도한 인슐린은 자물쇠 구멍에 열쇠가 들어가는 것처럼 근육 세포 표면의 지정된 위치에 달라붙는다. 그러면 글루코오스를 들여보내라는 메시지가 세포막 전체에 퍼진다. 똑같은 현상이 간 세포에서도 일어난다. 그런데 당뇨병 환자의 몸속에서는 이 과정이 완수되지 못한다.

당뇨병의 종류

제1형 당뇨병은 췌장에서 인슐린을 만드는 베타세포가 망가질 때 생긴다. 베타세포를 망가뜨리는 범인은 바로 혈중의 항체다. 췌장 자체가 인슐린을 생산하지 못하므로 제1형 당뇨병 환자에게는 인슐린이 꼭 필요한데, 인슐린은 매일 여러 차례 주사를 놓거나 펌프장치에 연결해 주입하는 식으로 투여해야 한다.

제2형 당뇨병은 제1형보다 훨씬 흔하다. 제2형 당뇨병의 경우 췌장이 여전히 인슐린을 만들긴 하지만, 체내 세포들이 인슐린에 반항한다는 게 제1형과 다른 점이다. 열쇠를 자물쇠에 꽂긴 꽂았는데 부드럽게 돌아가지 않는 상황과 비슷하다. 그러면 글루코오스가 세포 안으로 원활하게 들어갈 수가 없다. 한마디로 인슐린 저항성이 생기는 것이다. 이것을 보상하기 위해 췌장은 인슐린 생산량을 늘리지만, 혈관에 글루코오스가 쌓이는 속도를 따라잡지는 못한다. 그 결과로 혈당 수치가 올라간다.

마지막으로 임신성 당뇨병이라는 것도 있다. 언뜻 제2형 당뇨병과 흡사한 이 유형은 임신 중에 발병했다가 아기를 낳으면 저절로 없어진다. 하지만 그렇다고 안심해서는 안 된다. 식단과 생활습관을 고치지 않는다면 훗날 제2형 당뇨병에 걸릴 거라는 예고장이나 다름없다.

혈당 검사법

혈당이 잘 조절되는지 점검하는 방법에는 여러 가지가 있다. 정상 수치 기준의 숫자가 지표로 삼는 물질에 따라 달라진다는 점에 유념하자.

가장 일반적인 지표인 **공복 혈당**은 100mg/dl(5.6mmol/L) 아래여야 한다. 100~125mg/dl 사이(즉 5.6~7mmol/L 사이)라면 당뇨병 전기로, 125mg/dl(7mmol/L)보다 높다면 당뇨병으로 본다.

헤모글로빈 A1C는 지난 3개월 동안 혈당이 얼마나 잘 통제되었는지 보여주는 지표다. 흔히 짧게 그냥 A1C라고도 말한다. 단위는 %이며 5.6% 이하로 유지하는 게 좋다. A1C 수치가 5.7~6.4% 사이이면 당뇨병 전기라는 뜻이고 6.5% 이상일 때는 두 차례 추가 검사로 확인한 뒤에 당뇨병 진단이 내려진다.

혈당 관리 상황을 더 정밀하게 분석하고 싶다면 **내당능 검사**를 활용할 수도 있다. 방법은 간단하다. 설탕 시럽을 일정량 삼킨 뒤 2시간 동안 혈당을 재면 된다. 내당능 검사의 목적은 혈당이 급격하게 치솟지 않는지, 체내에서 인슐린이 잘 생성되는지, 분비된 인슐린이 혈중 글루코오스를 세포에 잘 바래다주는지 여부를 확인하는 것이다. 검사 결과는 의사가 해석해 들려줄 것이다.

그렇다면 각 당뇨병 유형마다 음식 관리는 어떻게 해야 할까?

제2형 당뇨병 관리를 위한 식이요법 원칙

살을 빼면서 당뇨병까지 다스리는 데에는 무엇보다 채식 위주 식단이 효과적이다.

이 말을 듣고 누군가는 의아해할지 모른다. 채식주의자들은 스파게티, 쌀밥, 고구마, 콩, 과일 등등 탄수화물을 엄청 먹던데 이건 오히려 혈당을 올리는 짓 아니냐고 말이다. 천만에, 완전히 정반대다. 어째서 그러냐고? 요동치던 혈당이 채식 중심 식이요법으로 순식간에 제자리를 찾아가는 비밀은 과연 뭘까?

이것을 제대로 이해하기 위해 일단 미국 코네티컷 주의 한 대학 캠퍼스로 가상의 여행을 떠나 보자. 예일대학교의 연구팀이 자기공명분광분석magnetic resonance spectroscopy이라는 첨단 스캔기술의 힘을 빌려 사람의 몸속을 들여다본다.[4] 그들이 보고 있는 것은 사람들의 근육세포 안에 들어 있는 지방 입자다. 특수 현미경 아래서만 보일 정도로 엄청나게 작은 이 입자를 과학자들은 근육세포내 지질이라고 부른다. 여기서 지질은 지방과 같은 말이다. 근육뿐만 아니라 간 세포에도 비슷한 입자가 존재한다.

5장에서 잠깐 배웠던 것처럼 이런 지방 입자가 들어찰수록 세포는 인슐린에 둔해진다. 세포에 저장된 지방이 인슐린 저항성을 유발하는 것이다.

이렇게 상상하면 쉽다. 당신이 집에 없는 동안 어느 말썽쟁이 녀석이 대문 열쇠구멍을 풍선껌으로 막아 놓는다. 귀가한 당신은 열쇠를 구멍에 꾸역꾸역 밀어 넣지만 문은 좀처럼 열리지 않는다. 물론 열쇠에는 아무 이상이 없다. 열쇠가 들어갈 공간을 껌이 막고 있다는 게 문제다. 결국 당신은 껌을 다 긁어내고 나서야 집 안에 들어갈 수 있다.

대문의 자물쇠 장치는 근육과 간의 세포들과 같다. 당뇨병의 경우 세포가 껌이 아니라 지방으로 채워진다는 게 다를 뿐이다. 이렇게 공간이 막히면 더 이상 인슐린이라는 '열쇠'가 세포에 듣지 않게 된다. 이번에도 역시 해결책은 지방을 빼내는 것이다.

그렇다면 이 지방 입자들은 어디서 올까? 힌트는 우리의 삼시세끼에 있다. 아침에 베이컨과 달걀 부침을 먹고 집을 나오면 그만큼의 지방 입자들이 오전 내내 핏속을 둥둥 떠다닌다. 점심 시간이 되어 볼로냐 소시지와 치즈를 넣은 샌드위치 하나를 해치운다. 그러면 피는 한층 기름져진다. 거기다가 저녁에 감자튀김, 오일을 잔뜩 두른 샐러드, 치즈를 푸짐하게 올린 피자까지 먹는다면 더 볼 것도 없다. 하루 종일 섭취한 엄청난 양의 지방 입자들은 몸속 세포 구석구석에 야무지게 자리 잡을 것이다. 만약 같은 상황에서 채식을 한다면 어떨까. 채식 메뉴는 동물성 지방 함량이 0이니 새로 투입되는 지방도 없다. 여기에 더해 오일 사용까지 최소로 줄인다면? 근육과 간에 미어터지던 지방이 슬슬 녹아 사라지기 시작할 터다.

채식 위주 식이요법이 제2형 당뇨병에 얼마나 유익한지 조사한 연구는 이미 적지 않다. 우리 팀이 진행한 시리즈 연구들에 의하면 병이 오래되어 당뇨병성 신경병증까지 얻은 환자들조차 이 식이요법의 덕을 본다고 한다. 신경병증은 가차 없기로 악명 높은데, 발에 발병할 때 특히 더 아프고 환자의 삶의 질을 크게 떨어뜨린다. 그런데 신경병증이 겹친 당뇨병 환자 그룹에게 저지방 채식 식단을 실천하게 한 결과, 통증과 증상이 크게 줄고 간혹 깨끗하게 사라지기도 했다.[5] 채식 위주 식이요법이 특효인 것은 임신성 당뇨병도 마찬가지였는데, 당뇨병을 통제한 건 기본이고 재발률까지 현저하게 낮추는 성과를 얻었다.

건강한 식단 조절로 제2형 당뇨병을 정복하는 방법은 별로 어렵지 않다. 딱 세 가지 규칙만 지키면 된다. 동물성 식품을 끊고, 요리에 오일을 최소한으로만 사용하고, GI가 낮은 식품을 엄선하는 것이다. 양이 중요한 게 아니라는 사실을 명심하자. 신경 써야 할 건 무엇을 먹느냐다. 지금부터 세 가지 규칙을 하나씩 자세히 살펴보자.

1. **동물성 식품은 그만.** 가금류를 포함한 육류, 생선, 유제품, 달걀을 모두 끊으면 동물성 지방 섭취량이 제로가 된다. 여기에는 콜레스테롤을 비우는 효과가 덤으로 따라온다. 사실상 콜레스테롤은 전부 동물성 식품에서 오기 때문이다. 한층 가벼워진 식탁은 신선한 과채류, 각종 곡물, 콩과식물 그리고 이 식재료로 만든 건강한 요리들로 풍성하게 채우자.

소고기는 그렇다 치고 생선이 왜 기피음식에 들어가는지 의아해하는 사람이 있을지 모르겠다. 하지만 사실 생선은 소고기와 매우 흡사한 식재료다. 흔히들 생선을 오메가-3의 보고寶庫라고 말하는데, 생선 지방의 대부분은 오메가-3가 아니라는 걸 알아야 한다. 이쯤에서 간단한 셈을 잠깐 해볼까.

소고기구이 1인분에는 포화지방 3.4그램이 들어 있다. 포화지방은 콜레스테롤을 높이는 일명 '나쁜' 지방이다. 소문에는 알츠하이머병에도 더 잘 걸리게 한다고 한다. 태평양 연어의 경우 포화지방 함량이 1인분에 3.2그램으로 소고기와 별반 차이가 없다. 게다가 소고기와 연어 모두 콜레스테롤 폭탄이다. 1인분 중 콜레스테롤 함량이 소고기는 83그램 그리고 연어는 85그램이나 된다. 그런데 똑같은 1인분이라도 검정콩에는 포화지방이 0.1그램밖에 들어 있지 않다. 콜레스테롤은 아예 흔적조차 찾을 수 없다. 현미, 브로콜리, 고구마를 비롯해 식물성 식품 대부분이 이와 비슷한 수준이다. 심혈관이 안 좋은 사람은 꼭 외워 둬야 할 알짜 정보다. 지방 때문에 인슐린 저항성이 생긴 사람도 마찬가지다. 이들에게 육식 후와 채식 후의 결과는 하늘과 땅의 격차와 맞먹는다.

미국 재림교 건강조사 연구 중 체중과 당뇨병 위험의 관계를 살펴본 부분으로 잠시 되돌아가면, 생선까지만 먹은 그룹은 육식 전체를 즐긴 그룹과 채식 그룹의 중간쯤에 오는 걸 알 수 있다. 한마디로 붉은색 고기와 가금류는 무조건 멀리해야 하고 가능하면 생선까지 끊는 게 좋다는 소리다.

2. **오일은 최소한으로.** 당연히 동물성 지방보다야 식물성 오일이 백 배 낫다. 포화지방 비중이 훨씬 낮은 게 사실이니까. 하지만 칼로리 면에서는 다 그게 그거다. 탄수화물이 그램당 4칼로리를 낼 때 9칼로리의 열량을 생산하는 건 식물성 오일이라고 해서 동물성 지방과 다르지 않다. 그러니 축적된 체지방을 소진시켜 살을 빼고자 한다면 동물성 지방인지 식물성 오일인지 따질 필요가 없다. 그냥 무

조건 새로 투입되는 지방을 최소한으로 줄여야 한다. (물론 식물성 오일을 완전히 차단하는 건 현실적으로 불가능하다. 또 그래서도 안 되고 말이다. 모든 식물은 미량의 오일 성분을 함유하는데 전부 건강 유지에 꼭 필요하다.)

그러니 복잡하게 생각하지 말고 무조건 추가되는 지방을 최소화하는 것이 가장 간편한 방법이다. 동물성이든 식물성이든 종류를 가릴 것 없이 말이다. 비장의 무기를 하나 공개하자면 오일을 전혀 쓰지 않는 조리법이 있다. 이 내용은 12장에서 더 자세히 얘기할 것이다.

참고로 식물 가운데에도 원래 지방 함량이 높은 식품이 있다. 대표적인 게 견과류, 피넛버터, 아보카도다. 초반에는 이것까지 단호히 멀리하기를 추천한다. 동물 지방에 비해 식물성 지방이 훨씬 양질이긴 해도 지금은 하루라도 빨리 몸무게를 건강 범위로 끌어내리는 게 당장의 최대 목표다. 그러려면 근육 세포와 간 세포에 차고 넘치는 잉여 지방들을 빨리 써먹어야 한다.

그럼에도 불가피하게 지방을 섭취하게 되는 상황이라고? 그렇다면 추가량이 20~30그램 한도를 넘지 않도록 신경 써야 한다. 미국과 캐나다에서는 이게 상당히 어려운 일이지만, 일단 실행하면 확실히 효험을 본다. 채소, 과일, 곡물류, 콩류는 대부분 지방 함량이 극히 낮으니 특별히 걱정할 게 없다. 반면에 냉동식품이나 소스 같은 가공식품은 뒷면의 영양성분표를 일일이 확인할 필요가 있다. 기본적으로 내가 권장하는 규칙은 1인분 기준으로 지방 함량이 3그램 이하인 상품만 장바구니에 담는 것이다. 원래 가공식품 의존도가 높았던 사람에게는 이 규칙에 적응하는 게 유독 힘겨울 수 있다. 시중에

3그램을 넘지 않는 상품은 손에 꼽기 때문이다. 그래도 방법이 전혀 없는 건 아니니 열심히 찾아보자.

3. 당 지수(GI)가 낮은 식품을 가까이. GI를 활용하면 혈당을 빨리 올리는 음식과 혈당에 영향을 덜 주는 음식을 쉽게 구분할 수 있다. GI값이 큰 음식을 작은 음식으로 모조리 대체하자.

- 설탕 대신 과일을 먹는다. 과일은 그 자체로 달콤해도 GI가 훨씬 낮다. 당연히 혈당을 다스리는 데 큰 도움이 된다.
- 흰 밀가루 빵은 호밀이 섞인 빵으로 대체한다. 호밀 함량이 높을수록 좋다. 예로부터 호밀은 혈당이 높은 사람에게 좋다고 명성이 자자한 곡식이다.
- 설탕 범벅 시리얼을 통곡물 시리얼이나 시골식 오트밀로 바꾼다.
- 감자 말고 고구마를 선택한다.
- 콩과 파스타를 자주 먹는다. 이 두 가지는 혈당을 아주 천천히 올린다. 특히 파스타는 똑같은 탄수화물인데도 말이다.

가장 확실히 GI를 낮게 통제하는 방법은 간단하다. 바로 메뉴를 네 가지 식품군, 즉 채소, 과일, 전곡류, 콩류로만 짜는 것이다.

이쯤에서 누군가는 당뇨병 식단이 5장에서 배웠던 다낭난소증후군 식단과 너무 똑같다는 생각이 들 것이다. 그런데 그럴 만한 이유가 있다. 둘 다 문제의 중심에 인슐린 저항성이 있다. 그 말은 곧 두 질환 모두 인슐린 저항성을 해결하는 것이 치료의 열쇠라는 소리도 된다.

덤으로 공유하고 싶은 추가 팁이 몇 가지 있다.

첫째, 생과일이나 샐러드처럼 날것 그대로의 식재료에 맛을 들이자. 신선한 과일과 채소는 살이 빨리 빠지도록 도와준다.

둘째, 고구마나 콩류, 과일처럼 건강한 탄수화물 식품까지 멀리하는 실수는 하지 말자. 탄수화물을 줄여서 혈당을 어느 정도 낮출수 있다는 건 사실이다. 어쨌든 모든 탄수화물은 배 속에서 글루코오스로 분해되니까. 하지만 인슐린 저항성이 생기는 근원은 비곗살에 쌓인 지방이다. 그러니 긴 안목으로 보면 이것부터 깨부수는 게훨씬 영리한 전략이다. 탄수화물을 제한할 경우 보나마나 고기, 유제품, 달걀, 오일을 그만큼 더 먹게 될 텐데, 이건 살을 더 찌우고 인슐린 저항성을 높이는 자충수일 뿐이다.

셋째, 즐겁게 요리하라. 이 책 뒷부분에 레시피를 잔뜩 실어 놨으니 차근차근 읽어 보고 끌리는 대로 시도해 보자. 생소한 식재료를사고 새로운 메뉴를 고르는 데 주저하지 말자. 도전정신으로 무장하고 음식 앞에서 보내는 시간을 모험하듯 즐기자. 가끔은 말아먹기도 하겠지만, 또 어떨 때는 기대 이상의 성공작이 얻어걸리기도할 것이다. 바로 이런 게 사는 맛 아니겠는가. 그러니 미리 걱정할것 없다.

제1형 당뇨병 관리를 위한 식이요법 원칙

제1형 당뇨병에 도움되는 식이요법 원칙은 바로 전에 설명한 또다른 당뇨병 유형의 규칙과 별반 다르지 않다. 동물성 식품을 멀리하고 오일 사용을 최소화하고 GI가 낮은 식품을 가까이하는 것이다. 여전히 인슐린은 계속 맞아야겠지만, 식이요법은 크게 두 가지 이유에서 제1형 당뇨병 환자에게 유익하다:

첫째, 건강한 식단은 인슐린 요구량을 크게 낮춘다. 채식 식단이 제1형 당뇨병에 얼마나 효과적인지 체계적으로 연구된 적은 없지만, 보고되는 개별 사례들을 모아 보면 식이요법을 시작한 뒤에 인슐린 투여량을 30% 넘게 줄일 수 있었다고 한다.

둘째, 건강한 식단은 혈관보호 작용을 한다. 다른 건 몰라도 눈, 심장, 신장, 팔다리의 모세혈관을 망가뜨린다는 점에서 당뇨병이 무서운 병이라는 사실을 절대로 잊지 말자. 우리는 혈관을 지키고 보호해야 한다. 그러려면 동물성 지방과 콜레스테롤을 세 끼 메뉴에서 모조리 빼는 게 상책이다.

건강한 식단에는 제1형 당뇨병을 예방하는 효과도 있다. 앞서 한 번 언급했듯 제1형 당뇨병은 인슐린 공장인 베타세포를 공격하는 항체 때문에 발병한다. 그렇다면 이놈의 항체는 도대체 어디서 오는 걸까? 학계의 묵은 체증을 시원하게 내려 준 결정적 증거는 1992년자 〈뉴 잉글랜드 저널 오브 메디슨〉에서 찾을 수 있다. 논문 보고된 이 연구에서는 제1형 당뇨병 소아 환자 142명으로부터 혈액 검체를 채취해 분석했는데, 한 명도 빠짐없이 우유 단백질의 항체가 검출되었다. 추가 연구 결과, 인슐린이 만들어지는 췌장 세포를 이 항체가 공격하는 것으로 밝혀졌다.[6]

흔히 사람들은 항체가 바이러스나 세균만 공격한다고 생각한다. 물론 그것도 인체 면역계가 수행하는 임무 중 하나이긴 하다. 그런데 항체는 음식에 대항해서도 생길 수 있다. 그런 항체는 우리 몸을 보호하는 게 아니라 종종 의도치 않은 해를 입힌다. 가령 관절을 공격해 류머티즘 관절염을 일으키는 식이다. 방금 전에 소개한 〈뉴 잉글랜드 저널 오브 메디슨〉의 논문에도 비슷한 내용이 언급되어 있다. 저자들은 우유 단백질 때문에 만들어진 항체가 소아 환자의 췌장 내 인슐린 생성 세포를 망가뜨려 당뇨병에 이르게 했다고 분석했다. 말하자면 췌장이 아군의 폭격에 초토화된 셈이다.

이 설명은 아직 학계 전체의 완벽한 동의를 얻지 못했기에 더 많은 연구가 필요한 실정이다. 다만 제2형 당뇨병의 위협을 약화시킬 결정적인 돌파구를 마련했다는 점에서 의미가 크다. 어쩌면 갓난아기를 모유수유로 키우고 가급적 동물젖을 안 먹이기만 해도 당뇨병의 사슬을 끊어 낼 수 있을지 모른다.

우리 모두는 우유가 성장기 아이들에게 (심지어 성인에게도) 좋은 음료라는 얘기를 귀에 못이 박히도록 들으면서 자랐다. 하지만 나는 이 편견을 머릿속에서 지우라고 권하고 싶다. 본디 우유는 송아지를 먹여 키우려고 만들어지는 것이다. 그런 까닭에 우유에는 포화지방과 당(즉 락토오스), 각종 호르몬이 그득하다. 어느 하나 사람 아이에게는 그다지 필요하지 않은 물질이다. 이 대목에서 누군가는 그럼 무지방 우유는 괜찮지 않느냐고 말할지 모른다. 하지만 그건 무지방이라도 칼로리의 60%가 당에서 나온다는 사실을 모르고 하는 소리다. 무지방 우유 한 컵이면 락토오스가 12그램 조금 넘게 들어 있다는 뜻이다. 사람 아이는 엄마젖을 먹고 크는 게 옳다. 그리고 젖을 뗀 아이들에게 생존을 위해 반드시 필요한 마실거리는 오직 물뿐이다.

저혈당에 대처하는 자세

주의할 점 하나. 저지방 채식 식단만으로도 효과는 이미 상당하다. 그런데 여기에 인슐린 혹은 인슐린 분비를 자극하는 약물까지 투약할 경우 자칫 저혈당이 올 수 있다. 즉 혈당 수치가 위험할 정도로 낮아지는 것이다. 두 가지 고강도 조치가 과유불급을 초래한 셈이다.

식이요법만 하거나, 약물 치료를 메트포르민으로 할 때는 대체로 이런 걱정이 없다. 그래도 내가 처방 받은 게 어떤 약인지, 저혈당을 초래할 위험성이 있는지 의사에게 확인 받는 게 좋긴 하다. 더불어 인슐린이나 술포닐우레아^{sulfonylurea} 계열 제제를 투여 중인 환자가 과격한 운동을 한 직후에도 저혈당이 발생하기 쉽다.

그렇다면 저혈당 발생을 막는 요령을 함께 알아보자:

1 식이요법 중이라는 사실을 의사에게 알리고 혈당이 갑자기 떨어지는 위기상황에 대비해 연락처를 받아 두자. 경우에 따라서는 저혈당이 일어나지 않도록 식이요법을 시작하기 전에 미리 약 용량을 낮춰야 한다. 이런 일은 전문가와 상의하는 게 필수다.
2 저혈당 증상들을 미리 알아 두자.
   · 손발 떨림
   · 식은땀

- 불안감

- 허기짐

- 쇠약감

- 심장박동이 빨라짐

- 눈앞이 핑핑 돌거나 어지러움

- 졸리거나 혼란스러움

- 말이 잘 나오지 않음

3   혈당측정기를 늘 휴대하고 다니자. 방금 전에 나열한 증상
    이 나타나면 바로 혈당을 잴 수 있도록 말이다. 만약 수치가
    70mg/dl (3.9mmol/l) 혹은 의사가 알려준 기준치보다 낮다면
    당장 뭐라도 해서 혈당을 끌어올려야 한다. 운전 중이었다면
    차를 갓길에 세워서라도 반드시 혈당 수치를 확인해야 한다.
    검사를 할 수 없는 상황인데 느낌상 저혈당이 온 것 같다면 바
    로 간식을 먹는 게 좋다. 그러고서 15분 뒤에 혈당을 다시 재
    보라. 이때 수치가 여전히 낮으면 간식을 더 먹고 다시 15분
    을 기다렸다가 혈당을 또 측정한다. 어차피 식사 시간이 다 된
    경우에는 바로 식당으로 가 밥을 먹는 게 낫다. 그렇지 않으면
    간식을 꼭 먹어야 한다.

급히 혈당을 올리기에 유용한 먹거리로는 다음을 추천한다.

- 글루코오스 정제. 어느 약국에서든 구매할 수 있다. 책상서
  랍, 지갑, 차 안에 상비해 두자. 혈당이 심각하게 내려갔을 때
  는 글루코오스를 15그램 정도 섭취해야 한다. 보통은 정제 4
  정이 여기에 해당한다.

- 과일 ½컵(약 110그램). 종류는 상관 없다.
- 탄산음료 ½컵(약 110그램). 제로칼로리 음료는 여기에 해당되지 않는다.
- 사탕 5~6알
- 설탕 1~2티스푼

4 신속한 응급처치가 가능하도록 병력 정보가 각인된 팔찌나 목걸이를 착용하자.

5 운동하는 중에 수시로 혈당 수치를 점검하자.

6 한밤중에도 저혈당이 올 수 있다는 점을 잊지 말자. 그렇다. 저혈당은 밤손님처럼 불시에 기습하기도 한다. 야간 저혈당의 흔한 증상은 다음과 같다.
- 자면서 땀을 엄청나게 흘림
- 악몽을 꾸거나 자다가 비명을 지름
- 아침에 일어났을 때 유독 피곤하거나 몽롱하거나 불쾌함

야간 저혈당이 의심되는가? 그렇다면 며칠 동안 알람을 새벽 두세 시에 맞춰 놓고 일어나 혈당을 체크해 보라. 이 수치를 적어 뒀다가 병원에 가지고 가면 의사가 약 처방을 알맞게 조정해 줄 것이다.

저혈당을 자신에게 혹은 자신의 식이요법에 문제가 있다는 뜻으로 받아들여서는 안 된다. 오히려 식이요법이 효과를 내고 있다는 증거로 보는 게 옳다. 다만 건강한 식단에 약물 치료를 더한 효과가 자신에게 다소 셌을 뿐이다. 그렇다고 저혈당이 안 위험한 것은 아니다. 그러니 저혈당이 왔을 때 미루지 말고 빨리 의사에게 알릴 필

요가 있다. 가만히 두면 앞으로도 저혈당이 당신을 끈질기게 괴롭힐 것이기 때문이다.

운동화 끈을 단단히 동여매고

건강한 생활습관의 8할은 착한 음식이지만, 운동은 여기에 날개를 단다. 운동은 혈당을 낮출 뿐만 아니라 살이 찌지 않게 도와준다. 담당 의사와 상의해 내게 맞는 운동 종목과 운동량을 구체적으로 정하자. 운동을 병행해도 된다는 의사의 허락이 떨어졌다면 일주일에 2시간 반 내지 5시간을 며칠에 나눠서 중간 강도 운동(빠르게 걷기, 댄스 등)에 할애하자. 평소에 몸 움직이는 걸 좋아하지 않던 성격이라면 가볍게 시작해 강도를 천천히 높여 가기를 권한다. 무엇보다 운동하는 틈틈이 혈당을 체크하는 걸 잊지 말자.

무릎이 몹시 아파서 혹은 기타 등등의 이유로 운동할 형편이 안 된다고? 그래도 괜찮다. 식이요법만으로도 여전히 효험이 있으니까. 운동을 병행하지 않은 채식 위주의 식단도 상당한 위력을 발휘한다는 연구 결과가 많다.

좋은 날도 아픈 날도 혈당 점검은 필수

대개는 채식이 혈당을 빠르고 효과적으로 낮추는 게 맞다. 그런데 간혹 채식을 시작하고 처음 며칠은 혈당이 오히려 올라가는 사람이 있다. 이것은 몸속에 인슐린 저항성이 아직 남아 있는 탓에 일어나는 현상이다. 그래서 탄수화물 식품을 먹은 뒤 일시적으로 혈당이 치솟는 것이다. 만약 내게 이런 일이 일어나도 당황하지 말자. 며칠만 인내하면서 앞서 배운 건강 규칙을 계속 실천하면 기대하던 결과를 곧 얻을 수 있다.

한편 바이러스성 질환 같은 감염병이나 스테로이드 제제 역시 혈당을 종종 높인다. 혈당이 올라간 게 혹시 이것 때문인지 주치의에게 물어 보면 그가 속 시원한 답을 내줄 것이다.

만약 이것저것 다 따졌는데도 알 수 없는 이유로 혈당 수치가 여전히 요지부동이라면 기본부터 다시 짚어 보자. 메뉴에서 동물성 식품과 첨가 오일을 확실히 다 뺐는지, 피넛버터나 과카몰리 같은 고지방 식품을 여전히 먹고 있는 건 아닌지 생각해 보라.

또 하나 주의할 점. 급한 대로 건강한 탄수화물을 줄이고 싶은 유혹을 뿌리쳐야 한다. 콩이나 고구마 등 착한 탄수화물까지 제한해서라도 혈당을 빨리 내리고 싶은 다급한 마음을 십분 이해한다. 만약 그랬다간 더 참혹한 결과만 얻을 뿐이다. 장기적으로 가장 고생하는 당뇨병 환자는 언제나 식이조절을 이런 식으로 잘못한 사람들이다. 메뉴의 일정 비중은 늘 건강한 식물성 식품으로 채우자. 그 안의 영양성분들이 우리 몸에 들어가 제 할 일을 하도록 말이다.

현재 하고 있는 운동이 없다면 지금이야말로 새로 시작하기에 더없이 좋은 기회다. 단 무작정 덤빌 게 아니라 먼저 담당 의사에게 얘기해 오케이 신호를 받기를 권한다. 그러고 나서도 운동 강도를 조금씩 높이는 게 또 중요하다.

그런데 간혹 아무리 생활습관을 뜯어고쳐도 혈당의 고삐가 안 잡히는 사례를 본다. 그럴 땐 사람 몸이 인슐린을 충분히 만들지 못하는 게 아닌지 확인할 필요가 있다. 물론 이런 상황에서도 생활습관 교정은 당뇨병 합병증을 예방한다는 점에서 여전히 유익하다. 하지만 근본적인 해결책은 역시 부족한 인슐린을 보충하는 것이다.

혹은 이런 일도 있다. 혈당이 너무 떨어지는 것이다. 혈당이 70mg/dl 혹은 의사가 사용하는 다른 기준치 밑으로 내려갈 때는 저혈당 처치를 시작하고 빨리 담당 의사에게 얘기하는 게 좋다. 어쩌면 약 용량을 줄이거나 투약을 멈춰야 할지도 모르기 때문이다. 식이요법만으로는 저혈당이 일어나지 않는다. 저혈당이 나타난다면 그건 늘 약이 너무 센 탓이다.

다시 나다운 나로

그간 당뇨병 때문에 병원과 약국을 문턱 닳도록 드나드느라 여가 따위 다 포기하고 살았다면, 이제는 내 삶을 되찾을 때다. 소망하던 내 모습 그대로 댄스 경연장, 테니스 코트, 숲 산책로를 자유롭게 누비는 것이다. 당신은 그럴 자격이 있다.

9장.
갑상샘 질환

사람 목덜미에는 갑상샘이라는 게 자리하고 있다. 언뜻 나비처럼 생긴 갑상샘은 몸집이 작아도 하는 일로 치면 일당백이다. 전신의 에너지 공급과 소비를 관장한다는 점에서다. 구체적으로 설명하면, 갑상샘은 체온을 유지시키는 동시에 심장, 뇌, 근육을 비롯해 모든 장기조직이 제 기능을 다하도록 뒷바라지한다.

사람의 몸을 〈스타트렉〉에 나오는 엔터프라이즈 호에 비유할 경우 갑상샘은 엔지니어인 스카티와 같다. 급박한 위기의 순간마다 예외 없이 커크 선장은 출력을 더 높이라며 스카티를 닦달한다. 능력자 스카티는 대체로 선장의 무리한 요구에 부응해 낸다. 하지만 늘 그런 건 아니다. 그럴 때는 그도 우는 소리를 한다. "선장님, 그럴 수는 없어요! 계속 이 속도로 가다간 우주선이 폭발해 버릴 거라고요!"

갑상샘도 마찬가지다. 갑상샘은 우리 몸이 필요로 하는 에너지를 제공한다. 안 그런 것처럼 보일 때도 실은 그러려고 애쓰고 있다. 에너지 조달 명령을 갑상샘 호르몬에 실어 혈관을 통해 전신의 각종 장기로 전파하는 방식이다. 따라서 만약 갑상샘 호르몬의 혈중 농도가 낮다면 우리는 몸이 무겁고 춥다고 느끼게 된다. 반면에 이 호르몬이 너무 많이 분비되면 정반대 현상이 나타난다. 남들보다 더위를 많이 타고 심장박동이 빨라지는 등 전반적인 신진대사 항진 증세를 보이는 것이다.

갑상샘 질환은 꽤 흔한 병이다. 실제 사례자 세 명의 얘기를 들어보자.

낸시

캘리포니아 주 치코에 사는 낸시는 회계사인지라 숫자와 씨름하는 게 노상 하는 일이다. 그런 그녀도 건강검진표 숫자의 변화에는 깜짝 놀랄 수밖에 없었다.

대학생이던 그녀 나이 열아홉 즈음, 갈수록 기운이 없고 졸음이 쏟아지는 게 이상했다. 특히 조금만 움직여도 금세 숨이 찼다. 당시 그녀는 주중에 학교 수업을 듣고 주말에 동물병원에서 아르바이트를 하고 있었다. 그래서 처음엔 못 쉬어서 그러려니 했다. 그러다 결국 성적 관리는커녕 지각만 간신히 면하면서 다닐 정도로 체력이 바닥을 쳤다. 그런데도 살은 오히려 뒤룩뒤룩 찌고 있었다. 문득 정신을 차려 보니 동일 연령대 정상 범위보다 10킬로그램 과체중이 되어 버렸던 것이다.

도대체 그녀에게 무슨 일이 벌어지고 있었던 걸까? 엄마에게 등 떠밀려 찾아간 병원에서 의사는 갑상샘의 활동이 저조해진 것 같다고 말했다. 갑상샘 호르몬이 충분히 나오지 않으면 신진대사가 느려지고 기력이 달리면서 체중이 불어난다는 설명이었다. 피를 뽑아 몇 가지 검사를 돌려 보니 정말로 갑상샘 기능이 저하되어 있었다. 곧바로 의사는 낸시에게 레보티록신^{levothyroxine}을 처방했다. 그녀의 몸이 스스로 생산하지 못하는 갑상샘 호르몬을 이 약이 보충해 줄 거라면서.

그러나 약물 치료는 기대만큼 도움이 되지 못했다. 따로 다이어트를 해 살을 좀 빼 보기도 했지만, 목표 체중까지는 여전히 까마득했다. 게다가 체력은 좀처럼 되살아날 기미가 없었다. "결국 자포자기하고 원래 나는 늘 피곤에 절어 있는 뚱보라는 사실을 받아들이기 시작했어요."

사실 그녀는 아픈 게 익숙했다. 안 그래도 집안에 환자가 수두룩했다. "아빠는 마흔일곱에 심장마비가 와서 이후 심장혈관수술을 두 번이나 받았고 동시에 울혈심부전을 앓고 계셨어요. 막판에는 암으로 돌아가셨지만요." 이에 질세라 모친은 나머지 이모 세 분이 그랬던 것처럼 중증 관절염에 유방암으로 오래 고생했다. 거기에 신장암과 파킨슨병까지 가세해 모친을 괴롭혔다고 한다. 낸시는 똑같은 일이 자신에게 일어날까 봐 두려웠다. "서라고 다를 것 같지는 않았어요. 그래서 이런저런 걱정이 얼마나 많았던지요."

따져 보면 멀쩡한 사람이 없는 가족력은 여러 대에 걸쳐 이어진 가업과 무관하지 않다. 낸시의 친가 쪽 할아버지는 노르웨이 오슬로에서 캘리포니아로 건너와 낙농업을 시작한 이민 1세대였다. 외할아버지 역시 목장을 하면서 소를 길렀다고 한다. "어렸을 땐 저도 농촌 특별활동 동아리를 참 열심히 했었어요. 양과 돼지를 기르고 장날에 내다 팔던 기억이 나네요."

한편 부모님은 호두나무를 대규모로 재배했다. 8만 평이 넘는 농장을 집 앞마당처럼 활보하던 낸시 가족에게는 온갖 종류의 농업용 화학물질을 마시고 몸에 묻히는 게 일상이었다. 그뿐만이 아니다. "부모님처럼 저도 아주 평범한 미국식 음식을 먹고 자랐죠." 건강에 그리 좋지 않은 식단과 각종 농약 중 무엇이 가족에게 더 큰 악영향을 미쳤는지 낸시는 잘 모르겠다고 말한다.

그러던 2012년, 우연히 〈칼보다 포크^{Forks Over Knives}〉라는 제목의 영화를 보게 됐다. 콜린 캠벨^{Colin Campbell}과 콜드웰 에셀스틴^{Caldwell Esselstyn}이라는 두 학자가 나와 채식의 위력을 자세히 설명하는 다큐멘터리였다. 놀랍게도 심혈관 질환의 진행을 역전시키고 암을 예방하는 등 채식이 건강을 회복시키는 듯했다.

엔딩 크레딧이 올라갈 때 낸시는 남편 쪽으로 몸을 틀어 말했다. "결심했어. 이제부터 채식을 할 거야." 바로 다음 날 아침, 그녀가 제일 먼저 한 집안일은 대형 쓰레기봉투를 들고 다니면서 주방을 정리하는 것이었다. 그날 이후 그녀의 집에서 육류와 유제품은 구경조차 할 수 없었다.

"의사에게 가서 제 계획과 목표를 알리고 약물 치료를 중단하고 싶다고 말했죠. 의사는 허락하지 않더군요. 약물 치료는 평생 필요하다면서요. 결국 잠시 일보후퇴할 수밖에 없었어요."

결국 그녀는 의사가 은퇴하기를 기다렸다가 자신과 뜻이 맞는 새 주치의를 찾아 냈다. 두 사람은 채식을 계속 실천하면서 6개월마다 경과를 살펴보기로 했다.

"그때 저는 몸무게가 120킬로그램 나가는 마흔아홉 뚱보 아줌마였어요. 거기서 출발해 지금까지 50킬로그램 정도 감량했죠. 콜레스테롤 수치는 265에서 148까지 떨어졌고요. 약을 안 먹어도 이 수치가 나와요. 레보티록신 용량은 125mg에서 금세 75mg으로 낮췄고 또 얼마 못 가서 완전히 끊을 수 있었어요. 그렇게 정상 갑상샘 수치를 2년 넘게 유지해 오고 있답니다. 더 이상 추위를 타지 않고 수족냉증도 사라졌고요. 온몸에 힘이 넘치는 게 좋아요. 머리카락이 굵어졌고 피부와 손톱에서도 건강해진 게 보여요. 모든 갑상샘 증상이 완벽하게 사라진 거죠."

아내의 도전에는 남편 닉도 함께였다. 덕분에 그 역시 130킬로그램이 넘던 몸무게를 90킬로그램대로 확 줄일 수 있었다. 약 먹을 시간에 얽매일 필요 없이 이렇게 활기 넘쳤던 나날이 부부에게 도대체 얼마만인지 몰랐다.

"제철채소, 오트밀, 신선한 과일이면 아침식사로 더할 나위 없어요. 점심은 샐러드 한 대접에 수프 한 접시로 충분하죠. 최대한 간단한 조리법으로 대량 만들어놓고 야금야금 퍼 먹는 게 우리 집 방식이랍니다. 브로콜리, 콜리플라워, 방울양배추 같은 십자화과 채소를 특히 엄청 먹고 퀴노아, 감자, 밀알도 자주 먹어요. 과일은 원래 좋아하고요. 과장이 아니라 솔직히 채식이 저희 부부의 미래를 바꿔 놨다고나 할까요."

마이크

마이크는 노스캐럴라이나 주에서 잘나가는 신경외과의사다. 병원 일로 바쁜 와중에도 틈틈이 사이클, 육상, 트라이애슬론, 테니스, 스쿼시 같은 고강도 경쟁종목 위주로 몸 관리를 해 왔기에 그는 건강의 화신이라는 명성이 자자했다. 해마다 받는 건강검진 결과에서 오점 하나 없는 건 당연했다. 그런데 그의 나이 마흔다섯이 되던 해는 좀 달랐다. 혈액 검사에서 갑상샘 수치가 정상 범위를 벗어났던 것이다. 특히 갑상샘 자극 호르몬^{thyroid-stimulating hormone}, 즉 TSH 수치가 좀 높았다. 갑상샘이 갑상샘 호르몬을 제대로 만들지 못하면 뇌는 TSH를 추가로 분비해 갑상샘을 자꾸 독촉한다. 흔히 TSH 수치가 4mU/L보다 높으면 갑상샘기능저하증을 의심하고 추가 검사를 더 돌린 뒤 최종 확진을 한다.[1]

마이크의 경우, 상승폭이 큰 편은 아니었다. 4.2mU/L는 기준치를 살짝 넘는 정도니 어쩌면 단순한 기술적 오류일지도 몰랐다. 그래서 그는 주치의와 상의한 후 일단 지켜보기로 했다. 그런데 이듬해에는 4.7로, 그다음에는 5.1로 점점 올라가는 게 아닌가. 두 눈 부릅뜨고 주시해 온 5년 내리 이런 식이자, 그는 더 이상 갑상샘기능저하증을 부정할 수 없는 처지가 됐다. 이제는 정말로 뭐든 하지 않으면 안 되는 시점이었다. 그런데 보나마나 주치의는 대세에 따라 갑상샘 호르몬 대체요법을 권할 게 뻔했다.

마이크는 고민에 빠졌다. 통계는 통계일 뿐 아닌가. 그는 좀 더 기다려 보기로 했다. 그리고 마침 그때 마치 운명처럼 그의 온 관심사가 영양학에 꽂힌다. 휴가 기간 내내 관련 도서를 산처럼 쌓아 놓고 독서 삼매경에 빠져 있다가 그가 내린 결론은 동물성 식품을 끊고 채식을 해 보자는 것이었다. 그렇게 아침은 아마씨를 섞은 오트밀로, 점심은 콩 요리로, 간식은 과일로 해결하는 나날이 시작됐다. 샐러드는 배 터지게 먹어도 되지만, 동물성 식품은 손도 대지 않는 게 규칙이었다.

효과를 체감하는 데에는 고작 며칠이면 충분했다. 원래 기력 감퇴가 그렇게 심한 건 아니었는데도 채식을 시작한 후 확실히 좋아진 게 느껴졌다. 거울을 보면 피부도 더 깨끗해진 것 같았다. 몸무게는 며칠 새 3킬로그램 조금 넘게 빠졌다.

얼마 뒤 갑상샘 재검사 날짜가 다가왔다. 놀랍게도 5년 넘게 버티며 그를 서서히 괴롭히던 갑상샘저하증이 불과 몇 개월 사이에 사라지고 없었다. TSH 수치는 정상 범위에서도 한참 안쪽인 2.9였다. 이미 느낌으로 몸이 훨씬 좋아졌음을 알고 있던 그였지만, 이번 검사가 다시 한 번 확인시켜 준 셈이었다.

웬디

뉴욕에서 영화제작자로 일하는 웬디는 직업상 늘 엄청난 업무량과 스트레스에 시달렸다. 마흔일곱의 나이에도, 별을 보면서 퇴근하고 해 뜨기 전에 일어나는 게 그녀에게는 일상이었다. 가끔은 스스로도 자신이 무리한다는 생각을 했다. 하지만 직업이 이러니 어쩔 수 없는 노릇이었다.

그러던 중 언젠가부터 몸의 변화가 자꾸 신경 쓰이기 시작했다. 야금야금 살이 붙더니 몸무게가 어느새 10킬로그램 넘게 늘어나 버린 것이다. 살이 찔 땐 쉽더니, 다시 빼는 건 왜 이리 어려운지. 그뿐만 아니었다. 머리결이 눈에 띄게 푸석푸석해졌고 전보다 자주 빠졌다. 설상가상으로 폐경기까지 겹쳐서 기분이 바닥을 치면 한도 끝도 없었다. 특히 생리 기간 전후가 지옥이었다.

그녀는 뭐가 문제인지 알고 싶었다. 그래서 의사를 찾아갔다. 이런저런 검사를 받은 결과, TSH 수치가 낮다는 판정이 나왔다. 갑상샘기능항진증이었다. 다시 말해 갑상샘이 일을 필요 이상으로 열심히 하는 것이다. 갑상샘기능항진증은 보통 체중 감소를 일으키지만, 늘 그런 것은 아니다. 바로 웬디처럼.

웬디의 경우 추가 검사에서 갑상샘 항체 수치가 높게 나왔는데, 이는 면역계가 갑상샘을 이물질로 인식하고 공격한다는 뜻이다. 의사는 그녀에게 내분비내과 한 곳을 소개하면서 전문적 치료를 받으라고 추천했다. 내분비내과에서는 약물치료 하나를 제안했다. 의사가 설명하길 상태가 더 나빠지기 전에 항진 상태의 갑상샘 일부를 방사성활성이 있는 약으로 파괴시키는 치료라고 했다. 그런데 이 치료를 마치면 남은 평생 갑상샘 호르몬 제제를 달고 살아야 한단다. 이런 청천벽력 같은 소리라니. 결국 그녀는 당분간 어떤 결정도 내리지 않고 3개월의 유예기간을 가져도 좋다는 허락을 의사에게서 받아 냈다. 불행 중 다행이었다.

그 일이 있고 얼마 뒤, 웬디는 영양학 강연 하나를 들으러 갔다. 고지혈증을 앓는 엄마 때문에 예전에 예약해 둔 프로그램이었다. 의사가 연사로 나선 이날 강연의 요지는 환자들에게 채식이 좋다는 것이었는데, 가만히 듣다 보니 채식은 콜레스테롤을 낮추는 데에만 효과적인 게 아니었다. 자가면역질환에도 채식이 유익할 것 같았다. 그래서 그녀는 직접 실험해 보기로 결심했다.

사실 이전에도 그녀의 식습관은 나쁜 편이 아니었다. 그녀는 가금류, 생선, 치즈를 즐겼지만, 붉은색 고기는 원래 먹지 않았다. 하지만 앞으로 모든 육류와 유제품을 딱 끊을 작정으로 3일에 걸쳐 주방과 냉장고를 깔끔하게 비웠다.

그녀는 전문적인 식이요법 상담을 이번에 처음 받았다고 치고 이게 곧 약물치료라는 심정으로 독하게 마음 먹고 하루하루 엄격하게 지켜 나갔다. 유제품을 포함해 모든 동물성 식품을 과감하게 끊는 게 가장 중요했다. 글루텐 섭취도 철저히 제한했다. 그 대신 매일 채소와 콩을 그득 넣은 수프, 녹색채소와 양파, 버섯, 씨앗류, 샐러드를 배불리 먹었다.

그렇게 4주간 채식에 적응한 뒤 피검사를 위해 병원을 다시 찾아갔다. 검사 결과는 다음 날 전화로 알려주기로 되어 있었다. 그런데 웬걸. 전화기는 하루 종일 침묵할 뿐이었다. 참다 못한 웬디쪽에서 먼저 병원에 연락하니 수화기 너머의 간호사가 말했다. "원래 저희는 검사 결과에 이상이 있을 때만 전화를 드려요." 웬디가 대꾸했다. "문제가 있었을 텐데요." 간호사가 대답했다. "아뇨, 없던데요. 완전히 정상이에요." 뭐라고? 한 달 만에 호르몬 수치가 정상으로 바뀌었다니 이게 가능한 일인가? 안 그래도 병원 역시 분석을 두 번 반복해 확인한 거라고 했다. 그렇다면 그녀는 다시 건강해진 게 확실했다. 2주가 더 흘러 채식 6주차가 되었을 때 갑상샘 검사 수치는 여전히 모두 정상 범위였다. 무엇보다도 기쁜 소식은 살이 10킬로그램 가까이 빠졌다는 것이다.

그러던 중 갑자기 어머니가 돌아가셨다. 슬픔에 빠진 그녀는 식이요법이고 뭐고 되는 대로 먹기 시작했다. 갑상샘 항체 수치가 눈 깜짝할 사이에 다시 치솟는 건 당연했다. 다행히 웬디는 곧바로 정신을 차렸고 식단 조절에 열성을 다하던 생활로 복귀해 건강을 회복했다. 요즘도 그녀는 동물성 식품이라면 눈길도 주지 않고 글루텐, 밀가루, 설탕 함량까지 깐깐하게 따진다. 오일과 소금 없이 맛있는 요리를 뚝딱 만드는 데에는 도가 텄다. 그녀는 어느 때보다도 평온한 나날을 만끽하는 중이다. 갑상샘 질환이 남의 얘기가 된 덕분이다.

갑상샘에 문제가 생길 때 그 영향은 갑상샘에만 머무르지 않는다. 온갖 건강 이상 증세가 뒤따르곤 하는데 그중에는 쉽게 해결할 수 없는 것도 많다. 그런 면에서 정기적으로 건강검진을 받을 필요가 있다. 몸의 이상이 느껴질 때 식단에 변화를 주는 것 역시 좋은 방법이다.

갑상샘이 경로를 이탈할 때 우리 몸에는 정확히 어떤 일이 일어 날까? 그리고 우리는 갑상샘의 복귀를 어떻게 도울 수 있을까?

갑상샘기능저하증

갑상샘의 활동이 저조해지면 쉽게 피로해지고 감기에 잘 걸리며 흔히 피부 건조, 변비, 체중 증가를 겪게 된다. 여기서 더 진행된 사람은 부쩍 푸석푸석해진 얼굴, 쉰 목소리, 쇠약감, 관절과 근육 쑤심, 탈모, 우울감, 현저한 기억력 감퇴를 호소한다. 콜레스테롤 수치가 올라가거나 여성이라면 생리 양이 많아지고 주기가 불규칙해지기도 한다. 또 다른 증세로는 갑상샘 자체가 커지는 현상이 있는데, 의사들은 이를 갑상샘종goiter이라 부른다. 이것은 갑상샘이 호르몬 생산량을 어떻게든 끌어올리려고 고군분투한다는 신호다.

다행히 흔한 일은 아니지만, 최악의 경우 신체의 모든 스위치가 꺼져 버릴 수도 있다. 체온과 혈압이 떨어지고 호흡이 느려지다가 혼수상태를 거쳐 죽음에 이르는 것이다.

갑상샘 호르몬은 어떨 때 부족해질까? 전 세계적으로 요오드 부족이 가장 흔한 이유로 꼽힌다. 요오드는 갑상샘 호르몬의 핵심 재료이기에 요오드가 없으면 갑상샘이 제 기능을 하지 못한다. 집집마다 요오드 함유 소금을 조미료로 쓰는 나라에서는 요오드 결핍 사례가 극히 드물다. 그럼에도 그런 지역에서 사람들이 갑상샘기능저하증에 걸리는 것은 대부분 자신의 갑상샘을 공격하는 자가면역 항체 탓이다.

나름 어려운 얘기니 쉽게 설명하겠다. 가령 바이러스 같은 외부의 침입자를 인체가 인식하면 체내의 백혈구들이 항체를 만든다. 이 항체는 마치 어뢰처럼 침입자를 공격한다. 그런데 간혹 백혈구가 실수로 정상 신체조직을 표적으로 삼는 항체를 만드는 경우가 있다. 그리고 그럴 때마다 무슨 이유에선지 갑상샘이 가장 만만한 타깃이 된다. 항체 공격이 지속될 때 갑상샘의 임무 수행 능력에 구멍이 생기는 건 당연하다. 의료계는 1912년에 이 병을 처음 규정한 일본인 의사 하시모토 하카루橋本策의 이름을 따 하시모토 갑상샘염이라 부른다.

그 밖에 수술 역시 갑상샘기능저하증의 원인이 되곤 한다. 사람들은 암 덩어리와 함께 갑상샘을 잘라 내거나 갑상샘기능항진증 때문에 방사선 치료를 받는다. 이때 활발히 작동하는 갑상샘 부분이 남아 있지 않다면 치료의 후유증으로 갑상샘기능저하증이 생길 수밖에 없다. 그러면 호르몬 대체요법을 또 시작해야 한다. 마지막으로 드문 경우지만, 리튬lithium 같은 특정 약물이나 선천적 체질이 갑상샘기능항진증을 불러오기도 한다.

갑상샘기능항진증

갑상샘이 갑상샘 호르몬을 너무 많이 만들 때 나타나는 현상은 갑상샘기능저하증과 정반대라고 생각하면 된다. 추위를 느끼는 대신 더위를 타고, 체중이 느는 대신 살이 자꾸 빠지는 식이다(다만 웬디처럼 드물게 살이 찌는 사람도 있다). 갑상샘의 활동이 과한 상황에서는 심장박동이 빨라지거나 불규칙해지고, 손발이 떨리고, 매사에 예민해하면서 짜증이 는다. 항상 기력이 달리고 밤에 잠을 이루기도 어렵다. 때로는 머리카락까지 가늘어지고 뚝뚝 끊긴다. 느낌상 피부도 얇아지는 것 같다. 여성이라면 종종 생리 양이 줄거나 날짜가 드문드문해진다. 그런 반면 장 운동은 어느 때보다도 활발하다. 흔히 갑상샘기능항진증 초기에는 활력이 넘치는 기분이 들곤 한다. 하지만 뒤로 가면 갈수록 피로감이 감당할 수 없이 쌓이게 된다. 드물게 안구 뒤쪽이 부어 올라 안구를 앞으로 밀어 내는 탓에 눈이 점점 튀어나오는 사람도 있다.

자가면역 항체는 갑상샘기능저하증을 유발하는 것과 정확히 똑같은 방식으로 갑상샘기능항진증도 일으킬 수 있다. 다만 이번에는 항체가 갑상샘을 사정 없이 몰아붙이는 격이라 갑상샘이 호르몬을 너무 많이 만들어 낸다는 게 다르다. 이것을 그레이브스병 Graves' disease이라 한다. 그레이브스병은 잘 유전되고, 무슨 까닭에선지 남성보다 여성에게 더 흔하다. 보다 드물게 갑상샘 안의 결절에서 갑상샘 호르몬이 과다 생성되면서 생기는 갑상샘기능항진증 유형도 있다.

갑상샘기능항진증이 의심될 때 의사는 가장 먼저 환자의 목 언저리가 부었는지 만져 보고 눈 상태를 살펴볼 것이다. 맥박이 빠르거나 불규칙하지 않은지, 손발이 덜덜 떨리는 증세가 있는지, 반사 반

웅이 지나치게 빠르지 않은지도 확인한다. 그런 다음 혈액검사 결과를 보고 진단을 확정한다. 그리고 나면 일반적으로 갑상샘기능항진증을 약물 처방과 방사성활성 요오드 투여로 치료하며 간혹 수술을 하기도 한다.

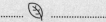

병명의 비밀

그레이브스병에 따로 명칭이 있다고 해서 이 기능항진 유형이 반드시 더 지독하다는 뜻은 아니다. 단지 아일랜드 출신 의사인 로버트 그레이브스Robert Graves를 기념해 그런 이름이 붙었을 뿐이다. 1835년에 안구돌출 증상을 동반한 갑상샘종 증례를 학계에 보고한 그레이브스는 의사이자 발명가이기도 했다. 소문에는 시계 초침을 활용해 사람의 맥박수를 잴 수 있다는 발상이 원래 그의 아이디어였다고 한다.

같은 병이지만, 유럽 사람들에게는 바제도병Basedow's disease이라는 명칭이 더 익숙하다. 1840년에 이 병을 정의한 독일인 의사 카를 아돌프 폰 바제도Karl Adolph von Basedow의 이름을 딴 것이다. 이 병명에 자신의 자취를 남기고자 한 인물은 그 밖에도 더 있다. 가령 영국인 의사 케일럽 패리Caleb Parry, 스코틀랜드인 의사 제임스 베그비James Begbie, 아일랜드인 의사 헨리 마시Henry Marsh, 이탈리아인 의사 주세페 플라야니Giuseppe Flajani가 그들이다.

혈액검사 해석하기

갑상샘의 건강 상태를 점검할 때 측정하는 혈액검사 항목은 기본적으로 세 가지다. 상식으로 알아 두자:

1. 갑상샘 자극 호르몬. 흔히 줄여서 TSH로 부르는 이 호르몬의 또 다른 이름은 티로트로핀^{thyrotropin}이다. 갑상샘이 왠지 미적거린다 싶을 때 뇌의 부속기관인 뇌하수체는 TSH를 추가로 분비해 갑상샘을 깨우려고 애쓴다. 그러니 TSH 수치가 높으면 일단 한번 갑상샘기능저하증을 의심해 볼 만하다. 반면에 만약 갑상샘이 오히려 과잉활동 상태라면 혈액검사 결과는 정반대로 나온다. 뇌하수체가 갑상샘을 더는 밀어붙이지 않으려고 할 테니 TSH 수치가 뚝 떨어지는 것이다. 즉 낮은 TSH 수치는 갑상샘기능항진증의 유력한 신호가 된다. 보통은 0.4~4mU/L 사이를 정상 범위로 보지만, 상황에 따라 경계를 더 엄격히 자르기도 한다.[2]

2. T4. 티록신^{thyroxine}이라고도 한다. T4는 말하자면 갑상샘 호르몬의 저장형 형태다. 갑상샘에서 T4 형태로 분비된 갑상샘 호르몬은 혈액에서 활성 형태인 T3로 바뀐다. 흔히 T4 수치가 높으면 갑상샘기능항진증으로, 낮으면 갑상샘기능저하증으로 본다. T4 수치는 임신했거나 피임약을 복용 중이거나 스테로이드 제제를 투약하는 등 몇몇 특별한 상황에서도 변할 수 있다. T4에 결합하는 혈중 단백질의 양이 달라지기 때문이다. 그런 까닭에 어떤 의사는 콕 집어 유리형 T4만 측정하기도 한다. 유리형 T4는

덩치 큰 단백질이 붙어 있지 않아서 보다 자유롭게 체조직을 들락날락할 수 있다. T4의 정상 범위는 5.0~13.5mcg/dL이다.

3. **T3.** 삼요오드티로닌^{triiodothyronine}이라고도 한다. 정상치 범위는 100~200ng/dL 사이다. 갑상샘기능항진증의 경우 혈액검사에서 T4는 정상이고, T3만 높게 나오는 사례가 종종 있다.

그 밖에도 갑상샘기능저하증이나 갑상샘기능항진증의 원인이 되는 갑상샘 항체처럼 가끔 추가로 측정되는 검사 항목이 여럿 더 있다.

갑상샘과 음식

제왕나비는 꽃의 꿀을 먹고 살아 간다. 비슷하게 사람 목 안에 숨어 있는 나비 모양의 갑상샘 역시 선호하는 음식이 따로 있다. 그런데 갑상샘과 음식의 역학관계는 다른 신체 장기들의 경우와 사뭇 다르다. 어떤 면에서 특별한지 지금부터 살펴보자:

요오드

앞에서 이미 언급한 것처럼 갑상샘이 호르몬을 만들려면 요오드라는 핵심 재료가 필요하다. 이름에서 짐작되듯 T4는 요오드 원자가 네 개이고 T3는 세 개라는 뜻이다.

사실 사람에게 필요한 요오드의 양은 그리 많지 않다. 성인 기준으로 하루 권장섭취량이 150mcg밖에 안 된다. 그런데 코딱지만 한 이 목표량을 채우는 게 생각보다 쉬운 일이 아니다. 요오드는 어느 음식에든 얼마 안 들어 있는 미량 원소이기 때문이다. 그래서 개발된 게 요오드 함유 소금이다. 1924년에 모턴솔트^{Morton Salt}가 요오드 소금 제품을 판매하면서 미국 전역에서 요오드 결핍 현상이 거의 사라지게 되었다. 이와 발맞춰 미국인의 지능지수^{IQ}도 눈에 띄게 높아진 걸로 보고됐다.[3]

이 소금 3분의 1티스푼이면 우리 몸의 하루 요오드 필요량이 충분히 채워진다. 다만 코셔 소금, 바다소금, 프랑스산 게랑드 천일염^{fleur de sel}, 인도산 히말라야 소금의 경우는 제품 라벨에 요오드 첨가라는 말이 없다면 이 계산에서 제외된다.

요오드를 가장 건강하게 보충하는 방법은 해초를 먹는 것이다. 바닷속에 사는 식물인 해초는 대양의 요오드를 흡수해 농축시켜 제 몸에 저장한다. 그런 까닭에 김 한 장(약 2.5그램)에는 요오드가 40마이크로그램, 미역 1그램에는 42마이크로그램이나 들어 있다. 김은 김밥이나 초밥, 그리고 미역은 미역국과 해초샐러드에 빠지지 않는 식재료다. 이런 식으로 해초를 거의 매일 먹는 일본 사람들의 요오드 섭취량은 하루에 1000~3000마이크로그램에 달한다. 하루 권장 섭취량을 크게 웃도는 양이다.[4]

흔히 요오드 축적의 종착점이 되는 곳은 물고기다. 요즘에는 유제품에도 요오드가 들어 있는데, 목상에서 젖소에게 영양제를 챙겨 먹이고 요오드 성분의 소독제를 사용하기 때문이다. 또한 일부 과일과 채소에서도 미량의 요오드가 검출된다. 그럼에도 요오드 소금을 요리에 쓰거나 거의 매일 해초를 먹지 않는 한 사람의 몸은 요오드가 부족해지기 쉽다.

그렇다고 또 요오드가 많은 게 반드시 좋지만도 않다. 요오드가 모자랄 땐 갑상샘기능저하증에 걸릴 위험성이 커지는 것만큼 넘치면 넘치는 대로 또 위험하다.[5] 그러므로 의사와 상의 없이 요오드 영양제를 남용하는 건 뜯어말리고 싶다.

면역력에 좋은 음식

사실 갑상샘기능저하증과 갑상샘기능항진증의 가장 흔한 원인은 요오드와 아무 관련 없다. 저하증과 항진증 모두 대부분은 자가면역 항체 공격의 결과로 생기기 때문이다. 원래는 세균 같은 외부 침입자를 무찌르라고 면역계가 출격시킨 항체들이 어쩌다 자기 갑상샘으로 돌아와 자폭하는 것이다. 그런 면에서는 류머티즘 관절염이나 제1형 당뇨병도 비슷하다. 전자의 경우는 항체가 관절의 내막을, 후자의 경우는 인슐린을 합성하는 췌장 세포를 공격한다. 항체는 제대로 침입자를 파괴할 때 무자비하게 구는 것만큼 적으로 오인한 아군을 공격할 때도 인정사정 없다.

이런 항체는 무엇 때문에 만들어질까? 도대체 누가 백혈구를 감쪽같이 속여 침입자가 있으니 당장 쓸어 버려야 한다고 믿게 하는 걸까? 어쩌면 침입자가 정말로 있었을 수도 있다. 지나가는 바이러스가 항체 반응에 불씨를 지폈는데 바이러스가 떠난 지 한참 뒤에도 항체가 그 사실을 모르는 것이다.[6] 혹은 음식 때문에 항체 반응이 시작되기도 한다. 설마 맨날 먹는 음식이 내 몸에 무슨 짓을 하겠냐고 무시한다면 큰 코 다친다. 한 끼만 따져도 인체 입장에서는 이물질에 해당하는 단백질이 얼마나 많이 들어 있는지 아는가. 바이러스는 명함도 못 내민다. 그러니 면역계가 불같이 성을 내는 건 당연하다.

음식과 항체 반응 간의 관계를 정식으로 조사하기 위해, 혈중 갑상샘 항체 수치가 높은 사람들과 그렇지 않은 사람들을 비교하는 연구가 실시됐다. 그 결과, 항체 수치가 높은 사람들은 동물성 지방, 특히 버터를 더 많이 섭취하는 경향이 있었다. 이런 사람들의 식단에는 우유, 달걀, 가공육(베이컨, 소시지, 살라미 등), 차, 오일 역시 자주 등장했다. 반면에 채소, 콩류, 과일, 견과류, 곡물류는 거의 먹지 않는 것으로 드러났다.[7]

채식 위주 식단이 갑상샘 건강 이상의 위험성을 낮추고 동물성 식품이 그 반대라는 추측은 정말 사실일까? 낸시, 마이크, 웬디의 사례를 보면 그런 것도 같은데 말이다. 이 물음의 확실한 답을 찾기 위해 미국 캘리포니아의 연구팀이 나선다. 2002년 재림교 건강조사 연구 2는 그렇게 시작됐다. 재림교는 단일 종교 집단임에도, 누군가는 매일 고기를 먹지만, 또 어떤 교인은 정통 채식주의자이거나 채식주의 비슷한 식습관을 갖는 등 그 안에서도 여러 군상이 존재한다. 그런 점에서 대규모 집단 내에서 다양한 식습관에 따른 건강 상태를 추적 관찰하기에 이보다 이상적인 연구 조건은 달리 찾기 힘들다.

학계에서는 체중, 콜레스테롤 수치, 당뇨병을 비롯해 다양한 건강 문제들의 결과가 식단 구성에 따라 달라진다는 게 이미 오랜 기정 사실이었다. 그런데 최근에 이 목록에 갑상샘 질환이 새롭게 추가된다. 2013년에 한 연구팀이 6만 5,981명을 추적 관찰한 결과를 공개했는데, 동물성 식품을 철저하게 기피하고 채식을 실천한 그룹에서는 갑상샘 기능 저하가 발생할 확률이 고기를 마음껏 먹은 그룹보다 22% 낮았다고 한다. 재미있는 사실은 고기를 끊었지만 달걀과 유제품을 먹은 채식 그룹에서 갑상샘 기능 저하의 발생률이 육식 그룹에 비해 높았다는 것이다. 생선까지 먹고 육고기만 멀리한 사람들은 이 두 그룹의 중간이었다. 해석하면 갑상샘에 안 좋기로는 육류나 유제품이나 마찬가지라는 소리다. 두 가지 모두 멀리한 사람들의 건강 상태가 가장 좋았다는 게 증거다.[8]

물론 이 모든 게 그저 우연의 일치일 수 있다. 하지만 우리는 지금까지 다양한 건강 이상 상황에서 확인해 온 특정 패턴을 여기서도 목격한다. 바로 유제품은 염증 조건을 촉발하지만, 모든 동물성 식품을 배제한 식이요법은 정반대의 효과를 낸다는 것이다.

주제가 갑상샘기능항진증으로 바뀌어도 관찰 결과는 비슷했다. 다만 이번에는 유제품보다 육류가 더 유해하다는 점이 달랐다. 위험성이 가장 낮은 것은 역시 이번에도 채식 그룹이었다. 완전 채식 그룹에서 갑상샘 기능 항진이 발생할 위험성은 육식 그룹에 비해 52%나 낮았다. 달걀과 유제품까지 먹은 채식 그룹에서는 그 확률이 육식 그룹보다 35% 낮았고, 생선이 아닌 육류만 기피한 그룹에서는 26% 낮았다.[9] 한마디로 모든 동물성 식품을 끊은 완전 채식 그룹의 성적이 가장 좋고, 육식 그룹이 꼴등을 차지했으며, 나머지 그룹들은 그 중간 어디쯤이었다.

그렇다면 콩은?

한때는 두유와 두부가 오직 동양에서만 먹는 음식이라고들 생각하던 시절이 있었다. 하지만 요즘에는 서구에서도 콩 식품을 일부러 선택하는 사람이 점점 느는 추세다. 미국만 봐도 노스다코타, 네브래스카, 뉴저지, 텍사스 등 어디를 가도 마트에서 콩 식품을 손쉽게 구매할 수 있다. 우유를 소화시키지 못하는 사람들은 배앓이를 하지 않아 좋다며 두유를 마신다. 또 어떤 사람들은 콜레스테롤 수치, 폐경기 증상, 항암 효과 때문에 의식적으로 콩을 먹는다.

그런데 갑상샘에는 콩이 어떤 영향을 미칠까? 안 그래도 다수의 연구에서 이 주제를 조사했다. 콩이 갑상샘 건강에 좋지 않을지도 모른다는 지적이 일찍이 있어 왔기 때문이다. 하지만 지금까지 모인 모든 증거 자료를 종합할 때 좋은 쪽으로든 나쁜 쪽으로든 갑상샘에 대한 콩의 영향력은 그리 크지 않은 것으로 짐작된다.[10, 11, 12, 13, 14, 15] 일례로, 미국 재림교 신자들을 관찰한 연구에 의하면 콩 식품과 남성의 갑상샘 질환 사이에는 아무 연관성이 없었다. 반면에 여성의 경우는 콩 단백질 섭취량 최상위 그룹에서 TSH 수치가 다소 높은 편이었다. 이는 갑상샘의 활동성이 떨어진다는 의미다.[16] 또한 콩류는 몇몇 갑상샘 질환 치료제의 흡수를 방해하는 식품들 가운데 하나다. 간혹 갑상샘 문제로 약물치료 중인 환자에게 약을 빈속에 복용하라고 권하는 게 그런 이유에서다.

결론적으로 콩 식품이 갑상샘 건강에 해롭다고 볼 수는 없다. 설사 그럴 가능성이 있더라도 건강한 채식 위주 식단으로 갑상샘을 잘 보살피면 괜찮다. 요오드 함유 소금이나 요오드 공급원 식품을 평소에 잘 먹는 것도 잊지 말자.

갑상샘 호르몬 제제 사용 시 주의사항

지금 씬지로이드^{Synthroid} 같은 갑상샘 호르몬 제제를 복용 중이라고? 그 렇다면 음식과 갑상샘 사이의 관계에 대해 알려줄 게 하나 더 있다. 세상에는 갑상샘 호르몬의 흡수율을 떨어뜨리는 다양한 물질이 존재한다. 그 것은 칼슘이나 철분 같은 영양제 성분일 때도 있고 커피나 콩 식품 같은 음식일 때도 있다. 더러는 건강에 좋으라고 섭취한 섬유소가 풍부한 식품이 갑상샘에 역효과를 내기도 한다.[17, 18] 그러므로 갑상샘 치료제는 항상 뭔가 먹기 최소 30분 전에 복용하기를 권한다. 빈속에 복용해야 약이 더 잘 흡수된다.

갑상샘 건강을 위한 식습관 규칙

앞서 살펴본 것처럼 갑상샘은 뭘 어떻게 먹느냐에 민감하게 반응한다. 그래서 어떤 갑상샘 질환 환자는 오롯이 식이요법만으로 말끔히 완치되기도 한다. 솔직히 고백하면 그런 사례를 실제로 접했을 때 나 역시 깜짝 놀랐다. 갑상샘과 음식의 관계는 주목 받은 지 얼마 안 된 연구 주제다. 그러므로 연구와 이론이 충분히 무르익기 전에 어떤 결론도 성급히 내려서는 안 된다. 그렇다면 그날이 올 때까지 기다리는 동안 갑상샘 건강을 돌보기 위해 참고할 만한 팁은 없을까? 물론 있다.

요오드는 넘치지도 모자라지도 않게. 요오드 소금이 기본이라는 건 이제 모두에게 상식일 것이다. 아, 저염식 혹은 무염식을 선호한다고? 괜찮다. 아주 바람직한 습관이니까. 그런 사람들은 해조류로 요오드를 보충하면 된다. 대부분의 서양인에게는 해초를 먹는다는 게 생소하겠지만, 해초는 혀를 길들여 보라고 강권하고 싶을 만큼 훌륭한 식재료다. 다음에 초밥집에서 외식할 때 해초샐러드나 야채 김밥을 주문하자. 만약 이게 입맛에 맞는다면 재료를 사와서 집에서 직접 만들어 보라. 레시피 단원의 대황 샐러드, 무지개 김밥, 케일 고구마 김밥을 참고하자.

주의할 점은 해초 중에도 가릴 게 있다는 것이다. 우선 다시마는 요오드 함량이 지나치게 높기 때문에 권하지 않는다. 톳은 수은 오염의 우려가 있어 주의할 필요가 있다. 추천하는 건 김과 미역인데, 시중에서 구하기도 쉽다.

한 가지 더. 현재 임신 중이거나 조만간 임신을 계획하고 있는 여성은 요오드 영양제를 어떻게 조절할지 미리 의사와 상의해야 한다. 요오드는 아기의 인지기능 발달에 특히 중요한 영양소다.

동물성 식품은 보여도 못 본 척. 갑상샘 기능이 비정상적으로 저하되거나 항진될 위험성이 고기, 유제품, 달걀을 전부 끊을 때 가장 크게 감소한다는 연구 결과가 많다. 정확한 이유는 아직 아무도 모르지만, 추측으로는 어떤 보호 효과가 발휘되는 것 같다. 그래서 막강한 파괴력을 지닌 항체가 갑상샘을 공격하는 일이 생기지 않도록 막는 것이다.

갑상샘 약물치료 중이라면 약은 공복에. 갑상샘 질환 치료제의 체내 흡수를 방해하는 음식이 여럿 있다. 그러므로 약을 수시로 바꾸지 말고 한 제약회사 제품을 꾸준히 복용하는 게 좋다. 브랜드마다 흡수 성능의 차이가 조금씩 나기 때문에 한 브랜드에 정착하는 것이 혈중 약물 농도를 일정하게 고정시키기에 유리하다.

대표적인 갑상샘 질환들은 보통 유전적인 허약 체질에 환경적 위험 인자가 더해진 합작품이다. 그리고 그런 환경적 요인 중 가장 유력한 용의자가 음식이다. 그런데 이 말은 똑같이 약한 갑상샘을 가지고 태어났더라도, 결정적으로 음식을 아무렇게나 먹으면 병에 걸리지만, 식단 관리를 잘 하면 건강을 유지할 수 있다는 뜻도 된다.

갑상샘을 안정궤도에 올려 평생 순항하게 하는 것은 그리 어려운 일이 아니다. 식단을 잘 관리하는 동시에 필요한 순간마다 바로 의사의 진료를 받으면 된다.

실은 커크 선장도 이 명령을 내릴 때를 더 좋아한다. "술루(엔터프라이즈 호의 1등 조종사―옮긴이), 현재 항로를 유지해."

10장.
피부와 모발

피부와 모발의 상태는 호르몬의 지배를 크게 받는다. 사춘기의 여드름과 남성형 탈모가 대표적인 증거다. 그런데 또 호르몬 균형은 어떤 음식을 먹느냐에 따라 변한다. 그런 의미에서 이 챕터에서는 식단 조절로 피부와 모발을 건강하게 관리하는 방법을 살펴보려고 한다.

피부 건강

여드름은 마치 사춘기의 상징처럼 청소년기에 집중적으로 나는 게 보통이다. 이때, 누군가는 여드름이 나는 시늉만 하다 말지만, 또 누군가는 십대를 내내 여드름과 함께 보낸다. 시대를 막론하고 십대들은 늘 궁금하다. 소문대로 여드름의 원인이 정말 음식인지, 만약 그렇다면 정확히 어떤 음식 때문인지 말이다.

그런데 먼저 짚고 넘어갈 게 있다. 여드름이란 건 정확히 뭘까?

피부의 털이 풀이라면 모낭毛囊은 이 풀의 씨앗이 들어 있는 샘과 같다. 이 자그마한 샘에서 일종의 천연오일인 피지가 솟아올라 피부 표면으로 흘러나오는데, 이것 자체는 지극히 정상적인 현상이다. 문제는 피지가 과다생성될 때다. 그러면 피지가 샘 내벽에 덕지덕지 들러붙어 결국 모낭 입구를 막아 버린다. 막힌 모낭 안은 세균에게 아늑한 둥지가 된다. 바로 이 과정을 남성 호르몬인 안드로겐과 몇몇 음식이 촉진시킨다고 한다. 때로는 음식과 호르몬이 공모를 하기도 한다. 그렇다면 용의선상에 자주 오르는 식품으로는 어떤 것들이 있을까?

초콜릿

십대들 사이에서 가장 잘 알려진 여드름 유발 식품은 바로 초콜릿이다. 인터넷 검색창에 "초콜릿이 여드름을 나게 하나요?"라고 치면 연관 정보가 끝도 없이 뜬다.

그중 가장 첫 줄에 나오는 것은 대중을 위한 의학정보 웹사이트 베리웰 헬스Verywell Health의 기사 한 편이다. '초콜릿 자체가 여드름을 유발한다는 증거는 없는 것으로 밝혀져'라는 제목의 이 기사는 다음과 같은 내용으로 이어진다. "세상의 모든 초콜릿 중독자들에게 반가운 뉴스가 있다. 초콜릿이 여드름을 일으키는 게 아니라는 소식이다. 어느 연구도 이 달콤한 간식거리와 여드름 사이의 연관성을 증명하지 못했다. 초콜릿의 원료인 카카오빈이 여드름의 원인이라는 증거 또한 존재하지 않는다."[1]

또 다른 웹사이트 WebMD는 고압적인 언투의 문답 형식으로 같은 얘기를 반복한다. "Q: 정말로 초콜릿이 여드름을 유발하나요? 우리 애들은 초코바라면 환장하는데 요즘 여드름 꽃이 아주 활짝 폈거든요. A: 아버님, 어머님. 죄송합니다만, 초코바가 이러니저러니 하고 아무리 무섭게 애들을 위협해도 소용 없습니다. 두 분이 잘못 알고 계시거든요. 초콜릿과 여드름은 완전히 무관합니다. (피자와 감자튀김처럼 종종 누명을 쓰는 다른 음식들도 마찬가지고요.)"[2]

나름 과학적인 논거도 있단다. 기사에 인용된 인터뷰에서 예일 의대 피부과학 교수 어윈 브레이버먼Irwin Braverman이 한 말이다.

"유명한 실험이 하나 있습니다. 여러 해 전에 펜실베이니아대학교의 앨버트 클리그먼Albert Kligman 박사가 주도한 것이었죠. 클리그먼은 여드름이 한창인 십대들을 두 그룹으로 나누고, 한 그룹에게는 진짜 초코바를, 그리고 다른 한 그룹에게는 똑같은 맛이 나지만 초콜릿이 들어 있지 않은 초콜릿맛바를 주었습니다. 아이들은 어느 게 진짜 초콜릿이고 어느 게 가짜인지 몰랐어요. 결과는 어땠을까요? 여드름의 심하기와 발생 빈도 면에서 두 그룹 사이에 아무 차이도 없었다고 합니다."

클리그먼의 연구가 유명한 건 사실이다. 초콜릿이 여드름의 원인이 아니라는 증거자료로 다른 여러 인터넷 사이트에서도 언급되었으니까.

그렇다면 십대 태반이 단체로 착각에 빠져 있다는 말인가? 그 많은 사람이 공통적으로 품은 심증이 정말로 심증에 그치는 걸까? 진위를 가리기 위해서는 이 연구의 배경을 좀 더 정확히 알 필요가 있다. 클리그먼의 논문은 1969년에 JAMA에 발표된 것이다. WebMD가 언급했듯 이 연구의 기본 내용은 이렇다. 연구 참가자들에게 부분수소첨가 지방partially hydrogenated fat을 원료로 해서 만든 가짜 초콜릿 맛바와 진짜 초코바 중 하나를 주었다. 그리고 한 달 뒤, 두 그룹의 여드름 상태는 별반 차이가 없었다.[3] 초콜릿 만세!

하지만 당시 이 연구가 사회적으로도 뜨거운 논쟁을 불러일으켰다는 사실을 아시는지. 충분히 그럴 만한 이유가 있었다. 첫째, 연구 참가자 중에는 진짜 평범한 십대 청소년도 있었지만 65명 가운데 35명이 교도소 재소자였다. 문제는 60년대 교도소의 복지 수준이 요즘과 비교도 안 되게 형편 없었다는 점이다. 게다가 클리그먼의 다른 실험들에 비하면 초콜릿 연구는 약과였다. 그는 연구 명목으로 화학약품기업 다우 케미컬Dow Chemical의 자금 지원을 받아 재소자들을 고엽제(베트남 전쟁에서 화학병기로 사용된 물질. 주성분은 다이옥신digoxin)에 노출시키기도 하고 병원성 박테리아와 바이러스를 주입하거나 향정신성 약물을 투약하기도 했다. 훗날 진실이 알려졌을 때 전 국민의 지탄이 쏟아진 건 당연했다. 당시 상황은《수백 평의 살갗: 홈스버그 교도소 인체실험Acres of Skin: Human Experiments at Holmesburg Prison》이라는 책에 생생하게 묘사되었다. 제목은 클리그먼의 실제 발언에서 따왔다. 그는 재소자 집단을 피부 실험에 쓸 풍족한 자원으로만 여기고 이렇게 말했다고 한다. "내게는 눈앞의 사람들이 수백 평의 살

갖으로 보였다. (······) 생애 처음으로 비옥한 농토를 마주한 농부의 심정이었다." 초콜릿 실험은 그래도 안전한 편에 속했지만, 연구자로서 클리그먼의 기본 자세는 비윤리적이기 짝이 없었다. 1966년, 미국 정부는 데이터에 모순이 있다는 이유를 들어 그의 연구 활동을 일시적으로 금지시키기도 했다.[4]

둘째, JAMA 논문을 보면 다음과 같은 구절이 있다. "이 연구는 미국 초콜릿생산자협회의 지원을 받아 이루어졌다." 하지만 실험에 쓸 초코바를 무상제공하는 것 말고 또 어떤 금전적 이해관계가 있었는지에 관해서는 일언반구도 없다.

셋째, 클리그먼과 그의 동료 제임스 풀턴James Fulton에게는 차릴 잇속이 따로 있었다. 두 사람은 트레티노인tretinoin이라는 신물질을 개발해 레틴-A retin-A라 명명하고 여드름 치료제로 팔려고 했다. 그런데 만약 식이요법만으로 여드름이 정복된다면 약으로 돈을 번다는 그들의 계획은 물거품이 될 게 뻔했다.

초콜릿과 여드름의 관계를 주제로 삼은 연구는 이후에도 여기저기서 줄기차게 실시됐는데, 모두 클리그먼의 주장과는 사뭇 다른 결론을 내리고 있다. 일례로 2016년에 한 연구팀은 여드름이 잘 나는 젊은 남성 25명에게 4주 동안 매일 99% 다크초콜릿을 25그램씩 먹게 했다. 이 초콜릿의 성분은 코코아매스, 코코아파우더, 코코아버터, 갈색설탕이 다였다. 분석 결과, 초콜릿은 정말로 여드름을 유발했다. 여드름은 보통 2주 안에 나기 시작해 연구 기간 내내 사라지지 않는 것으로 관찰됐다.[5] 다른 팀이 100% 다크초콜릿을 가지고 한 실험에서도 정확히 똑같은 결과를 얻었다.[6]

한편 2018년에는 초콜릿이 피부를 구체적으로 어떻게 변화시키는지 알아보는 연구가 실시됐다. 연구진은 남성 참가자들을 모집한 뒤 매일 점심식사 후 70% 다크초콜릿 10그램씩을 먹으라고 주문했다. 연구 기간 중간중간에 그들의 피부 표면에서 피지와 각질세포를 채취해 분석했다. 그렇게 4주가 지났을 때, 피부에 기생하는 박테리아가 현저하게 많아졌고 각질세포의 수도 확연히 늘어 있었다.[7] 한마디로 초콜릿이 정말로 피부에 영향을 주어 여드름이 생기기 쉬운 환경을 조성한 셈이었다.

이게 다 설탕 탓일까? 아니, 그건 아니다. 무가당 코코아로 실험했을 때도 결과는 같았으니까.[8] 더구나 초콜릿과 젤리를 비교한 연구에서는 초콜릿 그룹의 경우 48시간 안에 여드름이 발현된 반면, 젤리 그룹에서는 그러지 않았다. 그러므로 설탕을 범인으로 몰 수는 없다.[9] 초콜릿의 어느 성분이 여드름의 기폭제 역할을 하는지는 앞으로도 꾸준히 연구해 규명해야 할 숙제다.

알쏭달쏭한 부분은 또 있다. 바로 양상이 단순하게 용량 의존적이지는 않다는 것이다. 쉽게 설명하면 초콜릿을 적게 먹는다고 여드름이 덜 나고 많이 먹는다고 여드름이 확 퍼지는 식이 아니라는 뜻이다. 그보다는 체질적으로 취약한 사람이 적든 많든 초콜릿을 일단 입에 댔을 때 여드름이 생기는 걸로 추측된다.

어느 과학연구도 완벽하게 객관적이지는 않다. 우리는 이 점을 항상 명심해야 한다. 늘 새롭고 정설과 대치되는 무언가에 더 끌리는 게 학계의 기본생리이다. 즉 모두가 초콜릿이 여드름의 원인이라고 믿을 때 학계는 그것이 틀렸다는 걸 증명하려고 안간힘을 다

할 것이다. 그러다 어떤 학파가 초콜릿의 결백을 증명해 내면 또 한쪽에서 이 주장을 반박하며 들고 일어날 게 뻔하다. 그러니 개개 연구를 나무라 생각하고 숲 전체를 관망하는 자세가 필요하다. 그러다 보면 언젠가는 같은 결론을 말하는 연구가 줄이어 나올 테고, 그렇게 특정 증거가 점점 더 단단하게 다져지면 그때 판단을 내려도 늦지 않다.

일단 현재 분명한 사실은 초콜릿이 때때로 여드름의 원인이 된다는 믿을 만한 증거가 존재한다는 것이다. 다만 각자 여기에 걸리느냐 마느냐는 또 다른 사안이다. 필라델피아 교도소에 갇혀 지내는 사람에게는 초코바가 가짜 초콜릿맛바보다 더 나쁘고 말고 할 게 없을 것이다. 하지만 평범하게 자라다가 초콜릿에 빠진 다음부터 여드름도 내 삶의 일부가 된 경우라면 여드름이 사라지는지 아닌지 확인할 겸 한 번쯤 시험 삼아 초콜릿을 끊어 볼 만하다.

유제품

유제품은 온갖 염증장애의 위험인자로 지목된다. 특히 류머티즘 관절염이나 천식은 일부분 유제품 탓인 게 거의 확실하다는 분위기다. 그렇다면 피부에는 어떨까?

2005년에 하버드대학교에서 간호사 4만 7,000여 명에게 설문지를 돌려 실시한 연구의 결과가 공개됐다.[10] 설문의 목적은 각자 십대 시절에 어떤 음식을 먹었고 여드름이 어느 정도 났었는지 조사하는 것이었다. 답변을 집계한 결과, 청소년기에 우유를 많이 먹을수록 여드름이 더 많이 났던 것으로 드러났다. 흥미로운 점은 저지방 우유가 보통 우유보다 피부에 더 안 좋은 결과를 초래했다는 것이다. 연구진은 우유 속의 호르몬 성분을 가장 유력한 용의자로 꼽았다.

응답자들이 한참 지나간 기억을 되짚어 문항에 답해야 했으니 정보가 다소 부정확했을 거라는 지적이 있는데, 그 말도 일리가 있다. 그래서 연구진은 새로운 연구를 계획했다. 이번에는 남녀 청소년을 모집해 장기적으로 추적관찰하는 방식의 연구였다. 연구진은 소년 4,273명과 소녀 6,094명의 식습관을 오랜 기간 관찰하면서 음식과 여드름 사이에 어떤 관련성이 있는지 주시했다.[11, 12] 그런데 마침내 나온 결과는 하버드 설문조사와 별반 다르지 않았다. 우유를 하루에 2잔 이상 마신 아이들은 우유를 거의 마시지 않은 아이들에 비해 여드름으로 고생할 확률이 20% 정도 높았다.

피부를 생각해 유제품을 자제해야 하는 구체적인 이유를 들라면 크게 네 가지로 정리된다.

우선, 이 책 앞부분에서 누차 언급했듯 유제품에는 소젖으로 흘러 든 미량의 호르몬이 남아 있다. 에스트라디올이 가장 유명하지만, 여기서 주목할 건 5α-프레그난에디온$^{5\alpha\text{-pregnanedione}}$과 5α-안드로스탄에디온$^{5\alpha\text{-androstanedione}}$이다. 두 호르몬 모두 모낭에서 디하이드로테스토스테론$^{\text{DHT, dihydrotestosterone}}$으로 전환되는데, 바로 이 DHT가 여드름의 방아쇠 역할을 한다고 추측된다.[13]

또한 우유는 인슐린 유사 성장인자-1, 즉 IGF-1의 합성을 촉진한다. 4장에서 전립샘암의 위험인자로 잠깐 언급했던 그 물질인데, 이 IGF-1에는 모낭의 세포를 자극해 피지가 더 활발히 생성되게 하는

효과도 있다.[14]

한편 유제품의 단백질은 온갖 자극에 과민성 반응을 일으키곤 한다. 천식 환자와 관절염 환자들이 살아 있는 증거다.

마지막 이유는 대부분의 유제품에 포화지방 함량이 상당히 높다는 것이다.

이쯤 되면 여드름이나 다른 염증 질환으로 고생할 때 유제품을 멀리하는 것이 어째서 빠른 회복에 유리한지 납득될 것이다. 보다 확실한 효과를 원한다면 유제품을 완전히 끊어 보자. 무지방 우유나 카세인casein 같은 유단백 성분이 들어간 각종 식품까지 전부 말이다. 이럴 땐 우유 단백질이 지방만큼이나 지독한 골칫거리 같다.

식탁 전체의 풍경을 보라

그런데 말이다. 어쩌면 이건 초콜릿과 우유만 단속한다고 해결될 문제가 아닐지도 모른다. 식단 전체가 잘못됐을 수도 있다는 소리다. 그런 시각의 일부 전문가는 고기와 유제품 일색인 서구식 식단을 콕 집어 탓한다. 또 한쪽에서는 가공식품, 밀가루, 감자, 설탕, 식사 대용 시리얼 과자를 집중 타격하는 목소리도 있다.

전부 나름대로 근거가 있는 주장이다. 유제품은 찾아보기 힘들면서 거의 가공되지 않은 자연 식재료만으로 소박하게 차려진 시골 밥상에서 그 힌트를 얻을 수 있다. 예를 들어 볼까. 파푸아뉴기니의 키타반 섬에서는 전통적으로 뿌리채소와 과일, 생선, 코코넛이 주식이었다. 이곳 원주민은 설탕이나 커피, 술, 시리얼, 오일, 소금 없이도 먹고사는 데 아무 지장이 없었다. 파라과이의 아체 족도 비슷하다.

카사바, 땅콩, 옥수수, 쌀만 있으면 매일 끼니를 해결하기에 충분했고 밀가루, 설탕, 고기는 어쩌다 한 번 특별식으로만 먹을 뿐이었다. 이렇게 전통 음식문화를 따르던 시절에는 두 집단 모두 여드름이란 걸 모르고 살았다.[15]

그러다 현대문명이 전 세계에 퍼지면서 여드름도 각 지역 오지마을까지 따라 들어온다. 가령 이누이트 족의 생태 분석 보고서에 따르면, 캐나다 북부에 탄산음료, 가공식품, 소고기, 유제품이 소개되기 전에는 이 지역에서 여드름이 문제된 사례가 단 한 건도 없었다고 한다.[16] 마찬가지로 한때 오키나와는 고구마, 쌀밥, 갖은 채소, 콩 위주의 소박한 밥상이면 부족할 것 없던 곳이었다. 고기요리는 연례행사로 아주 가끔 올릴 뿐이었다. 그러던 것이 고기와 가공식품이 주를 차지하는 서구식 음식문화가 오키나와를 점령했고 여드름도 나란히 흔해졌다.[17]

이어지는 맥락으로 호주의 한 연구팀은 식단 전체가 중요하다는 가설을 실험으로 검증하고자 나섰다. 8장에서 배운 GI 지수를 기억하는가? GI 지수는 혈당을 빨리 올리는 음식(가령 흰 밀가루 빵)과 혈당을 천천히 올리는 음식(가령 호밀빵, 과일, 콩, 파스타. 파스타는 고도로 압축된 탄수화물이라 천천히 소화되는 까닭에 밀가루 빵과 달리 GI 값이 작다)을 구분하는 지표다. 이 연구에서 참가자들은 일정 기간 동안 GI가 낮고 덜 가공된 식품만 먹어야 했는데, 12주에 걸쳐 여드름이 서서히 자취를 감춘 것으로 관찰됐다.[18]

그러니 내 피부를 소중하다고 생각한다면 이제라도 단출한 자연의 식단으로 돌아가는 건 어떨까. 초콜릿과 유제품을 완전히 빼고 가공식품을 전체적으로 줄이기만 하면 된다.

니나와 란다

니나와 린다는 일란성 쌍둥이다. 두 자매 모두 사춘기 때 여드름이 나긴 했지만, 남들 다 겪는 딱 그 정도 수준이었다. 그런데 스무 살 무렵엔 뭔가 심상치 않았다. 여드름이 폭발하더니 점점 더 심해진 것이다.

이건 보통 문제가 아니었다. 가수와 배우를 꿈꾸는 두 사람에게는 외모가 생명이었기 때문이다. 상태가 얼마나 심했는지 친한 친구들을 편하게 만날 때조차 뒤집어진 피부가 여간 거슬리는 게 아니었다.

처음에는 병원에서 처방 받은 항생제로 잠잠해지는 듯했다. 하지만 다 그때뿐이고 약을 끊으면 여드름이 바로 되살아났다. 그렇게 항생제를 먹다 안 먹다 하는 나날이 반복되면서 약효가 점점 떨어지는 게 눈으로 보였다. 결과적으로는 여드름이 더 독해졌을 뿐이었다. 잘 본다는 소문에 일부러 찾아간 피부과전문의는 자매에게 아큐탄Accutane이라는 약을 추천했다. 아큐탄은 비타민 A유도체인 이소트레티노인isotretinoin을 주성분으로 하는 여드름치료제다. 그런데 이 약을 직접 먹었던 친구들에게 들으니 부작용이 꽤 지독하다고 했다. 우울증에 머리카락이 빠지고 대장염까지 걸릴 수도 있단다. 실제로 제품설명서를 읽어보니 부작용 목록이 무시무시했다. 혹시나 하는 마음에 피부과 두 군데에서 다시 진료를 받았지만, 의사들의 결론은 똑같았다. 일단 아큐탄을 복용하고 행운을 기대해 보자는 거였다. 결국 자매는 의사의 권고를 따르지 않기로 결단을 내린다. 보다 나은 방법이 반드시 있을 거라는 확신에서였다.

두 사람은 여드름이 단순한 물리적 문제에 그치지 않는다고 꼬집는다. "여드름은 사람을 침울하게 만들어요. 사람들은 그까짓 거 별일 아니라고 위로하죠. 시간이 지나면 저절로 없어진다고요. 하지만 심한 여드름은 자아상과 일상생활, 직업 등 한 사람의 모든 걸 해친답니다."

란다에 이어 니나가 말했다. "우리 둘의 평소 식습관에 뭔가 있을 거라는 감이 왔어요. 다만 정확히 어떤 음식이 문제인지를 몰랐죠. 그래도 일단은 초콜릿을 완전히 끊고 입에 대지도 않기 시작했어요. GI가 높은 식품을 피하고 탄수화물 섭취를 줄이려고도 애썼고요." 안타깝게도 이 방법은 아무 성과도 없었다.

그러던 어느 날, 조부모님 댁에 가는 차 안에서 아버지가 무심코 던진 한 마디가 승패를 뒤엎는다. 언제 시간 나면 존 맥두걸John McDougall 박사의 웹사이트에 한번 들어가 보라는 말이었다. 맥두걸 박사는 캘리포니아 주 산타로사에서 꽤 알아 주는 일반의인데, 상태가 양호한 환자부터 중증 질환자까지 수천 명이 그의 식이요법 처방으로 기사회생했다는 것이다. 큰 지병을 앓던 자매의 어머니도 박사의 조언을 따른 뒤 쾌차한 바 있으니 여드름쯤이야 백발백중일 것도 같았다. 니나와 란다는 맥두걸 박사의 웹사이트를 뒤져 몇 가지 아이디어를 받아 적었다. 첫째, 동물성 식품을 끊어라. 이건 이미 실천 중일뿐더러 애초에 어릴 때부터 삼시세끼 채식 식단으로 자란 두 사람이었다. 둘째, 지방의 비중을 최소한도로 제한하라. 이 부분에서 박사는 체질적으로 취약한 사람의 경우 고지방 식품을 아주 조금만 먹어도 여드름이 나기 쉽다고 경고하고 있었다.

자매는 박사가 조언한 방법으로 다시 도전해 보기로 했다. 곧바로 집에서 피넛버터와 과카몰리를 비롯해 각종 고지방 식품을 싹 치웠다. 그러자 놀랍게도 즉시 효험이 나타났다. 불과 며칠 만에 여드름이 더 나지 않고 이미 나와 있던 여드름이 가라앉기 시작했다. 그렇게 몇 주 더 지나자 피부에는 여드름 흔적만 희미하게 남아 있었다. 그때부터 4년이 넘는 시간이 흘렀지만, 지금까지 여드름은 단한 번도 재발하지 않은 상태다.

참 신기하지 않은가. 그런데 이런 생각도 든다. 효과가 이렇게 좋다면 혹시 실천하기 어려운 게 아닐까? "솔직히 저희에게는 식은 죽 먹기였어요." 란다의 설명을 들어 보자. "오트밀을 만들 때는 딱 물만 붓는답니다. 우리는 현미밥, 고구마, 브로콜리, 시금치, 옥수수, 콩, 사과 소스, 다양한 향신료로 간을 한 파스타를 즐겨 먹어요. 과일이라면 생물이든 말린 것이든 가리지 않고 환장하고요. 귀리를 좀 넣고 갈아서 스무디로 만들어 먹어도 좋아요." 외식 장소는 늘 아시안 레스토랑이다. 특히 자주 가는 곳은 태국 음식점인데, 면 요리나 밥 요리와 채소 메뉴를 주로 시킨다. 얼마 전에는 스테이크 전문점 한 곳을 새로 뚫어서 스테이크에 감자와 채소의 조합을 외식 목록에 추가했다고 한다. 집에서는 압력밥솥을 활용해 다양한 요리를 빠른 시간 안에 만들어 먹는다. 최근에는 가정용 아이스크림 머신도 구매했다. 바나나를 비롯해 갖가지 비건 식재료를 사용해 후식을 만들어 먹기 위해서다. 자매는 맛있는 음식을 사랑한다. 새로운 음식을 찾아 다니는 것만큼 즐거운 일이 또 없다. 그러면서도 식이요법으로 피부 건강까지 되찾은 것이다.

나나와 란다는 이 경험담을 풀어내《맑고 밝은 피부를 위한 식이요법The Clear Skin Diet》이라는 책을 냈다. 동시에 ClearSkinDiet.com이라는 웹사이트를 개설해 저지방 채식식단 정보를 제공한다. 이 웹사이트에 들어가 보면 식단 외에 자매가 공유한 알짜 노하우를 덤으로 얻을 수 있다:

1 식이요법은 친구나 가족과 함께. 여럿이 함께한다면 하기 싫은 숙제도 신나는 모험이 된다.
2 인내심을 갖고 기다리자. 회복에는 시간이 필요한 법이다. 최악의 경우 수 개월이 걸릴 수도 있다. 그러니 스트레스 받지 말자. 음식이 천천히 제 할 일을 하도록 기다려 주자.
3 결과가 기대에 미치지 못한다면 다른 음식을 의심해 볼 필요가 있다. 어쩌면 설탕, 글루텐, 가공식품이 진짜 문제일지도 모른다. 화장품을 살 때는 기초와 색조 모두 오일프리 제품으로 선택하자. 샴푸와 컨디셔너도 마찬가지다.

다낭난소증후군과 여드름

5장에서 한 번 언급했었는데, 여드름은 다낭난소증후군의 신호로 나타나기도 한다. 이 경우, 문제의 원인은 남성 성호르몬인 안드로 겐의 과잉이다. 다낭난소증후군이 맞는다면 여드름 말고도 생리가 불규칙하거나, 모발이 얇아지거나, 얼굴과 몸에 털이 나는 등의 증상이 함께 나타나니 구분하기 어렵지 않다. 때로는 병명으로 유추되듯 난소에서 낭포가 발견되기도 한다. 다낭난소증후군 진단이 내려지면 치료를 시작하는데, 이때도 건강한 채식 위주 식단을 치료의 중심으로 삼아야 한다.

모발 건강

건강한 머릿결을 음식으로 지킨다, 과연 가능한 일일까? 이것은 끝이 보이지 않을 정도로 파볼 구석이 많은 연구 주제지만, 일단은 지금까지 밝혀진 사실부터 공유할까 한다.

모두가 짐작하듯 나이가 들면서 차츰 진행되는 탈모는 대개 유전적인 현상이다. 그런 까닭에 조상 중에 대머리가 있었다면 대머리 아들손자가 대대손손 나오기 쉽다. 그런데 예일대학교의 제임스 B. 해밀턴James B. Hamilton이 1942년에 공표한 바로, 탈모 과정은 전적으로 호르몬을 매개해 진행된다고 한다. 이와 같은 결론을 내리기에 앞서 해밀턴은 사춘기 전에 거세된 남성이 절대로 대머리가 되지 않는다는 사실을 발견했다. 모든 사내가 대머리로 늙어가는 집안에서조차 거세된 당사자만은 항상 예외였다. 해석하면 테스토스테론이 없을 경우 탈모 유전자가 발현되지 못한다는 뜻이다.

그는 대머리가 되어 가고 있는 남성이 탈모와 무관한 의학적 이유로 거세 시술을 받으면 탈모 과정이 바로 멈춘다는 것도 알아냈다. 그뿐만 아니다. 같은 연구에서 이런 남성에게 테스토스테론 보충제를 투여했더니 머리털이 다시 빠지기 시작했다. 또 테스토스테론 투여를 중단하면 탈모 역시 정지하는 걸 알 수 있었다.[19]

속사정은 이렇다. 테스토스테론은 모낭에서 DHT, 즉 디하이드로테스토스테론으로 변한다. 그런데 탈모의 도화선에 불을 붙이는 것이 이 DHT다. 이미 유전적 소인이 있을 때 DHT는 모낭 세포에 작용해 모발의 크기(길이와 굵기 모두)를 서서히 감소시킨다. 그러다 결국 어느 순간 머리털이 영원히 나지 않게 된다.

재미 있는 점은 두피 안에서도 DHT에 특히 예민하게 반응하는 부위가 따로 있다는 것이다. 바로 이마와 정수리 주변이다. 반면에 좌우 옆통수와 뒤통수는 이 호르몬에 상대적으로 둔하다. 한편 안면부와 흉부에서는 DHT가 모낭을 방해하는 게 아니라 정반대로 자극한다. 그래서 머리털이 비어 가는 동안 얼굴과 가슴은 억세고 꼬불꼬불한 털로 뒤덮이게 된다.

테스토스테론이 DHT로 변환되는 화학반응을 차단하는 약이 있다. 성분명은 피나스테리드finasteride인데 프로페시아Propecia라는 제품이 유명하다. 미녹시딜minoxidil 성분의 로게인Rogaine 역시 탈모 치료제로 애용되지만, 작용 기전은 다르다. 먹지 않고 두피에 뿌려 사용하는 이 제품은 모낭이 정상적으로 기능하도록 돕는다.

음식과 탈모

그렇다면 음식은 탈모와 정확히 어떻게 관련되어 있을까? 같은 고민을 하던 전문가들은 지난날 동양인에게 백인과 달리 대머리가 그리 흔하지 않았었다는 점에 주목했다.[20] 동양에서도 남성 대머리가 일상적 광경이 된 것은 서양 사람들과 똑같이 먹기 시작하면서부터다. 일본이 전형적인 예다. 20세기 후반에 식문화의 급격한 서구화를 겪은 일본에서는 이와 무관하지 않아 보이는 국민건강 문제가 여럿 관찰된다. 그 가운데 유방암, 당뇨병, 심혈관 질환이 가장 자주 회자되지만, 피부과 의사들은 대머리 역시 한층 흔해졌다고 입을 모은다.[21] 상황은 이웃나라 한국도 비슷하다. 오늘날 대머리의 발생률이 과거 그 어느 때보다 높을 뿐만 아니라 발현 나이도 점차 앞당겨진다는 것이 한국 의학계 전반의 공통된 견해다.[22]

전통적인 동양의 식탁은 온통 풀 천지였다. 육류와 유제품은 찾아보기 힘들었고 자연히 지방 섭취량이 낮을 수밖에 없었다. 1장에서 살펴봤듯, 이와 같은 채식 위주의 저지방 식단은 체내의 SHBG 생성을 촉진한다. 평소에 SHBG는 고삐를 단단히 쥐고 테스토스테론을 단속하다가 필요할 때만 활약하도록 풀어 주는 역할을 한다. 그러니 SHBG 증가는 지극히 바람직한 현상이다. 테스토스테론 재고가 하루 필요량보다는 많지만, 머리털을 빠지게 하지는 않을 정도로 살짝만 여유 있게 늘 유지될 것이기 때문이다.

기억할 생화학 지표가 하나 더 있다. 2009년, 남성 탈모를 주제로 한 연구 한 건의 결과가 공개됐다. 탈모가 한창 진행 중인 젊은 남성

80명을 탈모 증세가 없는 동수의 남성들과 비교한 연구였는데, 탈모 그룹에서 인슐린 저항성의 발생률이 더 높다는 분석 결과가 나왔다. 여기에다 추후 다수 연구를 통해 재차 확인된 증거까지 더하면, 남녀 모두 인슐린 저항성과 탈모 사이에 모종의 연관성이 있는게 분명해 보인다.[23, 24] 8장에서 한번 설명했는데, 인슐린 저항성이란 세포 내 지방 축적의 결과로 인체세포, 그중에서도 특히 근육 세포와 간 세포가 인슐린에 반응하지 않게 된다는 것을 의미한다. 이런 인슐린 저항성은 신진대사를 변화시켜 전신의 건강 상태에 악영향을 미친다. 두피의 혈액순환이 불순해져 모낭이 발모 기능을 잃는 것 역시 그 결과물 중 하나이다.

유념할 점은 여성도 예외가 아니라는 것이다. 다낭난소증후군을 앓는 여성이 특히 위험한데, 테스토스테론 수치가 비정상적으로 높고 인슐린 저항성이 생기기 쉬운 까닭이다. 여성에게는 흔히 머리카락이 얇아지는 현상으로 나타난다.

탈모의 원인은 그 밖에도 더 있다. 가령 갑상샘 질환과 다수 약물의 부작용으로 탈모가 생기기도 한다.

피부와 모발 건강을 위한 식습관 규칙

피부와 모발을 건강하게 관리하고자 할 때 실천하면 좋을 기본 규칙이 몇 가지 있다.

1 동물성 식품을 멀리하라.

2 집에서는 오일 없이 요리하고, 외식할 때도 되도록 오일이 들어가지 않은 메뉴를 주문하라.

3 내가 얼마나 예민한지 확실해질 때까지는 무조건 기름진 식품(예를 들면 피넛버터, 아보카도 등)을 피하라.

4 설탕은 최소한도로. 정확한 원인은 아직 모르지만, 달게 먹을수록 모발에 생기가 없어진다는 속설이 있다.

5 단백질은 식물성 식품을 통해 충분히 섭취하라. 유제품이나 육류의 단점은 없으면서 양질의 단백질을 공급한다는 점에서 콩류와 콩으로 만든 두부, 템페, 두유 같은 식품을 적극 추천한다. 소문에는 식물성 단백질을 일부러 더 챙겨 먹었더니 머리숱이 많아졌다는 얘기도 있다.

6 채소와 과일을 많이 먹어라. 그 안에 들어 있는 항산화성분들이 피부를 보호한다.

7 피부를 햇볕에 너무 오래 노출시키지 말아라.

8 호르몬 변화가 피부와 모발에 막대한 영향을 미치는 건 사실이지만, 건강한 식단도 그에 못지않게 큰 보양 효과를 발휘한다. 착한 음식은 사람의 겉모습뿐만 아니라 마음까지 밝고 건강하게 가꿔 준다.

11장.
우울과 스트레스 조절에 도움을 주는 음식

맨 처음 장에서 간단한 식단 조절만으로도 폐경기의 감정 증상을 달래는 데 큰 도움이 된다는 얘기를 했다. 그런데 연구에 의하면 우울증이나 불안감처럼 더 심각한 정서 문제에도 식이요법이 꽤 잘 듣는다고 한다. 어떤 환자는 식이요법 실천 전과 후를 밤과 낮에 비유할 정도다.

이게 과연 무엇을 의미할까. 계속 기분이 너무 별로여서 하루하루 간신히 버티고 있는가? 종종 우울증이나 불안감이 엄습해 옴짝달싹 못 하는가? 그럴 땐 요즘 내가 끼니로 뭘 먹는지 잘 생각해 보라는 뜻 아닐까.

반드시 기억하자. 우울증은 위험하다. 절망이 깊으면 사람이 진짜로 자살을 시도한다. 치료약이 있긴 하지만, 안전성을 100% 보장하지는 못한다. 더구나 우울증은 원인도 변수도 너무 많다. 그러므로 우울증에 관한 한 전문가의 도움을 받는 것이 필수이며, 이 장의 내용은 큰 치료 계획의 일부로만 참고하길 권한다.

조이

뉴저지에서 교사로 일하는 조이는 최근에 음식의 놀라운 효능을 몸소 체험했다. 얼마 전까지만 해도 그녀의 식습관은 그다지 좋다고 볼 수 없었다. 패스트푸드, 기름에 튀긴 치킨, 스테이크로 거의 매 끼니를 해결했고 아니면 치즈라도 꼭 먹어야 속이 든든했다. 특히 좋아하는 메뉴는 네모나게 썬 체다치즈를 올린 크래커, 치즈를 채쳐 뿌린 샐러드, 새콤한 텍사스 식 멕시코 음식이었다. 외식을 할 때도 집에서 만들어 먹을 때도 취향은 한결같았다.

그러다 보니 한때 65킬로그램이었던 몸무게는 점점 불어 어느새 85킬로그램을 넘어가고 있었다. 이에 질세라 콜레스테롤 수치도 수직상승했고 어째서인지 기침감기까지 끊이지 않았다. 몸이 무거워진 그녀는 늘 골골거렸다. 수시로 체력이 바닥났고 오후에 낮잠을 조금이라도 자야만 남은 반나절을 간신히 버틸 수 있었다.

가장 힘든 부분은 기분이 계속 가라앉는다는 것이었다. 하루에도 몇 번씩 우울해지거나 짜증이 솟구치거나 초조해 어쩔 줄 몰랐다. 마구 널뛰는 감정 기복은 이제 통제불능 수준이었다. 특히 생리 직전 며칠 동안은 바람만 훅 불어도 울음보가 터졌다. 생리통은 또 왜 이렇게 심한지 죽고 싶은 심정이었다.

　사실 그럴 만한 과거사가 있긴 했다. 3년의 결혼 생활 동안 세 차례 유산을 겪고 결국 남편과 갈라섰는데 곧바로 양친마저 잃었다. 당시의 기억 때문에 그녀는 길거리에서 어린 자녀의 손을 잡고 걸어가는 여자들이나 만삭의 임신부를 똑바로 쳐다보기가 힘들었다. 가끔씩 그런 생각을 했다. 언젠가 나도 엄마가 될 수 있을까라는. 뭐라도 하려면 일단 마음의 평정을 찾는 게 급선무라는 걸 머리로는 잘 알았지만, 그럴 가능성은 희박해 보였다. 한 번 침잠한 마음은 영원히 떠오르지 않을 것만 같았다.

　그러던 어느 날, 어쩌다 들른 도서관에서 책 한 권이 조이의 시선을 사로잡는다. 치즈와 건강을 주제로 내가 쓴 《치즈 트랩The Cheese Trap》이었다. 이제는 다들 아시겠지만, 치즈에는 폭탄 수준의 지방, 콜레스테롤, 칼로리와 함께 호르몬 성분이 미량 들어 있다. 호르몬이 사람의 신진대사에 관여한다는 건 아마 기본 상식일 것이다. 그런데 호르몬은 사람의 기분도 좌우한다. 인체 내에서 만들어지는 모든 호르몬이 다 그렇다. 그렇다면 음식에 존재하는 미량의 호르몬 성분 때문에도 사람의 기분이 변할 수 있을까? 도서관에서 조이는 생각하고 또 생각했다고 한다. 페이지를 넘기면 넘길수록 책에 나오는 얘기가 자신의 증세와 너무도 흡사했다.

　한참 고민하던 그녀는 식습관을 바꿔야겠다는 결심을 굳힌다. 일단 치즈부터 끊자는 게 첫 번째 목표였다. 그러면서 전체적으로 모든 유제품을 줄여 갈 작정이었다. 조이는 건강하게 먹기 평생 계획의 첫발을 과감하게 뗐다.

그렇게 여러 달이 지나는 동안 그녀는 몸이 나날이 좋아지는 것을 실감할 수 있었다. 끈질기게 따라다니던 기침감기가 뚝 떨어졌고 콜레스테롤 수치가 수직낙하했다. 그뿐만 아니라 생리통도 확연히 약해졌다.

특히 신기한 건 월경전증후군 증세가 3개월 만에 모두 사라졌다는 점이다. 이제는 오후만 되면 에너지가 고갈돼 업무에 집중하지 못하는 일이 없었다. 밤에는 길고 깊은 꿀잠을 잤다. 갈수록 정신이 맑아지는 게 아침마다 느껴졌다. 우울증과 불안감은 더 이상 예전만큼 잦지도 심하지도 않았다. 그녀는 자신 안에서 영원히 사라진 줄 알았던 안정감과 활기를 빠르게 되찾아 갔다.

물론 모든 과정이 평탄한 건 아니었다. 어쩌다 한 번씩 괜히 예민해지곤 했다. 하지만 그럴 때조차 이제는 금새 털고 일어났다. "감정 동요가 크지 않다는 게 너무 좋더라고요. 균형이 잡힌 느낌이랄까요."

문제는 수시로 잡히는 직장 행사였다. 그런 날마다 그녀는 시험대에 올라 치즈와 여타 지방 폭탄 메뉴들을 야금야금 집어 먹었다. 자신도 모르게 서서히 해이해지고 있었다. 예전처럼 입맛 당기는 대로 먹었으니 몸 상태도 옛날로 돌아간 건 당연했다. 지독한 생리통이 바로 그 증거였다. 그뿐만 아니었다. 알레르기가 재발했고 불안감과 우울증 증세가 다시 시작됐다.

그래, 그렇구나. 이 경험을 계기로 조이는 비로소 음식이 정말로 사람의 기분을 좌우한다는 걸 절감했다고 한다. 이후 그녀는 다시 엄격한 식이요법에 돌입해 정신적 균형을 되찾는 데 전력을 다했다.

그리고 곧 기분을 보듬는 건강한 식습관이 일상으로 자리 잡았다.

킴

로스앤젤레스에서 남편과 둘이 사는 킴은 통역사로 일하고 있다. 어릴 적 그녀는 대체로 건강한 아이였다. 장이 좀 안 좋아 만성 변비에 시달린다는 것 말고는 특별히 이상하달 게 전혀 없었다.

그러다 열다섯 살 때인가, 아무 일도 없는데 괜히 기분이 축 처지곤 했다. 그럴 땐 불쑥 울음이 터져 나오고 한없이 침울해져 식음을 전폐하기 일쑤였다. 한창 꽃다운 소녀가 사는 재미를 몽땅 잃은 사람처럼 굴었다. 보다 못한 부모님은 그녀를 상담사에게 데려갔고, 그곳에서 추천 받은 트립토판tryptophan(아미노산의 일종—옮긴이) 영양제를 억지로 먹이기 시작했다.

하지만 상황은 더 나빠지기만 했다. 매사에 갈팡질팡하고 사서 걱정하는 증세는 그녀 나이 열여덟에 정점을 찍는다. 아침에 무슨 옷을 입을지도 결정 못 해 한참을 우두커니 서 있을 정도였다. 급기야 그녀는 우울증에 집밖으로 한 발자국도 못 나가는 지경에 이르렀다. 하필 집에서 50킬로미터 넘게 떨어진 대학교에 수강신청을 해놓은 상황에 말이다. 출석을 아예 안 한 건 아니었다. 가끔은 슬픔을 이겨보겠다고 직접 차를 운전해 등교했다. 하지만 주차장까지 가 놓고 차마 차에서 내릴 용기가 나지 않았다. 그럴 땐 그대로 차를 돌려 집으로 돌아올 수밖에 없었다. 그래 놓고 방구석에서 베개에 얼굴을

파묻고 지칠 때까지 운 적이 하루 이틀이 아니었다. 언젠가는 또 그렇게 헛걸음을 하고 오는 길에 안전벨트를 푼 채로 정지신호를 무시하고 액셀을 밟으면서 생각했다. 이대로 추돌사고가 나서 죽어 버리면 좋겠다고.

킴은 상담치료를 꽤 열심히 받았지만, 전혀 도움이 되지 않았다. 당연했다. 그녀의 우울증은 생활 환경과 아무 상관도 없고 순전히 몸의 이상 탓이었다.

심리치료에 실패한 의사는 결국 우울증치료제를 처방했다. 그렇게 킴은 장장 19년에 걸쳐 안 먹어 본 우울증약이 없었다. 약물치료는 상담에 비해 효과가 있다고 말할 수 있었다. 다만 약에 취해 있을 때 항상 멍하고 약효가 사라지면 다시 우울해지곤 했다. 이런 기분이 꺼림칙해 약을 끊고 싶었지만, 매번 바로 증상이 도지는 바람에 그럴 수가 없었다. 더 이상 희망이 없다고 생각한 그녀는 절망했다.

그러던 어느 날, 킴은 우연히 한 정신약리학자의 강연을 듣게 된다. 그런데 그분이 말하길 뇌보다 위장에서 더 많은 세로토닌이 만들어진다는 게 아닌가. 이 한 마디에 그녀는 정신이 번쩍 들었다. 소화관에서 신경전달물질이 만들어진다면 어린 시절부터 달고 산 만성 변비가 뇌에까지 영향을 미쳤을지도 모를 일이었다. 만약 그렇다면 먹는 걸 바꿔 변비를 고치는 게 진정한 해결책일 수도 있었다.

그때까지 그녀가 가장 좋아하는 저녁 메뉴는 마카로니 치즈, 치킨, 햄버거, 그레이비 소스를 두른 매쉬드 포테이토, 그레이비 소스에 찍어 먹는 비스킷빵, 버펄로 소스로 양념한 닭날개 튀김 따위였다. 그랬던 그녀가 이제는 달라지기로 굳게 맘 먹은 것이다.

가장 먼저 한 일은 유산균 영양제를 챙겨 먹는 것이었다. 그러고서 채소와 과일의 양을 점점 늘려 갔다. 우유는 두유로 바꿨다. 고기는 완전히 끊는 것을 목표로 단계적으로 줄였다. 얼마 뒤 심리적 변화가 스스로도 느껴지기 시작했다. 절망의 구렁텅이로 추락하는 느낌이 여전히 가끔 엄습하긴 했지만, 예전만큼 심하지는 않았다. 아직 정상이라고 할 순 없어도 나아지고 있는 건 확실했다.

3년 뒤, 그녀는 한 단계 더 나아갔다. 마침내 완전한 채식주의자가 되기로 한 것이다. 이제는 어떤 동물성 식품이든 눈길도 주지 않았다. 100% 식물성이라는 보장이 있다면 또 모를까 치즈와 요거트에조차 손을 대지 않았다. 이제 그녀가 가장 사랑하는 음식은 감자를 곁들인 콩 요리다. 검정콩, 병아리콩, 호랑이콩, 흰강낭콩 등 품종을 가리지 않고 콩이란 콩은 다 좋아했다. 여기에다 케일, 갖은 채소, 견과류, 오렌지, 바나나, 파인애플 등의 다양한 과일을 풍성하게 섞은 샐러드 한 사발까지 나오면 남부러울 게 없었다.

킴은 바로 이 시점을 기해 모든 게 달라졌다고 회상한다. 철저한 채식을 시작한 뒤로 평생 그녀를 괴롭히던 위장관 증상이 말끔히 사라졌다. 더 기쁜 소식은 오랜 세월 일상생활조차 불가능하게 옥죄던 우울증 증세 역시 서서히 희석되더니 완전히 자취를 감췄다는 것이다.

그뿐만 아니라 생리 때마다 불청객처럼 찾아오던 감정 동요도 우울증과 함께 싹 없어졌다. "월경전증후군 때문에 널뛰는 감정 기복은 말로 다 묘사할 수 없이 끔찍했어요. 남편이 농담 반 진담 반으로 그날이 다가오면 직전 한 주 내내 땅굴이라도 파고 피신했다가 오고 싶다고 질색했을 정도죠. 그런데 그런 월경전증후군을 채식이 거의 단방에 정복하지 않았겠어요? 채식을 시작하고 당장 다음 달부터 월경전증후군 증세가 하나도 없더라고요. 아무 예고 없이 생리가 시작돼서 깜짝 놀랐다니까요. 정말 신기했어요. 그때부터 지금까지는 생리 전에 드러누운 일이 단 한 번도 없답니다. 옛날에 내가 언제 그랬었나 싶게요."

킴이 설명했다. "장이 건강해지니 자연스럽게 심리 증상까지 나은 것 같아요." 그녀는 벌써 13년 전에 약물치료를 그만뒀지만, 더 이상 우울증으로 괴로워하지 않는다. 채식을 제대로 하면서부터는 곰팡이, 꽃가루 등 갖가지 알레르기도 없어졌다고 한다.

킴이 내게 던진 질문이 하나 있다. 정신 건강과 음식의 관계에 대한 연구는 왜 별로 없느냐는 것이다. 오늘날 의료계는 우울증을 약물과 상담요법으로 치료한다. 물론 이것도 중요한 치료법이다. 결정적인 순간에 사람 목숨을 구하기도 하니까. 하지만 동시에 영양소와 뇌 사이의 연결고리를 새로운 각도에서 조명할 필요가 있다. 그 과정에서 감정을 조절하는 인체 생리기전을 보다 깊이 이해하고 심리 증상의 특효 치료법을 찾게 될 것이기 때문이다.

뇌 안에서 일어나는 일

기분이 하루 이틀 잠시 처지는 것 가지고는 보통 우울증이라고 하지 않는다. 마음을 짓누르는 먹구름이 최소 수 주 이상 머무를 때에야 비로소 우울증 진단이 정식으로 내려진다.

우울증은 사랑하는 이를 잃거나 나쁜 소식을 접했을 때 밀려드는 슬픔의 감정과도 다르다. 물론 이런 스트레스 요인들이 쌓이고 쌓여 우울증을 불러올 수는 있다. 하지만 사별을 겪은 사람이 느끼는 비통함은 고인과의 추억이 떠오르는 순간마다 들락날락하는 게 보통이다. 보통 그런 추억에는 가슴 아픈 일들과 행복한 기억이 혼재한다. 그러다 마침내 스스로 걷히는 게 슬픔이라는 감정의 본질이다. 이와 달리 우울증 증세는 어떤 사람 혹은 사건에 반응해 들고 나는 게 아니라 그냥 쭉 지속된다.

우리가 흔히 말하는 우울증을 정식 의학용어로는 주요우울장애major depressive disorder라고 한다. 정신과 의사가 환자에게 이 진단을 내리기 전에 가장 먼저 살펴보는 것은 우울한 기분이나 의욕 상실 상태가 장기간 지속됐는지 여부다. 이와 함께 수면 패턴과 식욕이 어떻게 달라졌는지도 점검한다. 우울증 환자는 흔히 불면증과 식욕감퇴 증세를 보이지만, 정반대인 폭식과 수면과다 사례도 간혹 목격된다. 그 밖에는 초조함, 피로, 죄책감, 집중력 저하, 자살 성향 증가 등이 우울증 환자의 특징으로 꼽힌다. 우울증 증세는 개인차가 큰 편이다.

사람의 기분이 스트레스에 의해 크게 좌우된다는 건 다들 잘 알 것이다. 그런데 때로는 우울증이 순전히 물리적 요인 탓으로 생기기도 한다. 실제 사례도 있다. 1950년대에 개발된 레세르핀reserpine이라는 고혈압치료제가 있는데, 이 약을 복용한 환자들 일부가 원인을 알 수 없는 우울증에 빠졌다. 우울증의 병력도 소인도 없던 사람들이 하루아침에 바람 빠진 풍선처럼 변해 버린 것이다. 상태가 심할 땐 입원하지 않으면 안 될 정도였다.

조사해 보니 비밀은 레세르핀이 약효를 발휘하는 기전에 있었다. 레세르핀은 신경전달물질을 변화시켜 혈압을 조절하는데, 뇌에서 이 화학물질의 양이 줄면 혈압이 내려간다. 문제는 이 물질에 의해 조절되는 게 혈압만이 아니라는 점이다. 그런 까닭으로 혈압 수치와 함께 기분도 가라앉은 것이다.

이 소동이 있고 곧바로 부작용으로 우울증을 일으키는 약물이 한둘이 아니라는 사실이 속속 드러났다. 앞서 6장에서 다뤘던 프레마린이나 다양한 스테로이드 제제, 고지혈증 치료제 등이 대표적인 예다. 더불어 술, 아편, 암페타민, 코카인 등에 중독되었을 때도 우울증이 발생하곤 한다.

그뿐만 아니다. 때로는 몸의 병이 마음의 병을 불러온다. 내가 의대에 다닐 때 뇌졸중으로 쓰러진 뒤 후유증으로 심각한 우울증에 빠지는 환자가 얼마나 많은지 처음 알고 깜짝 놀랐던 기억이 있다. 그런데 심장마비를 겪거나 출산을 하거나 수술을 받은 환자들에게 우울증이 찾아오는 경우는 사실 드물지 않다. 심지어 위우회수술, 성형수술, 골반관절치환수술처럼 삶의 질을 높이기 위해 자진해서 받는 수술을 포함해서 말이다. 짐작컨대 우리 몸이 겉에 생긴 수술 상처를 회복시키는 데 바빠서 내면의 마음은 보살피지 못하는 게 아닐까.

우울증을 이기는 음식들

약물과 신체질환이 기분에 영향을 미친다면 음식도 그러지 말라는 법은 없다. 실제로 채식주의자 60명과 가리지 않고 다 먹는 사람 78명에게 기분에 관한 설문조사를 해 두 그룹을 비교한 연구가 2010년에 완료됐다. 이때 연구진이 내린 결론은 채식주의 그룹의 기분 점수가 더 좋다는 것이었다.[1] 더 큰 규모의 다른 연구도 결과는 거의 비슷했다.[2] 연구에 참여한 참가자는 모두 620명이었는데, 완전 채식을 하는 참가자들은 고기까지 다 먹는 참가자 혹은 유제품과 달걀까지만 허용하는 채식주의자와 비교해 불안감과 스트레스가 덜한 것으로 나타났다.

분명 누군가는 정반대를 예상했을 것이다. 어쨌든 완전채식을 고집하려면 채식을 하지 않는 가족이나 친구들로부터 "그럼 단백질은 어떻게 보충해?" 같은 판에 박힌 질문공세에 부딪힐 수밖에 없다. 하지만 증거를 보시라. 확실히 더 즐겁게 살고 있는 것은 채식을 하는 사람들이다.

비슷하게 스페인에서 실시된 연구에 의하면 고기를 거의 먹지 않는 사람은 고기를 매우 즐기는 사람보다 우울증에 덜 걸린다고 한다.[3] 연구진은 참가자들을 무려 8년에 걸쳐 추적 관찰한 뒤 채식 위주 식단에 우울증의 위험성을 26% 낮추는 효과가 있다고 발표했다.[4]

과일과 채소의 우울증 퇴치 효과?

가만히 보니 우울증은 단순히 무엇을 먹지 말아야 하는가만의 문제가 아닌 게 분명하다. 무엇을 먹어야 하는가도 중요한 것이다. 가령 스페인 연구에서는 특히 과일, 견과류, 콩류가 두각을 보였다. 이 세 가지 식품을 즐겨 먹은 사람들은 우울증에 빠지는 사례가 훨씬 적었다. 지중해식 식단을 주제로 선행된 유사 연구 4건의 데이터를 통합해 재분석했을 때도 결과는 비슷했다. 육류 비중이 더 높은 일반 식단과 비교해 지중해식 식단의 우울증 위험성은 약 3분의 1 수준에 불과했다.[5] 대만의 사례로는 남녀 고령자 1,609명의 식단을 조사한 연구가 있다. 이 자료에 의하면, 노인이 우울증 증세를 보일 가능성이 거의 고기만 먹는 그룹에 비해 채소 섭취량 최상위 그룹에서 62% 더 낮은 것으로 밝혀졌다. 우울증 예방에 효과가 있기는 과일도 마찬가지였다.[6] 한편 또 다른 연구에서는 영국인 약 5만 명의 식습관과 정신건강을 조사했다. 그 결과, 채소와 과일을 많이 먹는 영국인은 스스로 정신건강 상태와 삶의 만족도가 높다고 평가했다. 그에 비해 반대 그룹의 영국인은 모든 점수가 상대적으로 나빴다. 게다가 채소와 과일을 많이 먹을수록 참가자들이 직접 매긴 평가 점수가 비례해 더 좋아지는 경향이 있었다.[7]

같은 맥락의 얘기를 들려 주는 연구 자료는 이 밖에도 많다. 분명 채식 위주 식단에는 기분 조절과 우울증 예방에 탁월함을 발휘하는 뭔가가 있다.

유제품을 먹으면 우울해진다고?

카소모르핀^{casomorphin}이라는 물질이 있다. 우유가 위장에서 소화될 때 생기는 일종의 약한 아편 성분이다. 본래 우유 단백질은 대부분 카세인 형태로 존재한다. 분자를 현미경으로 확대해 보면 카세인이 수많은 구슬을 실에 줄줄이 꿰어 놓은 것처럼 생겼다는 걸 알 수 있다. 여기서 구슬 하나하나의 역할을 하는 것은 아미노산이다. 위장에서 카세인이 분해되면 아미노산 '구슬' 대부분은 홀몸이 되어 혈관으로 넘어간다. 그런데 그중 일부는 고작 몇 개씩이긴 하지만 여전히 손에 손 잡은 짧은 가닥 형태를 유지한다. 이런 구슬 가닥은 혈액을 타고 떠돌다가 뇌에 이르러 헤로인과 모르핀이 결합하는 바로 그 수용체에 달라붙는다. 이 아미노산 가닥이 카소모르핀이다.

말하자면 우유가 아주 약한 아편 음료이기도 한 셈이다. 어쩌면 젖을 물려 새끼를 달래려는 조물주의 세심한 배려였는지도 모른다. 다만 그건 송아지에게만 해당되는 얘기고, 다 자란 인간에게는 부작용이 더 크다는 게 골치다. 특히 우유를 치즈로 가공할 때 이 아편 성분의 농도도 높아진다는 점을 감안하면 치즈를 좋아하는 사람들이 치즈를 도저히 끊지 못하는 이유를 왠지 알 것도 같다. 게다가 모든 아편류가 그렇듯 카소모르핀 역시 변비를 일으킨다. 변비로 고생했던 경험이 있는 치즈 중독자는 그때 그래서 그랬구나 하고 무릎을 탁 칠지도 모르겠다.

스웨덴에서 이 카소모르핀을 소재 삼아 진행된 연구가 있다. 연구진은 고농도의 카소모르핀이 뇌에 가시적인 영향을 준다는 조사 결과를 발표했다. 분만 후 정신병은 출산한 여성 1,000명 가운데 대략 1명꼴로 발생하는 중증 정신장애다. 처음에는 불면증, 초조함, 짜증, 우울증 등으로 가볍게 시작되지만, 곧 망상과 환각 증세까지 보이곤 한다. 스웨덴 연구진이 조사한 집단이 이 환자들이었는데, 놀랍게도 이 여성들 중 다수의 뇌척수액(뇌와 척수를 감싸고 있는 체액)에서 카소모르핀이 검출됐다.

이들에게는 전부 갓 출산했기에 한참 젖이 도는 시기라는 공통점이 있었다. 그런 까닭에 연구진은 유즙 안의 카세인 분자가 카소모르핀으로 쪼개져 혈류로 유입되었을 거라고 추측했다. 그러다 뇌로 가서는 머릿속을 쑥대밭으로 만든 것이다.[8, 9] 헤로인의 경우, 양이 적을 때는 긴장이 풀리고 만족감이 들지만, 용량이 높을 때는 부정적인 증세가 더 많이 나타나고 자해 행동까지 하게 된다. 그런데 효과가 약하긴 하나 카소모르핀도 헤로인과 같은 아편류이니 별반 다르지 않을 걸로 짐작된다.

스웨덴 연구에서 밝혀진 사실은, 한마디로 특별한 상황에서는 여성의 유즙도 상당량의 카소모르핀을 혈류로 방출한다는 것이다. 그런 상황에 놓이지 않았지만, 유제품, 특히 치즈를 입에 달고 사는 사람은 갓 출산한 소의 카소모르핀을 자발적으로 먹고 있는 셈이다.

주제가 주제이니만큼 유제품과 카소모르핀이 뇌에 어떤 작용을 하는지 제대로 알려면 앞으로 훨씬 많은 연구가 필요할 것이다. 하지만 우유 성분이 정신질환과 관련 있다는 사실은 분명 깊게 파 볼 가치가 있는 이야깃거리다. 이 장을 시작하자마자 소개했던 사례의 여성들은 모두 치즈를 탐식하던 습관을 스스로 깨뜨림으로써 건강을 되찾았다. 이런 살아 있는 증거들은 여러분 주변에도 드물지 않다.

기분을 돋우는 채식 중심 식단

아무개가 채식으로 감정 조절에 도움을 받았다더라는 소문이 여기 저기서 들린다. 그러다 보니 이 방법이 내게도 먹힐지 궁금한 사람이 많을 것 같다.

한 연구팀이 아예 작정하고 채식 중심 식단을 검증하는 실험에 착수했다.[10] 연구팀은 자원자들을 두 그룹에 나눠 배치했다. 한 그룹에게는 붉은색 고기, 가금류, 생선이 포함된 식사가 제공됐고, 다른 한 그룹의 식단에서는 육류가 완전히 배제됐다. 실험 결과는 어땠을까? 육식 그룹의 참가자들에게는 기분 변화가 전혀 없었던 반면, 채식 그룹에서는 유의미한 기분 개선 효과가 관찰됐다.

이 관찰 결과는 마치 우리 팀이 진행했던 다른 여러 연구의 재현 같기도 하다. 우리가 계획한 두 건의 대규모 연구에서는 어떤 음식을 먹느냐에 따라 우울증과 불안감이 어떻게 달라지는지 살펴보고자 했다.[11, 12, 13, 14] 이 연구 프로그램은 자동차보험사 GEICO의 협조를 받아 댈러스(텍사스 주), 메이컨(조지아 주), 버펄로(뉴욕 주), 샌디에이고(캘리포니아 주)를 포함한 미국 전역의 10개 도시에서 동시에 진행됐다. 프로그램의 전체적인 목적은 식단 변화가 체중 감량에 도움이 되는지, 사람들의 건강 상태를 실질적으로 개선하는지 알아보는 것이었다.

프로그램의 핵심 활동으로 우리는 두 가지를 기획했다. 첫째, 매주 한 번 점심시간에 참가자들을 모아 놓고 건강한 채식생활에 대해 배우는 시간을 가졌다. 강연을 듣거나 요리교실을 열기도 했고 자유롭게 의견을 나누는 데에 시간을 아끼지 않았다. 둘째, 각 도시의 GEICO 사옥 구내식당에서 매일 건강한 채식 메뉴를 팔게 했다. 베지버거, 베지커리, 베지라자냐 등 다양하게 준비했다.

그런 다음 우리는 정기적으로 참가자들의 몸무게, 콜레스테롤 수치, 혈압 등을 측정해 기록했다. 애초에 우리가 예상했던 그대로 참가자들은 나날이 눈에 띄게 건강해졌다. 하지만 평가 항목으로 신체건강만큼이나 우리가 중시한 게 참가자들의 정신건강이었다. 우리는 이들의 기분을 특별히 마련한 심리조사 설문지로 평가했는데, 식습관을 고친 뒤 우울증과 불안감이 상당히 줄었음을 확인할 수 있었다. 극적인 변화는 없더라도, 참가자들은 분명 예전보다 즐겁게 지내고 있었다. 업무 생산성이 높아지고 결근율이 뚝 떨어진 게 그 증거다.

이 관찰 결과는 딘 오니시 박사의 연구와 정확하게 포개지는 것이기도 하다. 박사의 프로그램이 이미 생긴 심혈관 질환을 역행시켰다는 7장의 내용을 기억하는가? 박사는 참가자들에게 채식 위주 식단을 실천하면서 여러 가지 생활습관 교정을 병행하게 했다. 그러자 이미 좁아졌던 동맥혈관이 시원하게 뚫리고 환자들이 삶의 희망을 되찾았고, 곧 프로그램은 입소문을 타고 장안의 화제가 되었다. 오니시 박사는 전립샘암 환자를 위해서도 비슷한 프로그램을 개발했는데, 이 내용은 4장에서 소개했었다. 종합병원 스물네 곳에서 이

프로그램에 참여한 환자 근 3,000명의 데이터를 분석한 바로는 참가자들의 신체 건강이 크게 좋아진 것뿐만 아니라 심리 검사의 우울증 점수 역시 기대 이상의 개선을 보였다. 특히 우울증 개선 효과는 늦어도 12주면 눈에 띌 정도가 되고 1년 넘게 지속됐다.[15] 덤으로 적개심 점수도 좋아졌는데, 이는 곧 인생만사를 대하는 환자들의 자세가 훨씬 유연해졌다는 뜻이다.

어쩌면 살이 빠지고 건강이 회복될수록 환자들의 내면에서 변화가 일어난 걸지도 모른다. 암 환자뿐만 아니라 누구든 몸이 이렇게 좋아진다면 하늘을 나는 기분일 테니까. 하지만 이 간접효과 때문만은 아니다. 건강한 식탁은 직접적으로 뇌의 화학을 변화시켜 우리 마음에 평온을 선물한다.

이런 효과가 저탄수화물 식이요법에는 없다. 호주에서 실시된 한 연구가 그 증거다. 빵이나 감자 같은 고탄수화물 식품을 배제하는 식이요법은 항상 잊을 만하면 새 이름으로 등장해 반짝 유행하곤 하지만, 사실 콜레스테롤 수치와 소화기능을 비롯해 다양한 측면에서 건강에 그다지 유익하지 않다. 이 점에 주목한 호주 연구팀은 과체중 성인 106명을 모집해 두 그룹으로 나눴다. 그런 다음 한 무리에게는 저지방 식단을, 다른 무리에게는 저탄수화물 식단을 유지하게 했다. 1년 뒤, 결과는 어땠을까. 체중 감량 효과는 두 그룹 사이에 별다른 차이가 없었다. 그런데 심리 상태의 변화는 둘이 상이한 궤적을 그렸다. 처음 8주 동안에는 두 그룹 모두 잘 견디는 듯했다. 살이 빠지는 게 본인 눈에도 보이니 기분이 꽤 좋았을 것이다. 하지만 그 이후에는 두 집단의 상황이 사뭇 다르게 전개된다. 저지방 식단 그룹의 경우 기분 점수의 개선 경향이 쭉 이어진 반면, 저탄수화물 식단 그룹에서는 우울증, 불안감, 적개심이 점점 더 커졌다.[16] 이에 같은 연구팀이 저탄수화물 식이요법을 수정해 적용한 새로운 연구를 기획한다. 탄수화물 비중을 약간 높이는 대신 포화지방(즉 나쁜 지방)을 줄이고 운동을 추가한 것이다. 그 결과, 이번에는 보완된 저탄수화물 식단이 기분 점수를 개선하는 데 도움을 주는 것으로 확인됐다.[17]

일본의 서구화와 우울증

건강한 식단의 우울증 퇴치 효과는 일본사회 전체에서 일어났던 어떤 현상을 설명할 열쇠가 된다. 40년 전 일본에서는 피부 열감과 호르몬 관련 암이 드물었다. 그때는 국민 대다수가 쌀밥과 채소반찬으로 된 전통 상차림을 당연시하던 시절이었다. 그러다 1980년대부터 상황이 급변했다. 햄버거, 치킨, 치즈가 대유행해 20여 년에 걸쳐 전국민의 식생활에 자리를 잡았고 동시에 폐경기 증상과 호르몬 관련 암의 발생률도 치솟았다. 그런데 뜻밖의 결과가 하나 더 따라왔으니, 바로 우울증 역시 급증했다는 것이다. 2016년에 영국 방송사 BBC가 방영한 기획 보도를 보면 1990년대까지 우울증이 희귀했던 일본의 과거 모습을 더 생생하게 확인할 수 있다.[18] 사실 일반적으로 동양권 국가들은 원래 미국에 비해 우울증이 흔하지 않은 편이다. 우울증이 발병했을 때 당사자가 자신에게 무슨 일이 벌어진 건지 감도 못 잡을 정도로 말이다. 일본의 우울증을 키워드로 인터넷 검색을 하면 1920년대의 국가경제 침체와 관련된 기사가 줄줄이 뜬다. 반면에 국민의 심리적 침체는 식단 서구화 이후에나 공론화됐고, 그 이전에는 아무도 관심 없던 화젯거리였다. 그런데 요즘 일본은 어떤가. 여기저기서 하루가 멀다 하고 우울증이라는 단어가 등장한다. 우울증 치료제는 제약업계를 먹여 살리는 일등 효자 품목으로 등극했다.

누군가는 모든 걸 무리에서 튀지 않고 흠집을 남들에게 들키지 말아야 한다는 특유의 국민정서 탓으로 돌릴지도 모른다. 옛날에도 우울증은 존재했지만, 다들 모른 척 넘어갔을 뿐이라는 것이다. 만약 그게 사실이라면 뿌리깊은 현실부정 성향이 어떻게 하필 그 즈음에 변한 걸까. 아니면 일본 사람들 전부가 사생활과 여가를 포기하면서까지 미친 듯이 일에만 매달린 탓에 정말로 이 나라에서 우울증이 급증한 걸까? 그도 아니라면 먹고 살기 위해서는 새벽같이 출근해 별을 보면서 퇴근하는 일상에 불만을 품어서는 안 된다는 스트레스 때문에?

확실히 일본 사회는 여러 가지 면에서 달라졌다. 과거에는 유제품 소비가 제로에 가까웠고, 고기 요리는 가끔 먹는 특별식이었으며, 기름진 메뉴는 아예 몇 종류 되지도 않았다. 이랬던 일본에 건강에 유익하지 않은 음식들이 대거 유입됐고, 발맞춰 우울증도 급증하기 시작했다. 새천년을 맞은 오늘날의 일본에서는 유제품 수요가 걸핏하면 신기록을 경신한다. 육류 섭취량 증가 추세는 멈출 기미가 없지만, 쌀 소비는 제2차 세계대전 이전 수준의 절반으로 뚝 떨어졌다. 이처럼 의미 있는 시기에 시행된 환자 설문조

사의 결과는 이 나라에서 우울증이 점점 더 흔한 병이 되어가고 있음을 보여 준다

소염 효능을 가진 음식

채식이 기분을 끌어올린다니, 이게 어떻게 가능할까? 혹자는 이것을 염증과 연관 지어 설명한다.

이런 식이다. 벌에 쏘이면 금세 피부가 빨개지면서 퉁퉁 붓는다. 손가락을 베여도 비슷하다. 상처 부위가 불긋불긋해지고 봉긋하게 부어 오른다. 만지면 뜨뜻하니 열기도 느껴진다. 염증이 생겼기 때문이다.

집에 화재가 났다고 가정하자. 그러면 소방서에서는 불을 끄라고 소방차를 출동시킬 것이다. 비슷하게 우리 몸은 특별한 능력을 가진 단백질 분자들을 상처 부위로 보낸다. 이 분자들은 상처 주변의 혈관을 넓혀 혈류량을 증가시키고 체액과 단백질들이 상처 부위로 몰리게 한다. 이게 사람 눈에는 상처가 빨개지고 퉁퉁 붓는 걸로 보이는 것이다. 이때 상처로 파견되는 분자 중에는 백혈구라는 세포도 있는데, 백혈구는 항체를 만들어 낸다. 항체는 저격용 초미니 미사일과 같아서 침입자인 세균과 바이러스를 에워싸 무력화시킨다. 놈들이 우리 몸에 해를 끼치기 전에 파괴시키는 셈이다.

그런데 간혹 화재경보가 잘못 울리듯 염증 반응도 엉뚱한 곳에서 일어날 수가 있다. 다치지도 않았는데 염증 단백질과 항체가 만들어지는 것이다. 이런 분자들이 혈액을 타고 돌다가 관절에 도착했다고 치자. 이때 항체가 멀쩡한 관절내막을 적으로 착각하고 공격하면 관절에 염증이 생기고 뼈마디가 끊어질 듯 아프다. 이게 바로 류머티즘 관절염이다. 이런 치명적인 오작동은 음식 때문에 시작되기도 한다. 이 방면으로 특히 악명 높은 것은 유제품이지만, 그에 못지 않은 위험식품도 적지 않다.

이럴 때 채식 식이요법을 시작한다면 성난 불길에 찬물을 끼얹을 수 있다. 여러 해 전, 동물성 식품 섭취를 줄이면 류머티즘 관절염의 염증이 완화된다는 연구 결과가 잇따라 발표됐다.[19, 20] 연구자들은 음식에 소염 효능이 있음을 증명하고자 염증 지표물질인 CRP, 즉 C-반응성 단백질C-reactive protein의 수치를 측정했다. 그 결과, 채식이 CRP 수치를 3분의 1가량 낮춘다는 사실을 확인할 수 있었다.[21]

병적인 염증 반응이 증상을 일으키는 부위는 관절만이 아니다. 쇼그렌 증후군Sjogren's syndrome이라는 염증성 자가면역질환이 그 예다. 쇼그렌 증후군 환자들은 불편한 관절 외에도 피로와 만성 통증 등의 다양한 증상을 호소한다. 왕년의 테니스 여제 비너스 윌리엄스Venus Williams도 한때 이 병에 걸린 적이 있다. 하지만 그녀는 동물성 식품을 전부 끊고 완전 채식을 꾸준히 실천한 덕분에 건강을 되찾고 코트로 복귀할 수 있었다.

여기서 핵심은 사람이라면 누구나 염증 반응을 겪을 수 있고, 염증은 위치를 가리지 않는다는 것이다. 물론 여기에는 뇌도 포함된다. 다만 뇌의 경우는 벌에 쏘인 것처럼 붓지도, 화끈거리면서 벌개지지도 않는다. 그 대신 뇌 안에서 화학적 변화가 일어난다. 지난 연구에 의하면, 우울증 환자들의 혈액을 분석한 결과 염증 단백질의 수치가 대조 그룹에 비해 높게 나온다고 한다.[22] 오늘날 학계 역시 엄청난 양의 연구 자료를 근거로 많은 우울증 사례에서 염증에 의한 뇌 화학 조성의 변화가 결정적인 기여인자로 작용한다고 보고 있다.[23, 24]

더 걱정스러운 건 염증이 정말로 뇌를 손상시킬 수 있다는 점이다. 뇌세포가 제 기능을 못 하도록 막기만 하는 게 아니라 물리적으로도 파괴한다는 뜻이다. 전문가들은 환자가 우울증 에피소드를 더 자주 그리고 더 심하게 겪을수록 더 많은 뇌세포가 파괴된다고 말한다. 그러니 우울증이 치매 위험 증가로 직결되는 건 당연하다.

가만 보니 염증을 유발하는 음식은 우리 몸에 그러는 것과 똑같이 뇌에도 악영향을 미치는 게 틀림없다. 그렇다면 채식의 우울증 치료 효과도 이 원리로 설명된다. 채식은 온갖 염증 유발 식품으로부터 멀어지도록 우리의 생활습관을 완전히 뜯어고친다.

어떤 음식이 염증을 불러오느냐와 별개로 큰 차이를 만드는 또 다른 요소는 음식 안에 들어 있는 지방의 종류다. 아라키돈산 arachidonic acid은 닭고기, 계란, 소고기, 소시지, 생선에 흔히 들어 있는 일종의 지방 성분이다. 전문가들은 이 염증성 지방이 지나치게 많을 때 뇌에 염증이 잘 생기고 정상적인 뇌 기능이 방해를 받는다고 지적한다.[25] 비슷한 맥락으로, 앞서 언급했던 호주의 연구진은 저지방 식단의 우울증 치료 효과가 이 식이요법으로 아라키돈산이 제거된 사실과 관련 있을 거라는 의견을 제시했다.

지금은 계속해서 상황을 지켜보자. 일단 식물성 식품이 뇌에 좋다는 것은 확실하다. 어째서 그런지는 앞으로 더 많은 증거자료가 나오면서 차차 선명해질 것이다.

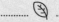

콩이 주는 즐거움

두부, 템페, 두유와 같은 콩 식품은 서양에서 그다지 인기가 없지만, 동양에서는 끼니마다 상에 오를 정도로 높은 위상을 차지한다. 이런 콩의 가장 중요한 성분은 이소플라본이다. 학계는 이소플라본의 다양한 효능을 연구 주제로 주목하는데, 그중 하나가 마음을 안정시키는 효과다. 그런 일부 연구에 의하면 매일 2~4회분의 콩 식품 섭취가 우울증 개선에 아주 탁월하다고 한다.[26] 이 연구 결과는 일본에서 실제로 목격되는 현상과 무관하지 않아 보인다. 전통 음식 문화를 고수하던 시절 일본에서 우울증 환자는 보기 드문 희귀종이었다. 그러던 것이 고기와 치즈 중심의 서양 음식이 보편화되면서 우울증 발생률도 꾸준히 상승하는 추세다.

건강한 장이 건강한 정신을 만든다

식물에는 섬유소가 많고, 섬유소는 장을 건강하게 만든다. 한마디로 채식이 우울증 예방에 효과적이라는 얘기가 되는 셈이다.

2007년부터 2014년까지 미국 전역에서 실시된 국민건강영양실태조사 NHANES, National Health and Nutrition Examination Surve라는 연구가 있다. 미국인의 식습관과 건강 상태를 심층 분석한 이 NHANES 연구에서 최종적으로 내려진 결론은 섬유소를 많이 섭취할수록 우울증에 걸릴 가능성이 낮다는 것이었다.

구체적인 수치로 다시 설명해 보겠다. 미국인은 평균적으로 매일 약 16그램의 섬유소를 섭취한다. 이것은 성인 권장량의 절반에 그치는 양이다. 그런데 NHANES의 분석에 의하면, 섬유소를 매일 21그램씩 섭취할 때 우울증을 겪을 위험성이 41% 낮아지고 섭취량이 더 많다면 우울증의 위험성이 무려 70%나 뚝 떨어지는 것으로 나타났다.[27]

와우, 대단하지 않은가? 내 예상대로다. 섬유소는 변비의 천적이다. 그러니 평소에 섬유소를 많이 먹는 사람은 며칠 내리 화장실에 못 가는 사람에 비해 하루하루가 더 즐거운 게 당연하지 않을까. 섬유소의 마법은 여기서 그치지 않는다. 섬유소에는 혈당을 안정화시키는 능력이 있다. 그뿐만 아니라 섬유소가 위장 안에서 발효되면 그 과정에서 짧은사슬지방산이 나오는데, 이 분자들이 뇌를 좋은 쪽으로 자극한다고 한다.

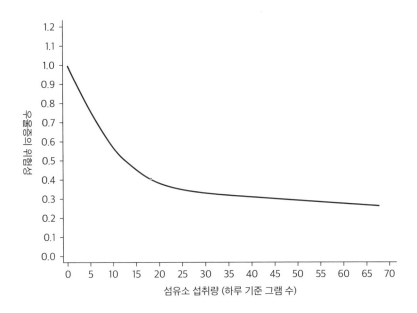

하지만 섬유소의 최대 특기는 따로 있다. 바로 건강한 장 미생물의 생장을 돕는다는 것이다. 나쁜 식습관이나 항생제 투약 등으로 인해 장 미생물의 균형이 깨지면 우울증에 걸리기 쉬워진다는 보고가 있다.[28] 그런데 섬유소가 풍부한 소화관에서는 건강을 돕는 장 유익균이 번성하고 유해균은 억제된다. 양질의 토양이 깔린 정원에서 화초가 잘 자라는 것과 같은 이치다. 그런 면에서 건강한 장 미생물 역시 우울증 예방에 한몫한다고 말할 수 있다.

그럼 섬유소는 어디서 얻냐고? 사방에 널린 온갖 식물이 다 섬유소 공급원이라고 생각하면 된다. 특히 풍부한 것은 콩, 과채류, 곡물이다. 이와 대조적으로 육류, 유제품, 달걀에는 섬유소가 전혀 없다.

식물성 식품의 우울증 개선 효과를 설명할 때 과학자들은 섬유소만큼이나 엽산도 자주 언급한다. 엽산은 각종 콩류와 더불어 브로콜리, 시금치, 아스파라거스 등에 특히 풍부한 비타민B의 일종이다. 감정 조절에 관여하는 신경전달물질인 세로토닌의 합성에 이 엽산이 중요한 역할을 한다고 알려져 있다.[29] 학계가 육식보다 채식이 정신 건강에 유익하다고 보는 이유는 또 있다. 식물에는 포화지방이 사실상 전혀 없으면서, '착한' 오메가-3 지방은 적지 않은 편이다. 바로 이 특징 때문에 채식이 안정적인 뇌 작용에 도움이 된다는 것이다. 이처럼 다양한 해설들 가운데 콕 집어 어느 하나가 특히 더 중요하다고 말하기는 어렵다. 어쩌면 모든 기전이 복합적으로 작동하는 거라서 호르몬 폭풍을 잠재우는 것도, 염증을 가라앉히는 것도, 장을 건강하게 회복시키는 것도 다 옳을지 모른다. 아무튼 건강을 생각할 때 채식 위주 식이요법의 가치가 매우 큰 것만은 분명한 사실이다. 예상 외의 이득을 덤으로 얻으면 얻었지 나쁜 부작용이라고는 하나도 없으니, 세상에 이런 치료요법이 또 어디 있을까.

식물 단백질

2장에서 배운 것처럼, 식물 단백질이 포함된 아침 첫 끼만 있으면 남은 하루를 감정 기복 없이 무난히 보낼 수 있다. 나 혼자만의 허언이 아니라 실제로 수많은 여성이 증명해 보인 얘기다. 이 방법은 흔히 월경전증후군에 효과적이라고 알려져 있는데, 사실 우울증에도 통한다.

찾아보면 아침마다 식물성 단백질을 꼭 먹는 풍속을 가진 나라가 꽤 많다.

토스트에 삶은 콩을 올려 먹는 영국, 검정콩을 다양하게 활용하는 멕시코, 후무스가 빠지는 때가 없는 중동이 그 예다.

여러분도 이 대열에 동참하고자 한다면 구운 템페, 두부 스크램블, 채식주의자용 베이컨, 채식주의자용 소시지, 두유, 각종 콩류로 첫발을 떼기를 권한다. 많이도 필요 없고 각자 먹을 만큼만 준비하면 된다. 게다가 빵이나 오트밀 같은 탄수화물 식품을 함께 먹는 것도 괜찮다. 단 단백질 다음에 탄수화물이라는 순서를 꼭 지키자.

풀만 먹었다간 단백질이 금방 고갈될 것 같지만, 그럴 일은 절대로 없다. 사실 식물은 훌륭한 단백질 공급원이다. 더구나 심리안정 효과를 보려고 식물 단백질을 챙겨 먹으라는 건 아침에 한정된다. 다만 잊지 말자. 단백질이면 다 되는 게 아니라 반드시 식물성 단백질이어야 한다. 베이컨, 소시지, 달걀 등의 동물성 식품은 문제를 더 악화시키기만 한다.

뇌 건강의 열쇠, 비타민B12

비타민B12는 뇌와 혈액세포의 건강에 없어서는 안 되는 영양소로 유명하지만, 감정 관리에도 도움을 준다고 한다.[30] 성인의 하루 권장량은 고작 2.4마이크로그램이라서 많이 먹을 필요도 없다. 물론 혹시 부족해졌을 때 그대로 방치해서도 안 된다. 채식을 하는 사람들에게 비타민B12 영양제가 필수인 게 그래서다. 물론 채식주의자가 아니라도 누구나 챙겨 먹으면 좋다. 더 자세한 설명은 12장에서 하겠다.

당신의 심장은 뛰고 있습니까?

이처럼 사람의 정신 건강은 뭘 먹고 마시는지에 따라 변할 수 있다. 그런데 신체활동 역시 뇌 작용에 영향을 준다고 한다. 우울증이라는 먹구름에 갇힌 사람은 집 안에만 틀어박혀 손가락 하나 까닥하지 않으려 한다. 그러다 어느 하루 밖에 나가 온몸이 땀투성이가 되도록 한바탕 움직이고 나면 차오르는 쾌감이 이루 형언할 수 없다. 그렇게 많은 사람이 운동을 통해 우울증을 극복한다.

미국 듀크대학교 연구진이 약물과 운동의 우울증 치료 효과를 비교한 임상연구가 있다. 50세 이상 우울증 환자들이 연구에 등록되었는데, 156명을 세 그룹으로 나누어 약물치료만 받거나, 운동만 하거나, 둘 다 하게 했다. 약물치료에 사용된 제품은 졸로프트라는 상품명의 우울증치료제로, 주성분은 설트랄린sertraline이다. 결론부터 말하면, 효과는 세 가지 방법 모두 있었다. 약물치료의 효과가 약간 빨리 시작되긴 했으나 16주째 즈음에는 세 그룹 모두 치료효과가 비등비등했다.[31] 연구진은 이 관찰 결과를 보고 운동이 약물치료만큼 효과적이라고 해석했다.

다만 한 가지 짚고 넘어갈 게 있다. 이 연구에서는 운동이 단체활동으로 진행된 탓에, 두 번째 그룹의 성과가 사실은 운동이 아니라 응원과 협동 덕분이었을 거라는 지적이 있었다. 그런 배경으로 이번에는 텍사스 주 댈러스의 연구팀이 새로운 연구를 계획한다. 젊은 우울증 환자들을 모집해 한 그룹에게 런닝머신 달리기나 실내 사이클 타기 같은 일대일 운동 프로그램을 의무화한 것이다. 이때 다른 한 그룹에게는 아무 지원도 제공하지 않았다.[32, 33] 한편 또 다른 참가자 무리에게는 새로운 요청을 했다. 내용인즉 일주일에 세 번 한 시간씩 운동을 하라는 것이다. 매번 약 6.5킬로미터씩을 빠른 걸음으로 걷거나 천천히 뛰거나 자전거로 달리면 이 정도 운동량이 채워진다. 여기서 또 일부 참가자들은 이렇게 열심히 움직일 필요 없이 일주일에 총 80분만 채우면 되도록 했다. 그렇게 12주가 흘렀고 참가자들은 모두 같은 설문지를 받아 작성했다. 연구진이 설문지를 모아 분석한 결과, 운동을 설렁설렁 한 그룹에서는 우울증 증세가 평균 30% 개선된 데 비해, 고강도 운동 프로그램으로 단련한 그룹은 무려 47%의 호전을 보였다. 그러니 혼자 하든 모여서 하든 운동은 분명 효과가 있다. 그뿐만 아니라 많이 할수록 효과는 더욱 커진다.

이게 끝이 아니다. 적절한 운동 빈도가 얼마인지 궁금했던 연구팀은 참가자들에게 한 주의 운동 일수로 5일이 3일보다 나은지 물었다. 그런데 돌아온 대답은 '아니다.'였다. 참가자들은 일주일에 5일 운동하는 것이 3일 운동하는 것보다 낫지 않다고 생각했다. 그러니까 종합하면, 주간 총 운동 시간은 늘리되, 운동하는 날을 일주일에 3일로 정하는 것이 딱 좋다고 정리할 수 있다.

그러나 운동이 모두에게 효과적인 건 아니다. 물론 이 연구에서 고강도로 운동한 참가자 중 46%는 우울증이 눈에 띄게 좋아졌다.

그중 다수는 사실상 완치됐다고 느낄 정도였다. 그런데 한 번 더 생각하면 이 숫자에는 연구 참가자의 과반수가 운동의 덕을 보지 못했다는 해석도 담겨 있다. 하지만 치료 효과 면에서 우울증치료제나 인지행동치료(배경에 자리한 사고방식이나 행동패턴을 바꾸도록 유도함으로써 문제를 해결하는 실용적인 심리치료법의 일종—옮긴이) 역시 비슷한 수준에 머무는 것은 마찬가지다. 심지어 세 가지 모두 아무 도움이 되지 않는 우울증 환자도 적지 않다.

모든 자료를 종합할 때 운동은 수많은 환자의 우울증을 희석시키는 게 분명하다. 나아가 운동은 우울증 예방에도 도움을 준다. 엄청 뛰어나진 않아도 효과는 분명히 있다. 연구 데이터에 의하면 운동 습관을 가진 사람은 몸을 안 움직이는 사람에 비해 우울증에 빠질 확률이 약 17% 낮다. 이런 운동의 효과는 나이를 가리지 않기에 젊어서나 늙어서나 우울증을 극복하는 데 유용하다고 한다.[34]

관절이나 심장이 동작을 힘들게 하지 않는 한 일단 가볍게 걷는 것으로 운동을 시작하자. 처음에는 일주일에 세 번 각 10분씩 경쾌하게 산책하는 정도면 충분하다. 첫 주에 이렇게 몸을 풀고 다음 주에는 15분, 그다음 주에는 20분 이런 식으로 5분씩 늘려가자. 일리노이 주립대학교의 전문가들은 일주일에 3회 40분씩 빠르게 걷는 단순한 운동 프로그램이 기억력을 회복시키고 뇌 수축을 방지한다고 말한다.[35]

한 가지 더. 할 수만 있다면 운동은 밖에서 하는 게 좋다. 햇볕이야말로 완벽한 천연 우울증치료제다. 햇살 좋은 날 밖에 나가면 몇 분 지나지 않아 이 말에 격하게 공감할 것이다. 매년 겨울만 오면 유독 침울해하는 사람들이 있다. 전문용어로 계절성 정동장애^{seasonal} affective disorder라는 것으로, 병원에서는 이런 환자들을 종종 광조사 요법으로 치료한다. 환자를 특별 제작된 상자에 눕혀 놓고 유사 햇볕을 쪼이는 치료법인데 효과가 꽤 좋다고 한다. 그러니 진짜 햇볕이야 말할 것도 없지 않을까.

잠이 최고의 보약

운동을 열심히 하고 나면 잘 쉬는 것도 그에 못지 않게 중요하다. 특히 뇌 건강을 위해서는 양질의 수면이 필수다. 충분히 자고 일어난 날은 마음이 평온하고 두뇌회전이 한결 빠르다. 반대로 전날 밤새 잠을 설치고 나면 마음에도 머리에도 바윗덩어리를 들여놓은 듯 찌뿌드드하고 불쾌하기가 이루 말할 수 없다.

그런 의미에서 숙면이 간절한 분들에게 꼭 주고 싶은 팁 몇 가지를 정리해 봤다.

1 **카페인과 술을 멀리하라.** 카페인은 우리가 흔히 생각하는 것보다 훨씬 오랫동안 체내에 머문다. 보통은 아침에 마신 커피한 잔 속의 카페인이 저녁에 잠들 때까지도 혈액을 떠돈다고 한다. 꾸벅꾸벅 졸긴 해도 푹 잠들지는 못하고 자꾸 깨는 게그래서다. 술도 같다. 술을 마신 날은 흡사 졸린 것처럼 몸이나른하지만, 어김없이 새벽 4시면 눈이 말똥말똥해진다. 어째

서 그럴까? 사람이 잠을 자는 동안 알코올 분자는 몸속에서 알데히드aldehyde로 분해된다. 그런데 알데히드는 약한 각성 효과를 가지고 있어 자려는 사람을 걸핏하면 쿡쿡 찌른다. 언제 크게 덴 사람처럼 너무 소심한 것 아니냐는 소리를 들을지언정 꼭 하고 싶은 말이 있다. 카페인과 술을 줄이면 줄일수록 내게 돌아오는 이득이 많은데 그중 하나가 꿀잠이다.

2 **규칙적으로 운동하라.** 근육이 한 일이 얼마 없는 날은 쉬이 잠들지 못하고 잠도 얕기 마련이다. 당연하다. 본디 수면의 목적은 낮에 쌓인 스트레스와 긴장을 풀고 몸을 회복시키는 것이다. 즉 우리가 하루 종일 근육을 놀렸다면 우리 몸은 오늘 하루 많이 잘 필요가 없다고 생각할 것이다. 몸뚱이와 별개로 내내 제 몫을 다한 우리의 뇌는 휴식을 원해도 말이다. 그러니 운동량이 많이 부족했다 싶은 날은 자기 전에 팔굽혀펴기나 제자리 앉았다 일어나기를 몇 번 하고 침대에 들어가자. 테니스 한 게임을 다 뛰거나 마라톤 코스를 완주하라는 게 아니다. 근육에게 적당히 일을 시켜 몸이 잠을 요구하게 만들라는 소리다.

3 **스트레칭과 하품의 효과를 무시하지 말자.** 아이들은 잘 시간이 되면 저도 모르게 만세를 부르면서 목젖이 다 보이도록 크게 하품을 하곤 한다. 고양이나 개 같은 동물들도 마찬가지다. 이런 취침 전 의식이 정확히 어떻게 뇌를 잠에 빠지도록 돕는지는 나도 잘 모른다. 다만 내가 관찰한 바로는 다 큰 성인들 중에서 스트레칭과 하품 습관을 가진 사람을 거의 보지 못했

다. 어른들은 그저 눈을 감고 인형처럼 누운 채 잠이 알아서 찾아와 주길 기다린다.

자신이 딱 그렇다 싶다면, 별 것 아닌 것 같아도 이 두 가지를 한번 실행해 보라고 적극 추천한다. 바보 같은 말로 들릴 수 있지만, 자러 가기 30분쯤 전에 스트레칭과 하품을 크게 한 번씩 하자. 일부러 만든 하품이어도 괜찮다. 몸동작을 똑같이 한다는 게 중요하다. 그렇게 하루이틀 반복하다 보면 어느 날 문득 가짜 하품이 진짜로 변했다는 사실을 깨달을 것이다. 불을 끄기 전에 두 가지를 네 번씩 반복하자. 그러면 잠이 한결 잘 온다.

4 **수면제에 지나치게 의존하지 말자.** 물론 수면제가 유용한 상황도 있다. 하지만 솔직히 약은 최후의 수단으로 남겨 두길 권하고 싶다. 졸피뎀^zolpidem 같은 수면제가 심각한 기억이상 증세를 부작용으로 일으킨다는 건 이미 공공연한 사실이다. 수면제에 취한 상태에서 아무렇지 않게 걸어 다니고 심지어 운전까지 해 놓고 다음 날 아무것도 기억하지 못하는 사례가 부지기수다. 그러니 약에만 의지하지 말고 저녁 시간의 생활습관을 잠드는 데 도움이 되는 쪽으로 고쳐 나가자. 이 패턴에 적응해 일상으로 만들면 더 이상 약 생각이 나지 않을 것이다.

5 한밤중에 깼는데 다시 잠이 오지 않는다고? 그럴 땐 빵 한두 조각 같은 탄수화물 간식을 약간 먹자. 탄수화물이 뇌의 세로토닌 분비를 유도해 잠을 솔솔 불러온다.

에이프릴

올해로 쉰네 살이 된 에이프릴은 미국 애리조나 주 포트 디파이언스의 한 종합병원에서 식품영양정보실 팀장을 맡고 있다. 나는 그녀를 여러 해 전 당뇨병학회장에서 처음 만났는데, 그때 그녀가 전년도에 겪은 일을 얘기했던 게 생각난다.

빠듯한 시간표였지만, 그녀는 얼마 안 되는 쉬는 시간을 활용해 혼자 끙끙 앓던 고민을 털어놨다. 직장에서 에이프릴은 부하 직원에게 까칠하기로 유명한 상사였다. 작은 실수에도 결코 그냥 넘어가는 법이 없었다고 한다. "보이는 일마다 화가 났어요. 그걸 또 상대방에게 표현하지 않으면 못 견디겠더라고요." 그녀가 말하는 솔직한 심정은 이랬다. "일부러 괴롭히려고 그런 건 아니에요. 제 눈에는 진짜로 사람들이 일을 형편없이 하는 것처럼 보였거든요." 그녀는 사태를 수수방관하는 직속 상관까지 원망하고 있었다.

어느 날은 영화 〈악마는 프라다를 입는다〉를 보던 딸이 말했다. "저거 딱 엄마네! 못되게 좀 굴지 말아요. 그러니까 직원들이 엄마를 겁내지!"

"다들 저랑 얘기하기를 싫어하더라고요. 자연스럽게 저도 사무실에 혼자 틀어박혀 있는 시간이 점점 많아졌죠. 차라리 이 꼴 저 꼴 안 보는 게 편했으니까요." 외톨이가 된 건 집에서도 마찬가지였다. 화기애애하게 시작한 대화는 다툼으로 끝나기 일쑤였고, 결국은 각자 따로 노는 분위기가 굳어지고 말았다.

그런데 동료들도 가족들도 누구 하나 눈치채지 못한 사실이 있었다. 에이프릴이 가진 문제의 본질이 신체적인 것이라는 점이었다. 그녀는 말 그대로 몸이 아팠다. 깨어 있는 한 근육이며 뼈 마디마디가 끊어질 것 같고 쑤시지 않는 순간이 없었다. 차에 타고 내리는 동작조차 고통스러울 정도였다. 바빠서 조금만 잰걸음으로 걸을라치면 얼마 못 가 땀이 비 오듯 쏟아지고 온몸이 찌릿찌릿했다. 퇴근해 침대 위로 쓰러지고 나면 손가락 하나 꼼짝하기 싫었다. 몸뚱이가 아프니 정신까지 썩어 가는 기분이었다.

마음먹고 찾아간 병원에서 의사는 이런저런 검사를 돌렸다. 기본 진찰 외에 엑스레이를 찍고 피검사도 했다. 그 결과, 혈중 CRP 수치가 높은 것으로 드러났다. 앞에서 언급했는데 CRP는 염증을 암시하는 지표물질이다. 의사는 아무래도 류머티즘 관절염 같다고 말했다.

사실 그녀에게는 원래 메니에르병이라는 지병이 있었다. 메니에르병은 귀 내부에 이상이 생겨 현기증과 난청을 일으키는 병이다. 증상을 줄이려면 평소에 스트레스를 받지 않는 게 최선이지만, 정반대로 살고 있었던 셈이다.

게다가 그녀는 다이어트가 절실했다. 노력을 안 하는 건 아니었다. 직업이 직업이니만큼 식품영양학 지식을 누구보다 잘 알기에 웬만하면 끼니마다 미국 농무부가 발표한 권장 가이드라인을 지켜 먹으려고 애썼다. 하지만 체중계 숫자는 번번이 그녀를 실망시켰다. 차라리 다 포기하고 싶은 심정이었다.

그러던 2017년 10월, 희망의 빛 한 줄기가 비친다. 지역주민을 대상으로 당뇨병 관리를 위한 저지방 채식 식이요법 교육이 한창 진행되던 시기였다. 그런데 실제로 이 방법으로 혈당을 낮추면서 살까지 빼는 데 성공했다는 체험 사례가 심심찮게 들려오지 않겠는가?

연말연시 연휴가 가까워 시기가 좀 그랬지만, 에이프릴은 더 이상 미룰 수 없다는 생각에 당장 식이요법을 시작하자고 결심했다. "그때까지만 해도 치즈를 바르고 칠리소스를 얹은 나초 과자나 구운 치즈를 입에 달고 살았거든요. 몹시 힘들었지만, 이런 간식 습관을 버리는 데 어찌어찌 성공했죠. 항상 뭘 먹기 전에 내가 먹는 음식이 기분을 바꾼다고 되뇌면서 마음을 다잡았어요."

그렇게 채식 식단이 편안하게 느껴질 무렵, 날짜는 어느새 1월로 넘어가 있었고, 그녀의 밥상에서 동물성 식품과 튀긴 음식은 더 이상 구경할 수 없었다. 고기 대신 콩을 먹는다는 게 불가능할 것 같았지만, 직접 해 보니 예상보다 나쁘지 않았다. 이제는 호랑이콩과 검정콩에 청고추를 넣어 매콤하게 만든 요리를 거의 매일 먹다시피 할 정도였다. 시켜 먹는 날은 채식주의자용 피자를 주문했다. 또 채소 메뉴가 다양한 중국요리집은 그녀의 단골 외식 장소가 되었다.

에이프릴이 회상하길 채식을 시작한 지 불과 2주 만에 몸이 달라지는 걸 느꼈다고 한다. 통증은 한결 약해졌고 걸을 때 아파서 움찔거리던 것도 없어졌다. CRP 수치도 정상 범위로 돌아와 있었다. 간식과 폭식 충동을 참는 것 역시 한결 쉬워져 꾸준히 총 18킬로그램 정도를 감량해 냈다. 더불어 수 년 전부터 발작적으로 그녀를 괴롭히던 속쓰림 증세까지 말끔히 사라졌다. 밤에는 꿈도 안 꾸고 푹 잘 수 있었다.

그러던 어느 날, 직원 한 명의 말 한마디에 깜짝 놀랐다. "요즘 왜 이렇게 항상 싱글벙글이세요?" 곧 그녀는 요새 컨디션이 계속 좋았다는 걸 깨달았다. 그게 사람들 눈에도 보였던 것이리라. 그녀는 대답했다. "이제 몸이 아프지 않거든요."

"동료들이 제 변화를 알아봐 줬어요. 그동안은 몸이 아픈 탓에 매사에 짜증투성이였죠. 날 보면 다들 알아서 피하고 웬만하면 말도 섞지 않으려 했고요. 이제는 그들이 전혀 성가시지 않아요. 옛날엔 바로 성냈을 상황에 지금은 그냥 조용히 묻는답니다. 더 이상 사람들도 저를 피해 도망 다니지 않아요."

이런 그녀의 변화를 눈치챈 건 가족들도 마찬가지였다. "고성이 오가던 일은 다 옛날 얘기예요. 요즘은 매일 옹기종기 모여 이야기꽃 피우기에 바쁜 걸요." 그래서일까. 얼마 뒤에는 온 식구가 그녀의 식이요법을 좇아 하기 시작했다. 에이프릴의 언니는 최근 비건 마요네즈로 만든 감자 샐러드와 치즈를 뺀 파스타 샐러드에 푹 빠졌다. 친정엄마는 여든이 넘은 연세에 이제라도 당뇨병을 해결하겠다며 식단 조절에 들어갔다. 8.1%였던 A1C 수치는 그 뒤로 6.1%까지 뚝 떨어졌다. 엄마가 건강해진 건 한결 씩씩해진 걸음걸이만 봐도 단번에 알 수 있었다. 아버지 역시 채소와 과일을 매일 먹는 습관을 들이더니 완전히 달라졌다. 에이프릴은 몹시 기뻤다. 안 그래도 14년 전에 심장혈관이 막혀 우회수술을 받으셨던 터라 늘 조마조마했는데 마침내 건강관리에 몸소 나섰기 때문이다.

"요즘은 예전의 저와 비슷한 처지에 있는 사람들을 자주 생각해요." 고질적 통증으로 몸을 움직이는 게 불편할 땐 사람의 감정과 사회성에도 짙은 그림자가 드리운다. 이럴 때 식단을 바꿔 건강을 회복하면 나머지 문제들은 저절로 사라진다.

기분을 끌어올리는 생활습관의 기본 규칙

병원 치료와 별개로 기분을 보듬는 데 유용한 규칙 몇 가지를 소개한다. 읽어 보면 알겠지만, 완전히 생소한 항목은 하나도 없을 것이다. 앞서 월경전증후군을 비롯해 다양한 심리 증상을 얘기하면서 이미 여러 번 언급한 내용이다.

1   동물성 식품을 멀리하자. 가능하면 육류, 유제품, 달걀까지 전부 끊는 게 가장 좋다.

2   섬유소와 친해지자. 콩류, 채소, 과일, 통곡물에 특히 섬유소가 풍부하다.

3   오일은 최소한으로. 찜이나 구이처럼 오일을 쓰지 않는 조리법과 오일이 들어가지 않는 샐러드 드레싱을 십분 활용하자.

4   식물성 단백질을 충분히 섭취하자. 두부, 템페, 콩 요리 등을 특히 아침에 먹으면 효과가 배가된다.

5   설탕과 초콜릿을 피하자. 달콤함은 잠시뿐 곧 짜증과 우울감이 밀려온다.

6   카페인과 술은 가급적 멀리하자. 카페인과 술이 일시적인 쾌감을 주긴 한다. 하지만 그 순간이 지나면 훨씬 더 큰 폭으로 추락해 기분이 전보다 오히려 나빠진다.

7   비타민B12 영양제를 매일 복용하자. 하루 필요량이 2.4마이크로그램

밖에 안 되니 약국이나 마트 건강식품코너에서 저렴한 제품으로 고르면 된다.

8 운동을 하자. 평소 운동을 안 하던 사람은 일단 가볍게 시작했다가 일주일에 3일 40분씩 걷기를 목표로 차차 양을 늘려가자. 여건이 될 경우 더 하면 좋다. 미국 정부가 내놓은 체육활동 가이드라인은 일주일에 2시간 반 내지 5시간을 며칠에 나눠서 중간 강도 운동에 쓰기를 권장한다. 아니면 취향에 따라 고강도 운동을 일주일에 75~150분으로 대체해도 된다.

9 충분한 수면을 취하자. 밤 10시가 넘으면 무조건 집 안의 모든 조명을 끄는 습관을 들이면 잠을 부르는 데 도움이 된다. 2교대나 3교대하는 직종 종사자는 근무 시간에 따라 잠자리에 드는 시간을 적절히 조정한다.

10 때로는 나가서 햇볕을 쬐자. 따스한 햇살에는 사람을 미소 짓게 하는 힘이 있다. 게다가 햇볕이 몸에 닿으면 피부에서 비타민D가 만들어진다. 이 내용은 다음 장에서 더 자세히 배울 것이다.

다시 즐거운 마음으로

흔히 우울증은 전적으로 심리적인 문제라고들 말한다. 신경정신과 의사들 역시 우울증 환자를 상담과 약물 처방으로만 치료하려고 한다. 배운 대로 소임을 다하는 것이니 의사를 탓할 수는 없다. 하지만 이제 우리는 안다. 기분이 음식 같은 물리적 요인에 의해서도 좌우된다는 사실을. 채식 위주 식단을 중심으로 이 장에 소개된 다른 요령들을 일상에 녹여 효험을 본 경험자가 이미 한둘이 아니다. 이 전략이 어떤 선물을 가져다줄지 궁금하지 않은가?

다시 좋았던 시절의 나로

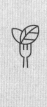

12장.
건강한 다이어트를 위한 식이요법

지금까지 절반 넘게 달려오면서 우리는 음식으로 고칠 수 있는 다양한 질병 상태를 배웠다. 그 가운데는 성호르몬 불균형 때문인 것도 있었고 인슐린이나 갑상샘 호르몬 탓인 것도 있었다. 반가운 소식은 에스트로겐을 정상으로 되돌리는 식이요법이 다르고 인슐린 혹은 갑상샘 호르몬을 바로잡는 식이요법이 또 따로 있는 게 아니라는 것이다. 즉 두루 통하는 큰 원칙을 몸통으로 삼고 보조 규칙들을 상황에 맞게 가감하면 된다는 소리다.

이 장에서는 챙겨야 할 음식과 멀리해야 할 음식을 구분해 살펴보고, 이어서 새로운 생활방식에 쉽고 즐겁게 적응하는 비결을 나누고자 한다. 여러분 모두 포기하지 말고 끝까지 잘 따라와 주면 하는 마음이다. 혹시 아는가. 여러분의 인생도 완전히 달라질지.

사실 같은 음식을 먹어도 몸이 보이는 반응은 사람마다 제각각이다. 어떤 사람은 지방 성분에 예민해 고지방 식품을 엄격히 제한해야 하지만, 다른 누군가는 기름진 음식을 아무리 먹어도 아무 탈이 나지 않는다. 이처럼 유독 나에게만 까다로운 음식이 누구에게나 있다. 이 점을 고려해 이번 장에서는 큰 줄기부터 제시하고 부차적 주제들을 중간중간 섞는 식으로 얘기를 풀어 가려 한다.

챙겨야 할 음식

누차 강조한 것처럼 호르몬 불균형을 바로잡으려면 채식 위주 식단을 하루빨리 시작하는 게 좋다. 당연한 얘기지만, 식물에는 동물성 지방이 한 톨도 들어 있지 않고 콜레스테롤도 사실상 없는 셈이다. 반면에 섬유소는 넘쳐흐른다. 1장에서 배웠듯 채식의 가장 큰 장점은 두 가지다. 체중 감량에 효과적이라는 것이고, 다른 하나는 소화관에서 섬유소가 불필요한 잉여 호르몬을 붙잡아 배출한다는 것이다.

이런 채식 위주 식단을 짤 때 반드시 챙겨야 할 식품군은 총 네 가지로 정리된다:

채소. 영양학적 면에서 채소의 장점은 섬유소가 많고 지방이 거의 없다는 것 말고도 한두 가지가 아니다. 우선 녹색 잎채소는 칼슘과 철분의 훌륭한 공급원이다. 부작용 걱정이 없다는 점에서 심지어 유제품이나 육류보다 낫다고도 볼 수 있다. 게다가 채소에는 단백질이 예상 외로 상당량 들어 있다. 브로콜리는 열량의 3분의 1이 단백질에서 나올 정도다.

하지만 채소를 특별하게 만드는 주인공은 따로 있다. 바로 항산화물질과 항암 미량원소들이다. 대표적인 게 비타민B의 일종인 엽산인데, 갖가지 채소에 풍부한 엽산은 항암 작용을 하면서 사람의 기분을 안정시키는 것으로도 잘 알려져 있다. 브로콜리, 케일, 콜라드, 콜리플라워, 방울양배추 같은 십자화과 채소는 간의 2상 효소를 활성화시켜 독소 제거 작업을 촉진한다. 이것은 3장에서 배운 내용이다. 한편 당근과 고구마 같은 황색 채소에는 베타카로틴이 풍부한데, 항산화 하면 이 녀석이 뒤지지 않는다. 노화, DNA 손상, 암 발생 등에 관여하는 프리라디칼을 이 베타카로틴이 중화시킨다. 덤으로 요오드의 천연 공급원을 찾고 있다면 바다에서 나는 채소인 해조류를 꼭 기억하자.

채소는 더 이상 밥상이라는 무대의 들러리가 아니다. 이제는 채소를 어엿한 주연으로 세우고 끼니마다 녹황색을 적어도 하나씩 식탁에 등장시킬 때다. 브로콜리와 고구마를 짝짓거나 방울양배추에 당근을 곁들이는 식이다.

한 가지 더. 가능하면 유기농을 구매하자. 유기농 제품이 없을 때는 일반 농산물도 괜찮다. 유기농이든 아니든 채소가 동물성 식품보다 건강에 훨씬 좋다는 건 변치 않는 진실이니까.

가까이 하기엔 너무 먼 그 이름, 채소

그래도 여전히 녹색채소와 친해지기가 어렵다고? 그럼 이렇게 해 보라. 식감이 부드러워지도록 충분히 삶은 브로콜리나 케일, 방울양배추 등으로 시작하는 것이다(양상추와 오이는 날로 먹어도 괜찮지만, 십자화과 채소는 푹 익히는 게 낫다). 여기에 만능 저염간장 소스를 살짝 두른다. 혹은 간이 된 쌀식초나 레몬즙 소량을 뿌려도 된다. 그러면 채소 본연의 쓸쓸함은 중화되고, 침샘을 자극하는 풍미가 생긴다.

과일. 과일은 채소와 함께 섬유소와 비타민이 풍부한 저지방 식품의 양대산맥으로 꼽힌다. 거기에 달콤함까지 갖추고 있지만, 혈당을 크게 높이지 않는다는 게 최고 장점이다.

사과, 바나나, 배, 포도 등은 이제 사시사철 어디서든 볼 수 있다. 이런 흔한 품종이 지겨워질 때쯤에는 새로운 종류로 갈아타 기분을 전환하자. 온갖 베리류, 파파야, 망고, 멜론, 체리 같은 외국 과일도 좋고 복숭아, 감귤, 수박 같은 계절과일도 좋다.

개인적으로 과일은 항상 필요량보다 조금 더 많이 쟁여 놓고 집 안팎 어디서든 잘 보이는 곳에 놔두기를 추천한다. 친구들과 나눠 먹기도 좋고, 갑자기 허기가 몰려올 때 바나나 같은 걸 바로 하나 뜯어서 입으로 가져가기 편하다. 스트링치즈, 육포, 과자, 감자칩보다 과일이 건강에 훨씬 좋은 간식이라는 걸 모르는 사람은 없다. 과일은 섬유소와 비타민은 흘러넘치게 들어 있지만, 지방은 사실상 전혀 없는 저칼로리 식품이니까.

멜론 같은 과일은 사 온 날 바로 대충 자른 뒤 밀폐용기에 담아 냉장보관하자. 바나나, 파파야, 망고는 한 입 크기로 썰어 블루베리까지 넣고 몽땅 섞어 두면 나중에 디저트를 만들 때 활용하기 편하다.

색깔이 진짜로 하려는 얘기

우리 인간은 처음부터 항산화물질을 감지하는 생체시스템을 장착하고 태어난다는 사실을 혹시 아는가? 색깔을 구분하는 시력, 즉 색각色覺이 바로 그것이다. 우리의 눈은 토마토, 수박, 자몽의 라이코펜 성분을 밝은 빨간색으로 인식한다. 라이코펜과 흡사한 항산화물질인 베타카로틴은 우리 눈에 당근과 고구마의 주황색으로 보인다. 최근 떠오른 항산화물질 안토시아닌anthocyanin은 블루베리와 포도에 짙푸른 옷을 입히는 주인공이다. 또한 비트의 독특한 붉은색은 베타닌betanin이라는 특유의 항산화물질에서 나온다.

그러고 보니 전부 인간에게 호감을 주는 색인 것 같다. 이 색깔들이 끔찍하게 싫다는 사람은 본 적이 없으니 말이다. 아마도 인간의 시력이 항산화물질이 풍부한 먹거리를 본능적으로 찾아내고 그것에 매력을 느끼도록 진화했기 때문일 것이다. 항산화 효능이 있는 음식을 많이 먹은 사람일수록 더 잘 살아남았고 자신의 DNA를 후대에 더 많이 퍼뜨린 것이다. 그런

면에서 우리 인간은 다른 육식동물들과 대비된다. 이 동물들의 망막 구조는 인간의 것과 확연히 달라서, 색각은 떨어지고 야간시력과 말초시력이 월등하게 뛰어나다. 먹이사냥에 최적화된 조건인 셈이다.

가령 고양이는 그 시력으로 한밤중에도 백발백중의 사냥 실력을 자랑한다. 반면에 인간의 시력은 우리 몸이 필요로 하는 오색찬란한 영양소를 찾는 데 편하게 발달했다. 물론 이런 좋은 눈을 항산화물질을 찾는 데 이용하지 않고 바둑돌 모양 초콜릿을 색깔별로 골라 먹으며 노는 데만 쓴다면 낭비겠지만 말이다.

콩과식물. 대두, 완두콩, 렌틸콩 등 깍지 안에 옹기종기 모여 자라는 식물류가 모두 콩과식물에 속한다. 콩은 식물임에도 단백질과 칼슘이 풍부하다. 그러니 각 문화권마다 콩으로 된 대표 전통음식이 하나씩 생긴 건 당연한 결과일 것이다. 예를 들어 흰강낭콩으로는 칠리 소스를, 호랑이콩으로는 삶아서 튀긴 콩 요리를, 병아리콩으로는 후무스를, 렌틸콩이나 완두콩으로는 콩 수프를, 대두로는 두부와 두유를 만드는 식이다. 무엇보다도 콩류에는 동물성 식품과 정반대로 콜레스테롤과 혈압을 낮추는 효과가 있다.

그뿐만 아니다. 콩은 섬유소가 많기로도 둘째 가라면 서럽다. 기억하겠지만, 섬유소는 체내의 과잉 호르몬을 배출시키는 일을 한다. 게다가 포만감도 그만이다. 콩 때문에 방귀대장이 될까 봐 걱정이라면 푹 익혀 조리하고 먹는 양을 조금씩 늘려 가면 된다.

하나도 어렵지 않아요!

최근까지 내게 콩으로 음식을 만든다는 건 상상만으로도 끔찍한 일이었다. 요즘 세상에 그렇게 한가한 사람이 어디 있다고! 게다가 마트마다 뚜껑만 따면 바로 먹을 수 있는 통조림 제품이 차고 넘치지 않는가. 그런데 그게 아니었다. 직접 해 보니 콩 요리는 옆에서 계속 지켜볼 필요가 전혀 없었던 것이다. 콩은 놔두면 알아서 익는다. 그런 까닭에 일단 기본 준비만 끝나면 더 이상 손댈 일이 없다.

예를 들면 이런 식이다. 깨끗하게 씻은 건조콩을 냄비에 담고 콩이 살짝 잠기도록 물을 부은 뒤 하룻밤 동안 재워 둔다. 이때 소금을 살짝 친다. 껍질이 연해져 콩알들이 들러붙지 않게 하기 위해서다. 다음 날, 냄비의 물을 깨끗한 것으로 바꿔 주고 불에 올려 콩이 물컹해질 때까지 한 시간 정도 둔다. 콩이 알아서 익어 가는 동안에는 느긋하게 다른 일을 보면 된다. 콩이 적당히 삶아졌다면 냄비의 물을 따라 버린다. 취향에 따라 이걸 다시 핸드블렌더로 으깨도 상관없다. 이제 여기에 살사, 할라피뇨 등 원하는 향신료나 소스 재료를 추가해 잘 섞기만 하면 완성이다. 이 콩 요리는 만능 디핑소스나 부리토 속으로 특히 안성맞춤이다.

곡물류. 곡식은 고대부터 인류를 먹여 살린 중요한 주식이었다. 아시아는 쌀, 남미와 미국 남서부는 옥수수, 유럽은 밀과 귀리와 수수, 에티오피아는 테프, 페루는 퀴노아로 유구한 세월을 지탱하고 번성할 수 있었다. 곡물류는 복합 탄수화물의 결정체여서 건강한 에너지원이 되면서 단백질과 섬유소까지 공급한다. 그런 한편 식물성 식품답게 동물성 지방과 콜레스테롤은 전혀 들어 있지 않다.

곡식을 수확하기 전에는 낟알이 겉겨에 싸여 있다. 이것을 탈곡해 알맹이만 남긴 것이 시중에 유통되는 제빵용 밀가루나 백미 같은 제품이다. 하지만 겨를 그대로 남겨 두는 편이 영향학적으로 낫다. 바로 여기에 호르몬 단속 효능이 있는 섬유소가 풍부하기 때문이다. 그러니 이왕이면 통곡물 빵이나 현미밥을 먹는 것을 권한다. 아, 식당에 갔는데 백미밥밖에 없으면 어떻게 하냐고? 그렇더라도 굳이 밥을 물릴 필요는 없다. 치즈나 닭튀김보다야 쌀밥이 여전히 백배 나으니까. 통곡물 면으로 파스타를 만들면 자꾸 곤죽이 되어 성가시다고? 그럴 만도 하다. 물을 흡수해 가지고 있으려 하는 게 섬유소의 본성이다. 이럴 땐 그냥 보통 파스타면을 써도 무방하다. 그 대신 파스타에 충분량의 채소를 곁들여 탈곡 과정에서 날아간 섬유소를 보충하면 좋다.

나만의 시그니처 식단 짜기

채소, 과일, 콩류, 곡물을 팔레트에 짜 놓은 물감이라고 생각하고 이 원색들로 나만의 명작을 창조해 보는 건 어떨까. 지중해 음식이 당긴다고? 그럼 렌틸콩 수프와 펜네 아라비아타 파스타를 주인공으로 하고 여기에 구운 아스파라거스로 입체감을 더하자. 디저트로는 신

선한 베리류 과일을 추천한다.[1]

미국 중서부 입맛을 가진 사람에게는 호두 분태를 올린 시금치 샐러드에 케일과 고구마가 어우러진 칠리소스 콩 볶음이 딱이다. 디저트는 사과소스가 잘 어울리는 것으로 고른다.

저녁은 멕시코 스타일로 생각 중이라면 콩, 쌀밥, 갖은 채소로 속을 채운 부리토를 준비하자. 여기에 다진 토마토, 양파, 고수, 레몬즙으로 만든 살사소스를 얹고 구운 플랜틴 바나나와 저민 파파야를 곁들이면 완벽한 한 상이 된다.

이것 말고도 무궁무진한 조합이 가능하다. 이 책의 마지막 장을 쭉 훑어보면 각자 마음이 끌리는 대로 대강의 방향을 잡을 수 있을 것이다. 딜로 향미를 더한 감자 수프나 콜리플라워 버펄로 차우더 수프로 시작하는 건 어떨까? 여기에 섬머 판자넬라 샐러드나 아삭아삭한 태국식 샐러드로 상쾌한 분위기를 이어간다. 그런 다음 메인은 조금 묵직해도 괜찮을 것이다. 지중해식 크로켓, 쿵파오 양상추 랩, 당근 콩 커리, 버터넛 파스타 등등 추천 요리가 너무 많다. 디저트는 하나같이 이름만 봐도 입 안에서 군침이 돈다. 무난하게 초콜릿 컵케이크나 애플파이 나초부터 시도해 보자.

그치만 저는 요리가 세상 귀찮은 걸요

채식 위주 식단이 건강에는 유익하지만, 사람의 천성을 고치지는 못한다. 주방에만 처박혀 있기에 인생이 아깝다고 평생 생각하던 사람이 하루아침에 변하지는 않는다. 하지만 그런 사람이라도 건강하게 잘 먹고 싶다는 소망까지 포기하란 법은 없다. 걱정하지 마시라. 다 길이 있으니. 고급 요리전문가가 되지 않아도 채식을 실천하는 건 가능하다. 보는 눈이 있는 사람은 편의점 물건만으로도 그럴 듯한 성찬을 차려 낸다. 굳이 비교하면 이런 사람이 포장식품을 쇼핑할 때나 채식 전문가가 직접 요리를 할 때나 걸리는 시간은 비등비등할 것이다.

비결은 아무 냉동식품이나 쓸어 넣지 않고 채식주의자용 제품만 골라 장바구니에 담는 것이다. 요즘은 피자, 만두, 커리, 수프, 미리 손질된 채소 등 냉동제품으로 안 나오는 게 없다. 뚜껑을 따서 데우기만 하면 되는 완조리 수프의 경우, 'BPA-프리free' 캔에 포장된 제품들이 다양한 맛별로 진열되어 있으면 어느 하나만 고르기가 어려울 정도다. 조리 시간이 얼마 걸리지 않아 금방 뚝딱 만들 수 있다는 것 역시 요즘 채식 가공식품의 큰 장점이다.

외식을 한다면 선택의 범위는 더 넓다. 패스트푸드 전문점조차 샌드위치와 햄버거부터 갖가지 사이드 메뉴까지 채식 버전을 제공하는 시대니까. 일식집에 가면 생선초밥 말고도 오이나 고구마 같은 채소를 얹은 초밥을 쉽게 주문 가능하다. 특히 일식의 장점은 어느 집이나 미소된장국과 샐러드가 기본 메뉴에 꼭 들어 있다는 것이다. 인도요리 전문점도 식이요법을 하는 동안 자주 들락날락하게 되는 곳이다. 달 수프(렌틸콩 수프. 첨가 부재료에 따라 다양하게 응용된다—옮긴이)와 함께 시금치와 옥수수로 은은한 향미를 덧입힌 커리를 바스타미 쌀밥 위에 듬뿍 부어 든든하게 먹고 나서 신선한 망고 한두 조각으로 입가심을 하면 세상 행복하다.

내가 장담하는데 음식의 놀라운 효능을 직접 체험하고 나면 누구든 내 손으로 만들어 먹는 것의 묘미를 알게 된다. 여러분이 이 경지에 이르렀을 때 이 책에 수록된 린지 닉슨의 레시피들이 좋은 참고가 되길 바란다.

멀리해야 할 음식

유제품. 우유는 본디 새끼를 잘 먹여 기르라고 자연이 어미에게 준 선물이었다. 그러니 소젖은 송아지가 먹고 사람젖은 인간 아기가 먹는 게 마땅했다. 모든 새끼는 언젠가 젖을 떼는 것도 같은 맥락이다. 모든 포유류의 어린 것은 어느 정도 크고 나면 엄마젖 말고 다른 걸 먹을 수밖에 없도록 생리적으로 달라지는 것이다.

즉 다 큰 인간 어른이 유제품을 먹는다는 건, 갓난아기 시절에는 괜찮았지만, 그 후에는 적절하지 않은 온갖 위험 요소에 스스로 노출시키는 꼴이나 다름없다. 유제품은 포화지방 함량이 높기로 유명한데, 포화지방은 심혈관 질환과 알츠하이머병의 발병을 부추기는 주범이다. 한편 유제품은 락토오스의 거의 유일한 공급원이기도 하다. 문제는 이 당이 체내에서 분해되어 만들어지는 갈락토오스가 불임이나 난소암과 무관하지 않다는 것이다. 게다가 우유에는 소의 에스트로겐이 그대로 남아서 가공을 거칠수록 고농도로 농축된다. 그래 봤자 극소량이라고 무시했다간 큰코다친다. 인체의 생리학을 실질적으로 변화시킨다는 증거가 속속 나오고 있기 때문이다.

전문가들은 우유 단백질이 제1형 당뇨병, 류머티즘 관절염, 편두통을 비롯해 인간의 온갖 건강 문제에 얽혀 있다고 짐작한다. 그뿐만 아니다. 4장에서 얘기했듯 지나친 우유 섭취는 유방암과 전립샘암의 소인으로 알려진 IGF-1 수치를 높인다.

농약이나 공업용 화학물질처럼 소가 먹는 사료에 섞여 들어간 각종 인체유해성분이 한데 모이는 곳 역시 유제품이다. 심지어 유제품에는 호르몬이 미쳐 날뛸 때 고삐를 당겨줄 섬유소가 조금도 들어 있지 않다.

그럼에도 칼슘 때문에 우유를 포기할 수 없다는 이들을 위해 조금 있다가 더 건강한 칼슘 공급원을 소개하려고 한다. 우유가 없으면 시리얼을 어디에 말아 먹느냐고? 그럴 땐 두유라든지 라이스 밀크, 아몬드 밀크, 오트 밀크 등 건강을 생각해 선택할 만한 대안이 얼마든지 있다.

영양 이스트

알면 알수록 기특한 게 바로 영양 이스트^{nutritional yeast}다. 영양 이스트는 퍽퍽해질 뻔 한 피자에 은은한 치즈의 풍미를 더하고 소스, 채소요리, 두부 스크램블, 수프처럼 단순한 요리의 품격을 높인다. 고수들은 영양 이스트를 팝콘 위에 뿌리거나 캐슈넛 가루와 섞어 페스토로 즐기기도 한다.

맛은 둘이 비슷하지만, 성분 조성 면에서 영양 이스트와 치즈는 하늘과 땅 차이가 난다. 가령 열량을 기준 삼을 때 치즈는 70%가 지방이다. 치즈의 나트륨 함량은 감자칩 과자보다 높고 콜레스테롤 함량은 스테이크와 맞먹는다. 유제품이니 에스트로겐이야 뭐 말할 것도 없다. 반면에 영양 이스트에는 지방도 콜레스테롤도 에스트로겐도 전혀 들어 있지 않다. 그러면서 단백질은 풍부하고 나트륨은 매우 적다. 운이 좋으면 비타민B12까지 강화된 제품도 구할 수 있다.

영양 이스트를 찾으려면 친환경 식료품 전문점에 들르거나 마트의 특별 코너를 잘 뒤져 보길 바란다. 제빵용 효모나 맥주양조용 효모가 아니고 영양 이스트가 맞는지 꼭 확인하자.

지방

동물성 지방보다는 확실히 식물성 오일이 건강에 유익하다. 콜레스테롤이 전혀 없고 포화지방도 적기 때문이다. 그럼에도 식이요법을 할 때는 식물성 오일조차 가급적 제한하는 게 좋다. 왜냐고? 일단 열량이 그램당 9칼로리로 상당하다. 열량 면에서는 버터나 닭 비계 같은 동물성 지방이나 식물성 오일이나 매한가지인 셈이다. 반면에 설탕의 열량은 그램당 4칼로리다. 즉 섭취량이 같을 때 체내에 축적되는 열량은 지방과 오일이 설탕의 두 배가 넘는다는 계산이 나온다.

간편하게 설탕을 예로 들었지만, 그램당 4칼로리를 내는 것은 빵, 감자, 과일, 사탕 등 모든 탄수화물 식품의 공통된 특징이다.

그러니 만약 식이요법을 하는 목적이 체중 감량이나 호르몬 수치 조절이라면 오일류 섭취도 제한하기를 적극 권장한다. 물론 오일까지 깐깐하게 관리하는 식이요법은 다른 건강 문제들에도 효과적이다. 예를 들어, 2장에서 만났던 로빈은 결정적으로 기름기 있는 음식을 끊어 생리통의 지옥에서 벗어났다. 10장에서 소개한 니나와 란다 자매는 다른 사람들이 아무렇지 않게 매일 먹는 기름진 음식이 여드름의 원흉이었음을 깨달았다. 그 뒤로는 이런 음식을 철저히 멀리하면서 맑고 깨끗한 피부를 되찾을 수 있었다.

식단에서 동물성 식품을 모두 빼고 섬유소가 풍부한 과채류를 충분히 먹는데도 몸의 변화가 지지부진하다면, 오일류까지 추가로 단속하는 방법을 권한다. 그러려면 어느 메뉴든 오일을 더 두르지 말고 먹고 고지방 식품(가령 견과류, 피넛버터, 과카몰리)은 아예 멀리해야 한다. 장을 볼 때 식료품 포장의 성분표시를 꼼꼼히 읽는 건 기본이다.

올리브오일은 괜찮지 않아요?

사람들 대부분은 올리브오일이 건강식품이라는 믿음을 갖고 있다. 완전히 거짓말은 아니어도 사실 이 이미지는 광고마케팅이 빚어 낸 작품이다.

대다수 소비자가 특히 혹하는 부분은 바로 '엑스트라버진'이라는 단어다. 실은 '저온 기계추출'과 동의어지만 뭔가 훨씬 더 그럴싸하게 들리기 때문이다.

올리브나무에 수도꼭지라도 달려서 그걸 틀면 바로 오일이 졸졸 흘러나오는 게 아니다. 나무에서 딴 올리브 수천 개의 섬유질과 과육을 벗긴 뒤 농축해 기름으로 짜내야만 비로소 우리가 아는 형태의 올리브오일이 모습을 드러낸다. 설탕이 사탕수수가 졸아 만들어지듯 올리브오일도 고도로 농축된 추출액인 셈이다. 인간이 이런 것까지 음식으로 만들어 먹을 줄은 아마 조물주도 전혀 예상하지 못했으리라.

확실히 올리브오일은 동물성 지방보다 영양학적으로 낫다. 일단 올리브오일의 포화지방 함량은 14%에 불과하다. 닭 비계(30%), 돼지기름을 굳힌 라드(39%), 버터(63%)와 비교하면 확연히 작은 숫자다. 그러나 아예 병뚜껑조차 열지 않는 때보다야 포화지방을 더 먹긴 먹는 것이다. 간혹 가볍게 먹는답시고 그램당 9칼로리인 올리브오일에 빵을 찍어 먹곤 한다. 하지만 이러면 닭 비계, 라드, 버터, 혹은 바셀린을 퍼먹을 때만큼이나 초고속으로 허리둘레가 늘어나게 된다.

지방 섭취를 제한하는 요령은 그리 어렵지 않다:

1   당연한 소리지만, 동물성 식품을 밀리하면 동물성 지방을 완전히 끊을 수 있다.

2 식물군 중에서는 특히 오일류, 견과류, 씨앗류, 아보카도를 경계하자. 체중 관리나 호르몬 수치 조절이 시급한 사람은 꼭 명심해야 한다.

3 가공식품을 살 때는 성분표시정보를 꼼꼼하게 확인하자. 지방 함량이 1회 섭취량당 3그램을 넘는 제품은 원래 있던 자리에 얌전히 내려놓길 바란다. 내 몸이 견딜 수 있는 지방 함량의 상한선이 어디인지 정확하게 파악할 때까지는 이 방법이 가장 쉽고 확실하다.

4 양파나 마늘 같은 채소는 기름에 볶는 대신 맹물, 채소육수, 와인에 삶아 조리하자. 그도 아니면 차라리 맨 프라이팬에 약불로 굽는 게 낫다.

5 튀김보다는 찌거나 끓이거나 굽는 조리 방법을 활용하자. 그러면 지방 함량을 낮출 수 있다.

6 토스트나 감자를 먹을 때 마가린과 버터는 과감히 생략하자. 이대로는 뭔가 허전하다면 토스트 위에 지방 함량 제로인 잼, 젤리, 계피가루 같은 것을 올리거나 감자에 후추, 머스터드, 살사 소스, 간장 등을 뿌려 먹자. 다진 채소를 고명으로 얹어도 좋다.

7 샐러드 드레싱으로 오일 대신 레몬즙과 가향 식초(발사믹식초, 사과식초, 혹은 허브를 첨가한 현미식초)를 활용하자. 요즘에는 무지방 드레싱 제품도 다양하게 나온다.

코코넛오일과 팜오일

부분수소첨가지방(그중에서도 트랜스지방)이 콜레스테롤 수치를 높인다는 소식이 만천하에 퍼졌을 때 식품업계는 비슷한 식감을 내면서도 저장성이 좋은 대체품을 수소문하기 시작했다. 그 결과로 마침내 낙점된 것이 바로 코코넛오일과 팜오일이다.

문제는 이 대체품들 역시 포화지방이 많아 콜레스테롤 상승을 유발한다는 것이다. 그런 이유로 나는 구두광을 내는 데 쓸지언정 입에 넣는 건 그다지 추천하지 않는다. 장을 볼 때마다 상품의 성분표시를 자세히 읽고 코코넛오일이나 팜오일이 들어 있다고 하면 바로 내려놓자. 피넛버터나 크림치즈 유사품처럼 되직하고 느끼한 가공식품류에 이런 사례가 흔하다. 가끔은 고기 맛이 감쪽같이 재현된 일부 베지버거도 알아보면 그럴 때가 있다. 하지만 포화지방 제로인 다양한 맛의 베지버거 메뉴 등 우리가 보다 건강한 선택을 할 기회는 여전히 많다.

혹시 이런 외신 보도를 들어본 적이 있는지 모르겠다. 팜오일 주산지인 인도네시아에서 대규모 삼림파괴 탓에 오랑우탄이 멸종 위기에 처했다는 소식이다. 아무리 생각해도 뱃가죽에 기름칠이나 하려고 이렇게까지 하는 건 좀 아닌 것 같다.

적응 과정을 도와줄 식품들

막상 고기와 유제품을 끊으려니 초조하고 불안할지 모르지만, 그럴 필요 없다. 맛도 식감도 전혀 뒤지지 않는 식물성 대용품이 널려 있다. 시중에는 콩과 밀 글루텐 같은 식물성 재료들만으로 오리지널 느낌을 그대로 살린 베이컨, 소시지, 햄버거, 핫도그 대체식품이 다양하게 판매된다. 여러 가지 브랜드를 다 한 번씩 맛보고 내 입맛에 가장 잘 맞는 것을 찾자.

치즈의 경우는 캐슈넛 밀크나 아몬드 밀크로 만든 대용품이 있다. 이런 비건 치즈는 동물성 식품보다 건강에 훨씬 좋다. 그렇더라도 지방 함량이 더 낮은 건 아니다. 다만 식습관을 바꿔 가는 중간 적응기에 큰 의지가 되고 손님 접대를 할 때 치즈 대신 활용할 수 있다는 게 최대 장점이다.

영양 구성마저 완벽한 채식

채식을 하면 육식 위주 식단에 비해 더 질 좋은 영양소를 보다 다채롭게 챙길 수 있다. 과채류, 콩과식물, 전곡류에는 섬유소뿐만 아니라 동물성 식품에서 찾아보기 힘든 각종 영양소가 차고 넘친다. 그렇다고 또 단백질이 부족한 건 아니다. 게다가 채식은 건강한 복합 탄수화물과 최소 필요량의 건강한 지방까지 공급한다. 궁금한 게 많을 것 같으니, 지금부터 영양소별로 자세히 알아볼까 한다:

단백질. 사람의 몸은 단백질을 사용해 닳거나 고장 난 곳을 보수하고 생리 반응에 쓰이는 다양한 분자를 끊임없이 만들어 낸다. 이런 단백질을 우리는 어디서 얻을까? 이렇게 물으면 보통은 1초도 망설이지 않고 고기라고 대답할 것이다. 고기는 단백질, 채소는 비타민, 곡식과 감자는 탄수화물이라는 고정관점이 워낙 짙은 탓이다. 하지만 사실 단백질은 다양한 식재료에 들어 있다. 자, 이제 구체적인 숫자가 등장한다.

미국 보건당국은 단백질 하루 권장섭취량을 성인 여성의 경우 약 46그램, 성인 남성의 경우 약 56그램으로 정하고 있다.

그런데 이러면 어떻게 될까? 날 잡고 시험 삼아 하루 종일 브로콜리만 먹는 것이다. 말하자면 성인이 하루에 섭취하는 열량 2,000칼로리를 전부 브로콜리로 채운다는 소리다. 이 경우 당신은 순수한 단백질 146그램을 섭취하게 된다. 그런 다음 이튿날은 하루 종일 렌틸콩만 2,000칼로리어치를 먹는다고 치자. 이때 당신의 단백질 섭취량은 157그램이 된다. 물론 하루 종일 한 가지 음식만 먹는 사람은 없다. 하지만 브로콜리 조금과 렌틸콩 조금에 여러 가지 식물성 식품을 곁들여 먹는 건 충분히 가능할 터다. 단백질 공급원이 되는 과채류와 곡물은 사람들이 흔히 생각하는 것 이상으로 엄청나게 다양하다. 채식으로도 나라가 정한 단백질 권장섭취량을 채우는 데에 아무 문제가 없다는 뜻이다.

식물에 단백질이 풍부하다니 신기하지 않은가? 하지만 동물들은 일찍이 알고 있었다. 안 그러면 소, 말, 코끼리, 기린 같은 초식동물이 풀만 먹고 덩칫값이나 제대로 했겠는가. 프로 운동선수들이 몸

관리를 위해 다양한 식물성 원료로 만든 단백질 보충제를 애용하는 것 역시 같은 이치다.

철분. 적혈구 안에는 헤모글로빈이라는 분자가 있다. 산소를 온몸 구석구석에 배달하기 위해 없어서는 안 될 핵심 부품인 셈인데, 이 헤모글로빈의 핵심 재료가 철분이다. 식물에서 철분은 인체에 가장 쓸모 있는 형태로 존재한다. 이른바 비헴철non-heme iron이라는 이 철분 형태는 우리 몸에 철분이 부족할 때 더 빨리 흡수되고, 체내에 철분이 이미 충분할 때는 잘 흡수되지 않는다. 이건 매우 바람직한 현상이다. 철분 섭취가 과하면 오히려 몸에 해가 되기 때문이다. 잉여 철분은 프리라디칼 발생을 유도해 혈관과 피부를 비롯한 온갖 신체장기를 망가뜨리기 일쑤다. 그뿐만 아니다. 철분이 지나치게 많으면 심혈관 질환, 암, 알츠하이머병에 걸리거나 나이보다 빨리 늙기 쉬워진다고 한다.

그렇다면 철분 섭취가 넘치는 상황은 언제일까? 이 물음의 답은 육류와 관련 있다. 육류에는 헴철heme iron이라는 다른 형태의 철분이 풍부하다. 그런데 이 철분은 워낙 고집불통이라 인체의 출입통제 명령을 전혀 듣지 않는다. 우리 몸이 원하든 원하지 않든 일단 밀고 들어오는 것이다.

그러니 이왕이면 식물에서 철분을 얻는 게 여러모로 낫다. 특히 추천하는 식품은 녹색잎 채소와 콩류다. 철분이 부족할 땐 비타민C가 풍부한 과채류를 함께 섭취하면 철분 흡수가 빨라진다. 반대로 유제품은 철분 흡수를 방해한다.

칼슘. 칼슘은 다들 아는 것처럼 뼈의 구성 성분이면서 다양한 생리기능에 한몫을 한다. 사람들에게 물으면 십중팔구 유제품이야말로 독보적인 칼슘 공급원이라는 대답이 돌아올 것이다. 그런데 곰곰이 생각해 보라. 칼슘이 소의 몸속에서 만들어지는 영양소였던가? 아니다. 본래 칼슘은 토양을 구성하는 기본 원소다. 흙에서 뿌리를 통해 식물로 흡수되었다가 여물을 먹고 사는 젖소의 몸속으로 들어가기에 소의 젖에서 칼슘이 검출되는 것이다. 소젖으로 만든 우유를 마실 때 우리 몸에는 그 안에 들어 있는 칼슘의 32% 정도만 흡수된다. 나머지 68%는 그대로 배설되어 버려진다고 보면 된다.

반면 이번에는 소를 거칠 것 없이 땅에서 뽑은 녹색채소를 바로 먹는다고 치자. 당연히 잡초 말고 브로콜리, 케일, 콜라드, 방울양배추처럼 먹을 수 있는 풀이어야 하겠다. 이때 채소 섭취를 통한 칼슘 흡수율은 평균 50%나 된다(단, 예외로 시금치는 칼슘 흡수율이 낮다고 한다). 콩과식물 역시 칼슘 공급원 순위에서 막상막하를 이룬다. 녹색채소의 칼슘은 항상 베타카로틴, 철분, 건강한 섬유소를 데리고 온다. 우유 칼슘이 악명 높은 포화지방과 락토오스 당 따위와 뒤엉킨다는 점과 또렷하게 대비되는 특징이다. 요모조모 다 따져도 확실히 채소가 훨씬 건강한 칼슘 공급원이라는 소리다.

다만 칼슘을 제대로 흡수하기 위해서는 비타민D가 부족하지 않아야 한다(뒤에서 더 자세히 설명한다).

비타민B12. 비타민B12는 신경과 혈액을 건강하게 유지하는 데 반드시 필요한 영양소다. 비타민B12가 부족하면 빈혈에 걸리기 쉽고 신경계가 오작동할 수 있다. 비타민B12의 특징은 이 비타민을 합성할 능력이 동식물에게 없다는 것이다. 오직 박테리아만이 비타민

B12를 생산한다. 사람들은 추측한다. 현대처럼 위생관념이 철저하지 않던 과거에는 흙속에 사는 박테리아가 풀포기나 사람의 손가락 혹은 입을 타고 위장에 들어왔을 거라고. 그래서 인체가 필요로 하는 비타민B12를 공급했을 거라고 말이다. 옛날 같으면 정말 그랬을 수도 있다. 그러나 요즘은 아니다.

오늘날에는 고기를 먹어 비타민B12를 어느 정도 얻을 수 있다. 소의 소화관에서 박테리아가 만든 비타민B12가 살과 소젖을 포함해 소의 온몸에 퍼져 있기 때문이다. 사람의 위장에도 비타민B12 합성 능력을 가진 박테리아가 살긴 하는데, 너무 멀리 떨어져 있어서 이 비타민이 장관벽을 거슬러 체내로 흡수되지는 못한다고 한다. 그런 이유로 비타민B12 식품을 먹는 건데, 고기를 아무리 먹어도 흡수력 자체가 떨어진다면 말짱 도루묵일 것이다. 위산 분비가 자연스럽게 감소하는 중년 이후 고령자 혹은 지병으로 위산억제제나 메트포르민을 복용 중인 사람이 대표적인 예다. 각국 정부가 모든 50세 이상 중년에게 비타민B12 영양제나 비타민B12 강화 식품을 챙겨 먹도록 권고하는 게 그런 이유에서다. 사실 이런 영양제와 식품은 노소 불문 누구에게나 상당히 유익하다. 채식을 엄격하게 실천 중인 사람에게는 더더욱 비타민B12 영양제 복용이 선택이 아닌 필수다.

구입 방법은 어렵지 않다. 다양한 멀티비타민 제제와 온갖 영양 강화 식품에 비타민B12가 기본으로 들어 있다. 대개는 약국이나 마트 건강식품코너에서 병으로 된 비타민B12 영양제 제품 하나를 골라 구매한다. 어느 제품이든 하루 필요량 2.4마이크로그램보다 훨씬 많이 들어 있지만, 과다복용할 때 부작용이 나는 영양소는 아니니 괜찮다.

그 밖에 챙기면 좋을 기타 영양소

여유가 될 경우 챙겼으면 하는 영양소가 몇 가지 더 있다.

비타민D. 비타민D의 가장 큰 쓸모는 칼슘이 더 잘 흡수되도록 돕는 것이지만, 암 예방에도 보탬이 된다. 흔히 비타민D는 햇볕이 몸에 닿았을 때 피부에서 만들어진다. 인류가 육대주로 뿔뿔이 흩어지지 않고 아프리카의 적도 인근 지역에 계속 머물렀다면 우리는 모두 비타민D 부자가 되었을 것이다. 화창한 날 밖에 나가 맨살을 20분만 노출해도 하루에 필요한 비타민D가 완전히 충전되고도 남으니까. 하지만 미국 시애틀이나 아이슬란드 레이캬비크 같은 곳은 사정이 다르다. 볕 보기가 하늘의 별 따기인 이런 데서는 정신 차리고 짬날 때마다 햇볕을 쬐지 않으면 비타민D가 부족해지기 쉽다. 자외선 차단제를 너무 철저하게 바르는 것 역시 비타민D 합성을 방해하는 요소다. 이런 사례들이 내 얘기다 싶은 사람은 비타민D를 영양제로 보충하는 게 좋다. 전문가들이 권장하는 하루 섭취량은 2,000 IU가량이다.

에이코사펜타엔산[EPA]**과 도코사헥사엔산**[DHA]**.** EPA와 DHA는 둘 다 오메가-3 지방산의 일종으로, 여러 가지 생리기능에 관여한다. 4장에서 한 번 다루었으니 이미 눈에 익을 것이다. 현재 통용되는 이론에 따르면, 식물의 알파 리놀렌산(약칭 ALA) 성분이 사람 몸 안에서

EPA와 DHA로 변한다고 한다. ALA가 특히 많은 식물성 식품으로는 호두나 아몬드 같은 견과류와 녹색채소, 아마씨 가루 등이 있다.

주의할 점은 ALA 분자를 연장해 EPA나 DHA로 바꾸는 효소가 다른 지방산들에 한눈을 잘 판다는 것이다. 다시 말해, 고지방 식품을 먹어 체내에 잡다한 지방산이 많아지면 이 효소의 발이 묶여 EPA와 DHA의 생성이 지체된다는 소리다. 적지 않은 사람들이 DHA가 많다는 소문에 일부러 생선을 먹곤 하는데, 사실 생선에는 DHA뿐만 아니라 포화지방, 콜레스테롤, 각종 환경오염물질의 함량도 높다. 그걸 아는 사람은 아예 EPA와 DHA를 영양제로 보충하기도 한다.

영양제가 건강 관리에 유익하다고 믿는 측은 나름의 근거를 내세우지만, 설득력이 다소 약한 감이 있다.[2] 그래도 DHA 결핍이 알츠하이머병의 위험성 증가로 이어진다는 분석은 꽤 믿을 만하다.[3] 한편 여기에 맞서는 세력은 앞서 4장에서 소개했던 연구들을 언급하면서 오메가-3 지방산의 혈중 농도가 높은 남성일수록 전립샘암에 걸릴 확률이 높다고 주장한다. 하지만 향후 진행될 연구들에서도 똑같은 결과가 나올지, 오메가-3 지방산이 여성 건강도 비슷하게 위협하는지 여부는 조금 더 지켜봐야 알 수 있을 것 같다.

오메가퀀트OmegaQuant라는 업체에서 간편 검사 키트가 나오니, 영양제를 먹을지 말지 아직도 결정하지 못한 사람은 이 장비의 도움을 받아도 좋겠다. 피 한 방울이면 EPA와 DHA의 수치가 바로 뜨니 오랜 방황을 끝낼 수 있을 것이다. 오메가퀀트가 어떤 기업인지는 인터넷 검색창에 치면 바로 나온다.

EPA/DHA 영양제를 먹어 보기로 결심했다면 생선오일보다는 식물성 원료로 생산된 제품을 고르길 추천한다. 그래야 불순물 문제와 비린내 때문에 고생하지 않는다. 어종 보호와 환경파괴 억제는 말할 것도 없다. 시중 매장뿐만 아니라 온라인으로도 다양한 제품이 유통되니 참고하자.

착한 탄수화물을 고를 것

탄수화물은 덩치 큰 전분과 작은 당으로 구분된다. 고분자 탄수화물은 사람 위장에서 저분자 형태인 당으로 분해되는데, 이렇게 작아지고 나서야 혈류로 들어갈 수 있다.

오늘날은 비만이나 당뇨병 얘기가 나오면 어린애조차 혈당을 탓하는 시대다. 그래서인지 아무리 제품 이름에 '닥터'처럼 좋은 이미지만 풀풀 풍기는 미사여구가 붙었더라도, 달달한 탄산음료에는 선뜻 손이 가지 않는다. 그런데 잊지 말아야 할 게 있다. 당, 그러니까 글루코오스는 본래 뇌와 근육을 비롯해 우리 몸의 온갖 신체장기를 살아 움직이게 하는 필수 연료라는 사실이다. 게다가 고기의 비계, 생선오일, 요리유는 1그램당 9칼로리의 열량을 내는 데 비해 당의 열량은 1그램 당 4칼로리에 그친다. 사람이 살 찌는 게 무조건 당 탓은 아니라는 소리다. 온 세계가 패스트푸드를 원망하면서도 유독 탄산음료 퇴출만을 소리 높여 외친다. 하지만 세트메뉴로 음료와 함께 나오는 치킨너겟, 치즈버거, 감자튀김 같은 것들이야말로 비만의 진짜 주범이다. 쿠키나 케이크도 비슷하게, 설탕보다는 버터나 쇼트닝에서 나오는 칼로리가 훨씬 많다.

다시 말해, 탄수화물 식품끼리도 우열이 갈린다는 소리다. 일단 맛보기로 GI 값이 커 혈당을 높이기 쉬운 대표 식품 몇 가지를 나열해봤다. 각각 대체하기 좋은 식품을 짝지어 놨으니 이 조합으로 외워 두고 써먹자.

- 설탕: 혈당이 가파르게 오르는 걸 막으려면 과일로 단맛을 내자.
- 하얀 밀가루 빵: 가능하면 호밀빵을 고르자. 호밀 함량이 높을수록 좋다.
- 과자 같은 시리얼: 혈당 조절에는 거째 가공한 통곡물 시리얼이나 시골식 오트밀이 훨씬 낫다.
- 감자: 이왕이면 고구마와 더 친해지자.

그 밖에 콩과 파스타 역시 혈당을 관리하는 사람에게 큰 힘이 된다. 콩이야 뭐 GI가 낮다는 점을 포함해 어느 모로나 모두가 아는 건강식품의 대명사다. 파스타의 경우는 고도압축 탄수화물이라 일반 빵보다 느리게 소화된다는 단순한 이유로 혈당을 높이는 속도가 다른 밀가루 식품에 비해 느리다.

술

3장에서 얘기한 적이 있는데 술은 다양한 암의 위험인자로 지목된다. 가장 유명한 것은 유방암이지만, 대장암, 직장암, 췌장암 등도 술을 많이 마시는 사람에게 더 잘 발병한다고 한다. 가끔 기분 좋게 적당히 마시는 것은 심혈관 질환과 알츠하이머병 예방에 오히려 유익하다는 견해도 있다. 하지만 정말로 여기서 인과관계가 성립하는지 아니면 그저 평소 다른 모든 면에서도 건강관리를 잘하는 사람들에게 이 특징이 두드러진 것인지는 확실하지 않다. 아무튼 술을 줄이면 줄일수록 몸에 좋은 건 분명하다.

소금

소금은 생명 유지에 없어서는 안 될 영양소다. 엄밀하게는 소금을 구성하는 원소인 나트륨이 그렇다. 하지만 뭐든 과유불급이라고, 체내에 나트륨이 너무 많을 때는 혈압이 올라가고 칼슘이 소변을 통해 몸 밖으로 빠져나가 버린다. 그런 연유로 각국 정부는 국민들에게 일일 나트륨 섭취량이 1500~2000mg을 넘지 않게 하라고 열심히 권한다. 즉 한 끼에 나트륨을 600mg 정도만 먹어야 하는 셈이다.

채소, 과일, 곡물, 콩류는 수확 전의 자연 상태에서 나트륨 함량이 극히 낮다. 나중에 공장에서 가공할 때 간을 하느라 소금을 치는 것이다. 요새는 저염 제품이 다양하게 나온다는 게 그나마 다행이다.

이렇게 시작하자

직접 해 보면 내 말뜻을 이해할 텐데, 채식 식이요법을 결심했다면 육류와 유제품을 비롯해 여태껏 끼니를 대충 때우는 데 일조한 온갖 불량식품들을 처음부터 딱 끊는 것을 추천한다. 불안해할 필요는 없다. 우리 팀이 수천 명을 대상으로 연구해 개발한 비장의 프로그램이 있다. 이 프로그램으로 중간 적응기를 극복하지 못한 참가자는 지금까지 한 사람도 없었다. 프로그램은 크게 두 단계로 이뤄진다.

스텝 1. 처음에 일주일을 잡고 마음의 준비를 한다. 이 일주일은 내가 실천할 수 있는 채식 메뉴들을 알아보는 사전조사 기간이기도 하다. 당장 뭔가를 시작하라는 게 아니니 부담 갖지 않아도 된다. 이 단계의 목표는 더 건강한 먹을거리를 알아가는 것이다.

빈 종이 한 장을 준비하자. 맨 윗줄에 순서대로 아침, 점심, 저녁, 간식이라고 적는다. 그런 다음 각 제목 아래에 오로지 식물성 식품으로만 7일치 메뉴를 짠다. 이때 생활비 예산을 넘지 않게 한다. 이번 한 주 동안 이 식단으로 지낼 만한지 테스트해 보자. 직접 먹었을 때 어떤 메뉴가 가장 입에 맞는지 꼼꼼히 적어 두자.

아침 메뉴부터 짜 볼까. 지금까지 아침마다 우유에 시리얼이면 뚝딱이었다고? 그렇다면 앞으로 7일 동안 우유를 아몬드밀크나 두유 같은 식물성 우유 대용품으로 바꾸자. 시리얼 대신으로는 물에 불려 먹는 오트밀을 준비한다. 여기에 각자 좋아하는 토핑을 올리자. 계피가루, 블루베리, 딸기 등 집에 있는 아무거나 다 괜찮다. 아침에는 꼭 에그 스크램블처럼 익힌 걸 먹어야 든든하다고? 그렇다면 달걀 대신 두부로 스크램블을 만든다. 생김새도 식감도 달걀흰자와 똑같은 데다가 가열되면서 두부 특유의 냄새가 날아가기 때문에 말해 주지 않으면 다들 그냥 달걀인 줄 안다. 그 밖에도 퍼펙트 팬케이크, 브렉퍼스트 필라프, 딸기 쇼트케이크 폴렌타 등등 이름만으로도 구미 당기는 아침식사 메뉴가 이 책 뒷부분에 잔뜩 실려 있다. 맘에 드는 몇 가지를 골라 시도해 보면 재미있을 것이다.

다음은 점심이다. 점심으로는 너무 무겁지 않게 수프가 좋을 것도 같다. 각종 콩 수프와 토마토 수프부터 된장국까지 선택지는 널렸다. 아니면 칠리소스로 간한 채소 요리, 콩 부리토, 베지버거, 베지핫도그도 무난하다. 무엇이 내 취향인지 잘 살펴보자.

저녁도 기본 요령은 비슷하다. 집에서 먹든 외식을 하든 항상 채식 메뉴를 엄선한다는 규칙만 지키면 된다. 그 가운데 내 입맛 기준으로 가장 맛있는 게 뭔지 꼼꼼하게 평가하자. 집에서 먹는다면 이 책 맨 뒤 레시피 단원에 소개한 메뉴들을 직접 만들어 보면 어떨까. 몽고식 채소 볶음, 모로코식 피자, 구운 퀴노아 파이, 남서부식 렌틸콩 마카로니, 상하이식 볶음국수를 추천한다.

식이요법을 한다고 간식을 끊을 수는 없는 법. 지금까지는 과일 친구들과 소원하게 지내 왔다면 이번에 간식 핑계로 이 농산물을 종류별로 정복해 보자. 이게 또 은근히 재미난다.

마지막에는 각 제목마다 실제로 먹었을 때 맘에 들었던 메뉴를 추려 적자.

스텝 2. 이제는 내가 어떤 음식을 좋아하는지 스스로 잘 알게 되었을 것이다. 이번 단계에 우리가 할 일은 이 음식들로만 다음 3주를 지내는 것이다. 앞으로 21일 동안 동물성 식품은 그 어떤 것도 입에 대서는 안 되고 완전 채식을 유지해야 한다. 이 임무를 완수하고 나면 두 가지 선물을 받게 될 것이다.

첫째, 몸이 건강해진 게 스스로 느껴진다. 몸무게도 몇 킬로그램 정도 빠져 있을 것이다. 혈당이 높았던 사람은 수치가 떨어지는 게 눈에 보인다. 콜레스테롤과 혈압도 마찬가지다. 관절이 쿡쿡 쑤셔 괴로웠다고? 그것도 3주 전보다 나아져 있을 것이다. 다만 호르몬 관련 문제는 변화가 눈에 보이려면 시간이 더 걸린다. 그래도 3주면 새출발할 탄탄한 포석을 깔기에는 충분한 시간이다.

둘째, 입맛이 변한다. 일단 적응이 되면 놀랍게도 고기와 치즈가 별로 그립지 않을 것이다. 기름진 음식이 당기는 일도 거의 없어진다. 원래도 동물성 식품을 즐겨 먹는 편이 아니었던 사람은 입맛의 변화가 생각보다 현저하지 않다. 그러나 몸이 상할 정도로 동물성 식품을 탐닉했던 사람은 거의 갈아엎기 수준의 입맛 변화를 경험할 것이다. 내가 3주 '내내 완전 채식'을 하라는 게 바로 그래서다.

이쯤에서 내 어린 시절 얘기를 짧게 들려줄까 한다. 누군가는 나와 같은 경험을 갖고 있을지도 모르겠다. 어느 날, 엄마가 이제부터 우리 집에서는 전지우유를 먹지 않겠다고 선언했다. 오늘부로 우유는 무조건 탈지우유라는 것이었다. 머리털 나고 처음 맛본 탈지우유는 맹물이나 다름없어서 아무 맛도 나지 않았다. 색깔도 뭔가 멀겋기만 하고 한마디로 비호감이었다. 하지만 불평도 잠시뿐, 우리 식구가 저지방 우유에 길들여지는 데에는 며칠이 채 걸리지 않았다. 그러다 한두 달 뒤, 우연히 일반 우유를 다시 맛볼 기회가 생겼다.

그런데 웬걸. 옛날에는 그렇게 고소하던 우유가 더는 못 마실 정도로 텁텁하게만 느껴지는 것 아닌가. 역시 건강에는 저지방 우유라고 우기려는 게 아니다. 당장 식물성 우유 대용품으로 바꾸거나 그도 아니면 차라리 맹물을 마시라는 소리도 아니다. 다만 나는 먹는 게 달라졌을 때 사람의 미각이 환경 변화에 얼마나 빨리 적응하는지 알려주고 싶었을 따름이다.

3주간의 채식 프로그램을 무사히 마치면, 건강하게 먹는 생활이 예상보다 고되지 않음을 깨닫게 된다. 3주를 넘어 수 년, 나아가 평생의 습관으로 채식을 정착시킬 때 돌아오는 보상은 상상 그 이상이다.

중간에 지쳐 쓰러지면 어떻게 하냐고? 문제 없다. 언제 그랬냐는 듯 툭툭 털고 일어나 다시 한 발 한 발 내디디면 된다. 순간의 방심에 아예 포기해 버리는 게 더 큰 실수다.

응원과 동기도 필요하다

어떤 도전이든 혼자 쉬쉬하기보다는 주변에 응원단이 있을 때 목표에 이르기가 한결 쉬운 법이다. 가족, 친구, 동료 누구든 괜찮다. 앞으로 3주 동안 실험 삼아 식이요법을 하기로 했다고 사람들에게 알리고 응원을 부탁하자. 충분히 귀찮을 법한데도 얼마나 많은 이가 기꺼이 그러마고 흔쾌히 대답하는지 깜짝 놀랄 것이다. 실은 그들도 궁금하다. 채 한 달이 안 되는 기간에 건강이 좋아지면 얼마나 좋아지는지 말이다. 그러면서 고작 3주간의 실험이 대박 효과를 내기를 은근히 기대한다.

가족이 같이 동참해 주면 더 좋겠지만, 억지로 강요할 수는 없고, 옆에서 응원하겠다고 하면 그 역시 적잖은 힘이 되니 그냥 감사하자. 긍정적인 말 한마디에 얼마나 기운이 나는지 모른다고 분명하게 표현하라. 덧붙여 멀리할 음식이 눈에 띄지 않게 협조해 달라는 당부도 잊지 말자.

동기의 원천을 여기저기에 분산시켜 두는 것 역시 영리한 전략이다. 예를 들면 내 건강은 연인, 배우자, 자녀에게도 좋은 일이라고 스스로 다짐하는 것이다. 이 점을 잊지 않으면 지쳐 포기하려는 순간이 고개를 들게 될 것이다. 또 가만히 보면 채식이 지구 동식물 생태계 보존에 기여한다는 얘기에 감동하는 이들이 적지 않다. 그만큼 지구촌에서는 사회적 이슈가 중요한 일이다. 이런 사람의 경우, 개인의 안위만이 아니라 바깥 세상의 안건들에도 주의를 집중함으로써 채식 식이요법을 보다 강단 있게 이어 갈 수 있다.

군것질과 외식도 깐깐하게

외식을 하더라도 채식 규칙을 어기지 않을 방법은 많다. 여기에 도움이 될 만한 요령을 몇 가지 소개한다:

- 국제적으로 생각하라. 이탈리아, 멕시코, 중국, 일본, 태국, 베

트남, 한국, 인도, 에티오피아 요리를 전문으로 하는 레스토랑들에는 늘 채식 기반 메뉴가 다양하게 준비되어 있다.

- 오일이 안 들어가는 메뉴가 있는지 물어 보라. 직업 요리사들에게 채식 요리를 만드는 건 일도 아니지만, 오일을 양껏 쓰지 못하는 건 다른 차원의 문제다. 오일 없이도 완성되는 음식을 요청해 보자.

- 아침을 밖에서 해결할 때는 버섯, 토마토, 양파, 시금치, 아스파라거스 등의 채소를 그릴에 구워 달라고 주문하라. 전부 오믈렛에 들어가는 재료이니 메뉴판에 없다는 핑계로 단칼에 거절하는 점원은 아마 없을 것이다. 오믈렛에서 달걀만 뺀다고 생각하면 된다. 여기에 곁들일 호밀빵 토스트(버터는 바르지 않는다), 오트밀, 그리츠(말린 옥수수를 거칠게 간 것—옮긴이)를 추가로 주문하자. 요즘에는 어느 시간대에 가도 버섯, 양파, 토마토, 양상추를 가득 채운 베지버거를 사 먹을 수 있는 레스토랑이 많다.

- 오늘은 무슨 일이 있어도 패스트푸드를 먹어야겠다면 속을 직접 고르게 해 주는 샌드위치 가게에 가라. 반 갈라 구운 빵에 양상추, 토마토, 시금치, 오이, 올리브, 피클, 파프리카 등 취향대로 채소를 넣어 달라고 하고, 드레싱으로는 레드와인 식초를 두르자. 앞에서 말한 적 있을 텐데, 타코 전문점에는 반드시 콩 부리토 메뉴가 있기 마련이고, 요즘에는 햄버거 체인점에서도 베지버거와 튀기지 않고 구운 감자를 판다.

- 여행이나 출장을 다닐 때는 숙소에 구비된 전자레인지와 냉장

고를 적극 활용하라. 조리 가능한 주방 시설을 이용할 수 있다면 더욱 좋다. 이 경우 근처 식료품점에서 재료를 사다 놓기만 하면 반은 다 된 것이다.

진창에서 탈출하는 방법

다이어트가 내 마음먹은 대로 착착 진행되기만 한다면 오죽 좋을까. 다이어트를 하다가 흔히 어떤 상황에서 진창에 빠지는지, 그럴 때는 어떻게 해야 하는지 지금부터 살펴보자.

살이 생각보다 잘 안 빠져요……

저지방 채식 식단을 유지할 경우 보통은 일주일에 대략 0.2~0.5킬로그램씩 몸무게가 줄어든다. 평균이 이렇다는 것이고 사람에 따라 살이 더 빨리 빠지거나 천천히 빠지는 개인차가 있다. 이 정도 감량 속도면 감당할 만하다는 생각이 든다면 1년을 52주로 잡고 계산기를 두들겨 보자. 또한 계획한 기간 내내 식이요법을 완벽하게 실천해야만 요요현상이 없다는 점도 명심해야 한다. 지금 내 다이어트 성적이 딱 이 범위 안에 든다면 잘하고 있는 것이니 앞으로도 지금처럼 해 나가면 된다. 그러나 혹시 몸무게가 전혀 줄지 않거나 지지부진한 사람은 이렇게 해 보자.

1   체중을 점검하자. 다이어트 정체기에 가장 먼저 할 일은 내 몸

무게가 어떻게 달라지고 있는지 객관적으로 파악하는 것이다. 일주일에 한 번 거의 같은 시간대에 정확하게 맞는 체중계로 몸무게를 재 기록해 두자. 매주 몸무게가 티끌만큼이라도 줄고 있다면 아무 문제 없는 것이다. 잊지 말자. 이 다이어트 요법은 일방통행로와 같다. 어느 한 주에 잠깐 살이 전혀 빠지지 않은 것은 걱정할 일이 아니다. 몸무게란 건 원래 조금씩 오르락내리락 하는 법이니까. 하지만 두 주 연속으로 체중 감량이 전혀 없다면 그때는 뭔가 조치를 취해야 한다. 그래도 사이즈는 줄었다던가 몸이 한결 가벼운 느낌이라는 둥의 말로 자기합리화하지 말자. 중량 초과인 사람이 다이어트를 한다면서 몸무게에 변동이 전혀 없다면 그것은 이 사람에게 그 다이어트 방법이 먹히지 않는다는 뜻이다. 이럴 땐 빨리 다음 단계로 넘어가야 한다.

2 내가 기본을 잘 지키고 있었는지 돌아보자. 동물성 식품을 식단에서 철저히 배제했는가? 이렇게 물었는데 누군가가 "그게요, 한 90%쯤은 잘 지키는 것 같은데요."라고 대답한다면 바로 이게 그 사람의 구멍이었던 것이다. 고작 10%일지라도 틈새를 허용한다면 모든 노력은 수포로 돌아간다. 더불어 끼니마다 먹는 각 메뉴의 지방 함량도 꼼꼼히 따져 보길 바란다. 지방 함량이 1회 섭취량당 3그램을 넘는 음식은 모조리 갖다 버려라. 외식하러 가서는 잊지 말고 주문할 때 오일을 최소한도로만 써 달라고 부탁하자.

3 식단은 단순하게. 신선한 과채류와 전곡류, 각종 콩류에 집중

하고 가공식품을 최대한 멀리하자. 자연 식재료에서 섬유소를 충분히 얻고, 나도 모르게 지방을 과잉섭취하지 않으려면, 이 방법이 최고다.

4 가능하면 원재료 그대로. 익히지 않은 싱싱한 식재료는 살 빠지는 속도를 가속시킨다. 간식은 과일로 해결하고, 매끼 식사의 시작은 녹색채소, 오이, 토마토 등을 푸짐하게 담은 샐러드로 열자.

살이 너무 빨리 빠져요……

이번에는 살이 너무 빨리 빠져서 마지막엔 뼈만 남을까 봐 불안하다고? 괜한 염려다. 이상적 체중에 가까워갈수록 살 빠지는 속도가 점차 둔화되는 게 인체의 기본생리다. 이미 정상 체중 범위이고 주변에서 다들 왜 이렇게 말랐냐고 걱정 일색이라 불안하다면 일단 BMI를 계산해 보자. 이 값이 $18.5kg/m^2$와 $25kg/m^2$ 사이라면 당신은 괜찮은 것이다. 그런데도 그런 말이 나오는 것은 누구나 자기 자신을 기준 삼아 남들을 비교하려 들기 때문이다. 하지만 만약 당신이 정말로 건강 상태가 걱정될 정도로 빼빼 마른 것이라면 음식을 좀 더 먹길 권한다(물론 과일, 채소, 곡물, 콩류 위주로 말이다). 이때 주의점은 식단 변화 없이 양만 늘려야 한다는 것이다.

그럼에도 살이 자꾸 빠진다면 병원에 가 보는 게 좋겠다. 이럴 때는 달리 의학적 문제가 있는 게 아닌지 확인할 필요가 있다.

채워지지 않는 허기

어린 시절엔 신나는 일이 얼마나 많은지, 배가 좀 꼬르륵거려도 서너 시간은 순식간에 지나가기 일쑤였다. 아침을 먹어도 돌아서면 또 어김없이 배꼽시계가 울리지만, 점심시간 종이 칠 때까지 잘만 견뎠다. 저녁 때 역시 비슷한 상황의 반복이었다. 어른이고 애고 할 것 없이 실은 이런 게 정상이다. 잠깐의 허기는 조금도 불안해할 일이 아니다. 그런데도 이상하게 아이가 어른만 되면 이런 참을성이 흔적도 없이 증발한다. 어른들은 속이 조금만 허해도 바로 먹을 것을 찾는다. 이 얘기에 당신도 속으로 뜨끔한가? 그렇다면 냉장고 앞에서 몇 초만 더 생각하고 문을 여는 습관을 새로 익히는 건 어떨까.

그런 한편 또 어떤 어른은 오히려 매일같이 쫄쫄 굶고 다닌다. 이런 사람은 정반대로 밥 때에 맞춰 더 든든히 식사하고 중간중간 건강한 간식을 챙겨 먹는 게 좋겠다. 내가 추천하는 방법은 늘 가까운 곳에 과일을 두라는 것이다.

또 이런 고민도 있다. 배곯을 일이 없는데 식탐이 엄청난 것이다. 이 경우는 침샘을 자극하는 먹거리가 주변에 지나치게 많은 게 문제다. 초콜릿 같은 달콤한 주전부리들은 시도 때도 없이 우리를 유혹한다. 어쩌다 한 번 한두 입 정도면 걱정할 게 없다. 그러나 설탕 덩어리를 매일 먹어 줘야만 살겠다면 얘기가 달라진다. 이런 사람에게 다이어트는 평생 그림의 떡일 뿐이다.

때로는 군것질거리들이 영특하게 전략적으로 사람을 길들이기도 한다. 딱 한 번이라고 굳게 맘먹고 초콜릿 한 조각을 입에 넣는다.

이때 우리의 뇌는 24시간 뒤로 타이머를 설정한다. 그러고는 시간이 되면 왜 초콜릿을 안 주냐고 닦달한다. 어제 먹은 달달한 간식을 오늘 또 먹고 싶어지도록 그새 입맛이 변하는 것이다. 뇌의 타이머 기능을 끄는 방법은 이 악순환의 고리를 끊는 것뿐이다. 그러기 위해서는 건강한 간식거리를 늘 준비해 다녀야 한다. 성마른 허기에 최선의 선택을 포기하는 일이 없도록 말이다.

샤밀라

"식이요법을 시작한 건 달리 방도가 없기 때문이었어요." 내숭을 떨려는 게 아니라 사실이 그랬다. 집 안의 주방을 책임진 샤밀라에게는 어쩔 수 없는 선택이었다. 지금은 본인이 더 즐기고 있지만 말이다.

그녀는 원래 인도에서 태어났지만, 지금은 시카고에 살고 있다. 식구는 남편과 두 딸까지 넷인데, 친정 부모님과 시댁도 그리 멀지는 않았다.

"어느 날 십대 딸애가 그러더군요. 자기는 오늘부터 채식주의자가 될 거라고요." 샤밀라가 말했다. "어디서 낙농업의 실태 얘기를 듣고는 정이 뚝 떨어진 모양이더라고요." 그로부터 몇 개월의 시간이 흘렀을 때는 남편까지 딸에게 물든 상태였다. 사실 남편은 포크트-고야나기-하라다 병Vogt-Koyanagi-Harada disease이라는 특이한 자가면역질환을 앓았다. 빨리 발견했기에 망정이지 대개는 실명까지 가는 희귀병이었다. 엄청난 양의 스테로이드를 몸에 투하하다시피 해서 간신히 시력은 회복했지만, 병원이라면 학을 떼게 된 남편은 병의 원인을 스스로 조사하기 시작했다. 그러고 얼마 뒤 음식, 특히 유제품이 이 병의 유발인자라는 정보를 찾아냈다. 그렇게 남편은 딸의 채식주의 운동에 동조하게 됐고 채식의 놀라운 건강증진 효과를 몸소 체험한다.

샤밀라가 이 채식 클럽의 새 멤버로 합류한 건 조금 더 뒤의 일이었다. 사실 인과관계만 보면 식단 변화가 효과적이라는 건 더없이 자명하다. 하지만 그것이 평생의 식습관을 하루아침에 뜯어 고치는 게 쉬운 일이라는 뜻은 절대로 아니다. 샤밀라의 경우, 매번 각자 요구사항에 맞춰 식구 머릿수대로 다 다른 메뉴를 해다 바쳐야 했다. 이게 얼마나 사람 피곤하게 만드는 노동인지 안 해 본 사람은 절대로 모른다. "옛날에는 버터와 요거트로 만들던 요리를 다른 재료로 똑같이 만들려니 골치가 여간 아픈 게 아니더라고요." 수도 없는 실험과 실패 끝에 결국 그녀는 밥상머리 규칙을 하나로 통일하기로 마음을 바꾼다. 가족 전체가 반강제적으로 채식에 돌입하게 된 것이다. 샤밀라는 일단 동물성 식품만 끊고, 오일과 가공식품은 제한하지 않았다. 아직 시작 단계니 천천히 줄여 갈 계획이었다.

고백하자면 그녀라고 아주 건강한 건 아니었다. 생리 주기가 일정했던 적은 평생 한 번도 없었고, 생리통은 날이 갈수록 심해졌다. 견딜 수 없을 지경이 되어서야 겨우 찾은 병원에서 의사는 초음파상으로 양쪽 모두 난소에 낭종이 있고 자궁근종 소견도 보인다는 말을 했다.

집으로 돌아온 그녀는 가족과 상의 후 특단의 조치를 취하기로 한다. 바로 동물성 식품뿐만 아니라 오일류와 가공식품까지 끊기로 한 것이다. 한층 엄격해진 채식 식단을 실천한 지 6개월째에 그녀는 재검사를 받으러 병원에 갔다. 병원 사람들은 초음파 사진을 보더니 하나같이 믿지 못하겠다는 표정을 지었다. 모든 낭종이 흔적도 없이 사라졌고 자궁근종은 조금도 더 커지지 않은 것이다. 영상검사실의 연락을 받은 주치의는 샤밀라에게 그간 도대체 뭘 어쩌고 지냈기에 낭종이 다 없어졌냐며 꼬치꼬치 캐물었다. 그녀는 식단을 바꾸게 된 사연을 20분에 걸쳐 솔직히 털어놨다. 덕분에 생리통과 출혈량이 크게 줄었다는 얘기도 덧붙였다.

요즘 그녀는 날아갈 것만 같다. 한창 운동에 맛들여 이제 13킬로미터 정도는 중간에 한 번도 안 쉬고 완주할 경지에 올랐다. "요리가 너무 즐거워요. 오일을 전혀 쓰지 않고 신선한 채식 재료로 나만의 메뉴를 창작하는 재미가 쏠쏠하답니다. 특히 에어프라이어가 일당 백이에요. 두유 요거트도 아주 유용하고요. 제 손만 거치면 어떤 음식도 채식주의자용으로 다시 태어난답니다."

뭔가를 새로 배우는 것은 늘 번거롭고 고되다. 하지만 건강한 식습관을 몸에 익혀 내 삶의 일부로 만들었을 때 그 보상은 일일이 다 열거할 수 없이 크다. 내 말을 믿고 재미 삼아 한번 도전해 보면 어떨까.

13장.
생활 속의
유해 화학물질

프로그레소^{Progresso}라는 통조림 수프 브랜드를 아시는지? 이탈리아식 이름이라 그런가. 왠지 타사 제품들보다 훨씬 있어 보이는 느낌도 든다. 게다가 바로 데우기만 하면 되고 양까지 넉넉하다. 이처럼 완벽한 가공식품이 또 있을까 싶었다. 한 실험에서 충격적인 사실이 드러날 때까지는 말이다.

화제의 실험을 주도한 것은 하버드 공중보건대학의 연구팀이었다. 연구진은 실험에 참여할 자원자를 모집한 다음 프로그레소 야채 수프 통조림을 닷새 동안 매일 한 캔씩 먹게 했다. 이때 매 식사 전과 후에 소변 검체를 받아 성분 분석을 실시했다. 그런데 닷새째 검체에서 비스페놀 A^{BPA, bisphenol A}라는 화학물질의 농도가 평소의 10배 수준으로 검출됐다. 반면 동일 조건에서 (통조림이 아니라) 직접 조리

한 수프를 먹은 그룹은 BPA 농도 증가를 보이지 않았다.[1] 연구진은 바짝 긴장했다. BPA는 당뇨병, 심혈관 질환, 간 장애의 위험인자로 알려진 물질이기 때문이다.[2] 도대체 어떤 경로로 이게 사람이 먹는 음식에 들어갔을까?

일반적으로 식품용 통조림의 내면은 합성수지로 코팅 처리된다. 프로그레소를 비롯해 다수 유명 브랜드의 캔류 제품도 예외가 아니다. 그런데 바로 이 합성수지의 성분 중에 BPA가 있는 것이다. BPA는 플라스틱을 단단하면서도 투명하게 만들기 때문에 재사용 가능한 플라스틱 용기에도 애용되는 원료물질이다. 튼튼하고 열에 강한 성질 덕에 BPA는 제조업계에서 높은 인기를 구가한다. 그러나 환경 위생을 연구하는 과학자들은 BPA에 그리 우호적이지 않다. 캔과 플라스틱 병에서 침출되어 나온 BPA는 음식이나 음료에 섞이는데, 사람이 그걸 먹거나 마시면 BPA가 체내에 바로 흡수된다.

벌써 소름 돋는다고? 진짜 기겁할 만한 얘기는 지금부터다. 이런 상황을 상상해 보자. 당신은 건강식품 전문점에 가서 'BPA 프리'라고 떡하니 적힌 수프 통조림을 산다. 신용카드로 계산하고 당당하게 나오는 당신의 손에는 영수증 조각이 들려 있다. 이때 당신은 꿈에도 생각지 못한다. 자신도 모르는 새에 감열지感熱紙(열을 가한 부분만 검게 변하는 성질을 이용해 인쇄용으로 사용하는 종이—옮긴이)에 코팅된 BPA가 손가락 피부를 통해 혈관으로 흡수된다는 것을. 그래서 당신이 아까 주차해 놨던 차 문을 다시 열기도 전에 BPA는 이미 온몸에 퍼져 있다.

BPA는 슈퍼마켓 계산대, 주유소의 주유기, 무인현금인출기 등이

토해내는 모든 거래내역서에서 묻어난다. 비행기표, 복권, 드라이클리닝을 맡기면 세탁소 사람이 갖다 줄 때 옷에 매달아 오는 영수증, 그 밖에 기계를 통과하면서 뭐라 뭐라 찍혀 나오는 온갖 종잇조각들도 마찬가지다. 확인하는 방법은 간단하다. 종이 인쇄면을 손톱으로 긁어 보라. 그러면 손끝의 자취를 따라 생긴 검은색 줄무늬로 이게 감열지임을 바로 알 수 있다.

여기서 힌트를 얻은 하버드 팀은 다음 실험을 새롭게 계획했다. 이번에 참가자들이 할 일은 수프 통조림을 먹는 게 아니었다. 그 대신 물건을 계산하고 받은 영수증을 두 시간 동안 들고 있기만 하면 됐다. 결과는 어땠을까. 장갑을 낀 그룹에서는 아무 일도 일어나지 않았다. BPA의 체내 흡수가 전혀 없었다는 소리다. 반면에 맨손으로 종이를 쥔 그룹에서는 BPA가 손의 피부를 통과해 혈류로 들어갔다. 영수증을 받은 순간부터 4~12시간에 걸쳐 소변 검체 중의 BPA 농도가 5배로 치솟은 게 그 증거였다.[3] 영수증 종이의 BPA 성분이 피부를 통해 체내로 흡수된다는 의심이 마침내 사실로 입증된 셈이다.

그래서 그게 뭐 어떻느냐고? 같은 의문을 가졌던 미국 캘리포니아 주 오클랜드의 카이저 퍼머넌트 종합병원 연구팀은 BPA에 노출된 중국의 공장 노동자들에게 어떤 호르몬 변화가 있는지 집중 조사했다. 그랬더니 소변에서 미량의 BPA가 검출된 남성 그룹은 BPA 노출이 전혀 없었던 남성들과 비교해 정자 수 면에서도 정자 운동성 면에서도 저조한 성적을 보였다.[4] 그뿐만 아니다. BPA 노출 그룹에서는 성기능 장애(발기부전, 성욕상실)의 발생률도 더 높았다.[5] 물론 이

걸 당장 생사가 오락가락할 정도로 치명적인 문제라고 볼 수는 없다. 하지만 이런 소인이 존재할 때 호르몬 관련 암 같은 더 심각한 이차적 효과로 이어질 우려가 커지는 건 분명하다. 후속 연구들에서는 실제로 BPA가 남성의 체내 호르몬 조성 변화를 야기하는 것으로 밝혀지기도 했다. 구체적으로는 테스토스테론과 에스트라디올이 모두 증가했다.[6] BPA의 영향을 받는 것은 남성만이 아니었는데, 여성들 역시 이 물질에 노출된 뒤 에스트라디올 농도가 증가하고[7] 다낭난소증후군 발생 위험이 커지는 것으로 분석됐다.[8]

비슷하게 2012년에 JAMA에 논문 발표된 또 다른 연구에서는 뉴욕대학교 팀이 2,838명에게서 소변 검체를 채취해 BPA 수치를 측정했다. 다만 이번에는 참가자들이 6세부터 19세까지의 소아청소년이라는 점이 달랐다. 데이터를 분석한 연구진은 소변의 BPA 농도와 소아비만 확률이 비례한다는 해석을 내놨다. 특히 BPA 농도 최하위 그룹과 비교해 최상위 그룹에서 비만 위험성이 2배 넘게 높았다.[9]

하지만 학문의 세계에서 만장일치란 기적과도 같은 일인지라, 누군가는 BPA가 심각한 문제라고 호언장담할 때, 또 누군가는 아니라고 반박하면서 설전이 이어진 지 오래다. 그런 까닭에 BPA의 영향력이 어디까지인지는 여전히 열린 질문으로 남아 있다. 그나마 다행인 점은 미국 정부가 유아용 물병과 컵에 BPA 사용을 전면 금지했다는 것이다. BPA가 세포 안에 들어가 에스트로겐 수용체에 결합함으로써 한창 발달 중인 아기에게 악영향을 끼칠 수 있다는 사실이 전국적으로 공표된 셈이다. 그러나 성인에 대해서는 위험성이 그리 크지 않을 거라는 기존 입장을 대다수 정부 당국이 견지하고 있다.

이런 현실에서 우리가 할 수 있는 최선은 남녀노소 불문하고 각자 알아서 조심하는 것이다. 적어도 이 부분에서는 프로그레소 제조사 역시 나와 같은 의견인 듯하다. 프로그레소의 공식 홈페이지에 들어가면 다음과 같은 소개글을 발견할 수 있다. "세계 각국에서 학계와 정부 사이에 BPA 수지 처리된 캔이 인체에 유해하지 않다는 데에 중대한 의견합치가 이뤄지긴 했지만, 폐사는 일부 소비층이 여전히 BPA-프리 용기 제품을 선호한다는 것을 주지하고 있습니다. 프로그레소가 포장 원자재를 변경해 2016년부터 BPA-프리 제품을 2,500만 캔 이상 수출해 온 것이 바로 그래서입니다. 앞으로도 프레그레소는 BPA-프리 제품의 비중을 꾸준히 높여 갈 계획입니다." 물론 소비자들이 그날이 오기만을 하염없이 기다릴 필요는 없다. 우리가 먼저 BPA를 피하는 방법이 따로 있다.

화학물질은 축복일까 독일까

인정하건대 인류는 의약품을 비롯해 다양한 소비재 영역에서 화학물질의 덕을 크게 봐 왔다. 그러면서도 우리는 삼시세끼와 같은 우리의 일상에 화학물질이 지나치게 침투하는 것을 내심 경계한다. 하지만 이미 전부 뒷북인지도 모른다. 한 끼 밥상에만도 얼마나 많은 유해 화학물질이 거쳐갔을지 아무도 장담하지 못하는 게 현실이다. 인체 유해성이 자세히 밝혀진 물질도 몇몇 있다. 하지만 나머지 대다수는 어떤 영향이 어디까지 미칠지 짐작조차 안 가는 실정이다.

그러니 BPA는 빙산의 일각만 보여 줄 뿐이다. 그 밖에 우리가 부지불식간에 자주 먹고 마시는 화학물질로는 어떤 것이 있을까? 또 그런 물질이 나와 내 가족의 안전을 어떤 식으로 위협할까? 겁을 주거나 공부 좀 하라고 다그치려고 여러분에게 이 얘기를 하는 게 아니다. 여러분 눈에도 차차 보일 텐데, 이 책 전체를 관통하는 공통된 주제가 이 장에서도 등장한다. 그 문제를 해결하고자 당장 실천 가능한 권장 행동지침도 마찬가지다.

프탈레이트

프탈레이트^{phthalate}라는 화학물질은 플라스틱의 유연성을 높이는 데 널리 사용된다. 말하자면 물건이 갈라지거나 깨지지 않게 하는 것이다. 예를 들어 비닐 우비나 샤워커튼이 얼마나 유연한지 따로 말하지 않으면 대개 사람들은 플라스틱인지도 모른다. 반면에 볼펜 몸통은 누가 봐도 확실한 플라스틱이다. 제조업에서 프탈레이트는 약방의 감초처럼 장난감, 정원 살수용 호스, 바닥재, 자동차 부품, 접착제, 페인트, 모형제작용 점토, 알약 코팅제 등 안 쓰이는 곳이 없다. 심지어는 비누, 샴푸, 매니큐어 같은 개인위생용품을 만들 때도 프탈레이트가 들어간다.

문제는 프탈레이트가 플라스틱 분자에 가만히 달라붙어 있지 않는다는 것이다. 그래서 플라스틱이 열을 받거나 하면 프탈레이트가 떨어져 용출되어 버린다. 뙤약볕에 세워진 차 안에 플라스틱 생수병을 하루 종일 놔뒀다고 상상해 보라. 그날 저녁, 십중팔구 이 물에는 프탈레이트 분자가 둥둥 떠다니고 있을 것이다.[10] 우리는 그것도 모르고 그 물을 그냥 마실 테고 말이다. 프탈레이트가 무미무취의 성질을 가진 까닭이다. 소변을 받아 실험실에서 분자분석을 돌리면 확인 가능하겠지만, 이미 프탈레이트가 온몸 구석구석에 흡수된 뒤다.

그런데 생수병만 위험한 게 아니다. 가장 경계해야 할 건 따로 있다. 바로 음식이다. 프탈레이트는 지방 분자와 친해서 플라스틱 용기에서 용출되어 나온 뒤 음식에 쉽게 섞여 든다. 대표적인 예가 우유, 버터, 고기, 치즈이고[11] 패스트푸드야 뭐 말할 것도 없다. 이 주제와 관련해 조지 워싱턴 대학교가 2016년에 내놓은 보고서가 있다. 이 연구에서는 청소년이든 성인이든 패스트푸드를 많이 먹을수록 체내 프탈레이트 농도가 더 높은 것으로 분석됐다.[12] 물론 프탈레이트를 걱정하기 전에 치즈와 육류의 호르몬 유사 성분만으로도 이미 우리 내분비계가 너덜너덜해진 뒤다.

관찰 대상을 어린이로 한정하면 프탈레이트는 성장발달과 행동장애,[13, 14] 인슐린 저항성,[15] 정상보다 높은 혈압,[16] 알레르기의 발생률을 높인다고 한다. 성인의 경우는 프탈레이트가 당뇨병[17] 혹은—대사증후군(체중, 혈압, 혈당, 혈중 지질 수치가 복합적으로 통제를 벗어나는 것)[18]과 무관하지 않다는 게 전문가들의 의견이다. 이들 위험성을 최대한 줄이는 방법은 이 장의 끝에서 하나하나 살펴볼 것이다.

살충제

살충제는 가정집의 정원과 공원 녹지에 드물지 않게 사용되고 특히 농경지에서 사용 빈도가 높다. 이 화학물질이 해충을 죽이는 효과는 혀를 내두를 정도다. 문제는 해충을 죽이는 물질이 인간의 건강에도 종종 악영향을 끼친다는 것이다. 제2차 세계대전 때 티푸스, 말라리아, 뎅기열 전염을 차단한다는 명목으로 디클로로디페닐트리클로로에탄^{dichlorodiphenyltrichloroethane}이 여기저기 살포됐다. 줄여서 일명 DDT라 부르는 살충제다. 종전 후 DDT는 농작물을 갉아먹는 벌레를 죽이거나 말라리아를 옮기는 모기를 박멸할 살충제로 상용화되어 날개 돋친 듯이 팔렸다. DDT가 해충과 모기만이 아니라 이로운 곤충은 물론이고 새와 물고기까지 죽인다는 사실을 아직 몰랐던 것이다. 그뿐만 아니다. 생체 내에(특히 지방조직에) 축적되는 DDT의 성질 탓에 극소량이라도 반복 노출되면 결국은 치명적 피해를 입게 된다.

DDT에는 내분비 교란물질이라는 별명이 있다. 생물의 정상적인 호르몬 체계를 파괴한다는 뜻이다. DDT가 민간 시장에 나온 지 얼마 지나지 않아, 부정적인 연구 결과가 쏟아져 나오기 시작했다. 이 살충제 때문에 여성의 월경과 생식능력, 임신, 영유아의 성장, 갑상샘 기능이 저해되고 암에 걸릴 확률이 높아진다는 내용이었다. 결국 DDT 사용은 1972년을 기해 전면 금지된다.

이제 DDT는 역사의 뒤안길로 사라졌지만, 다른 농약들까지 전부 생산 중단된 건 아니다. 가령 몬산토^{Monsanto} 사의 제품 라운드업

Roundup은 미국 제초제 시장에서 부동의 1위를 고수한 지 오래다. 주성분인 글리포세이트glyphosate는 식물 성장에 필요한 효소를 차단함으로써 잡초를 시들게 한다. 잡초와 함께 다른 식물들까지 죽긴 하지만 말이다. 그래서 몬산토가 유전공학기술을 동원해 야심 차게 개발한 신상품이 바로 라운드업에 살아남는 라운드업 레디Roundup Ready 품종이다. 농사를 지을 때 라운드업 레디 씨앗을 파종하면 나중에 여기다가 라운드업을 뿌려도 잡초만 죽고, 곡식은 계속 잘 자란다고, 회사는 설명한다.

이렇게 재배된 곡식을 과연 믿고 먹어도 될까? 글쎄. 실험실에서 유방암 세포가 들어 있는 시험관으로 실시한 연구들에 의하면, 글리포세이트는 암세포 표면의 에스트로겐 수용체에 결합해 세포 증식을 촉진시킨다고 한다. 말하자면 글리포세이트가 마치 에스트로겐처럼 행동하는 셈이다.[19] 이에 세계보건기구WHO, World Health Organization 산하 국제암연구기구International Agency for Research on Cancer는 2015년에 글리포세이트를 '인체 발암성이 유력하게 의심되는' 물질로 규정하고, 흔한 혈액암의 일종인 비호지킨림프종을 콕 집어서 위험성을 경고했다.[20] 그런데 국제기구들 간에 견해차가 있는지, 유럽 식품안전관리국은 적어도 발암 위험성에 관한 한 글리포세이트가 안전하다고 공표했다.[21]

현 시점에 라운드업의 위험성이 어디까지인지는 여전히 불분명하다. 이런 상황에서 몬산토는 라운드업을 완전히 신뢰할지 몰라도, 우리와 우리 아이들은 아니다. 그러니 뒤에 소개하는 요령대로 스스로 주의하면서 제초제 노출을 최소화하는 게 일단은 최선이다.

라운드업 다음으로 미국에서 두 번째로 많이 팔리는 제초제는 아트라진atrazine이다. 동물사료용 옥수수와 수수를 재배하는 농가에서 가장 흔히 사용하고 잔디와 골프장에도 자주 살포된다. 당연히 구역 내 온갖 식물과 토양입자가 이 제초제를 머금게 된다. 제초제의 목적이 애초에 그런 것이니 어쩔 수 없는 일이다. 걱정되는 건 이 다음이다. 비에 씻기거나 지하수 등을 통해 화학물질이 개천과 강에 유입될 게 안 봐도 뻔하다. 그리고 마지막에 그 물을 마시는 건 결국 우리 인간들이다. 똑같은 염려를 했던 걸까. 미국 시카고에 있는 일리노이 주립대학교 공중보건대학의 연구팀이 오하이오 주 내의 스물두 개 지역사회를 선정해 식수의 아트라진 농도를 측정했다. 그런 다음 이 데이터를 지역별 임신 통계와 비교한 뒤 나온 결론은 식수에 든 아트라진이 출생아의 저체중과 무관하지 않다는 것이었다. 또한 연구진은 매년 5월과 6월에 아트라진 농도가 치솟는 현상을 발견했다. 초봄 측정치의 무려 7배를 웃도는 수준이었는데, 하필 아트라진 살포 시기와 딱 맞물리는 게 여간 수상쩍은 게 아니다.[22]

불행 중 다행으로 생수 병제품은 일반적으로 아트라진 함유량이 제로(0)라고 한다. 게다가 아트라진은 역삼투 여과 처리로 간단히 제거된다. 브리타 필터 기본 모델을 수도꼭지에 달기만 해도 충분하다. 하지만 다른 필터 유형(가령 주전자형 필터)은 효과가 없다.

물론 이 세상에 살충제가 DDT만 있는 건 아니다. 그래서 영국 런던 대학교의 독성학연구센터Centre for Toxicology가 살충제 제품 37종을 모아 각각이 인체세포에 어떤 영향을 미치는지 조사했다.[23] 그 결과 총 30종이 생체 호르몬 유사 활성을 발휘하는 것으로 드러났는데,

마치 남성 호르몬처럼 행동하는 안드로겐성 살충제가 7가지 그리고 남성 호르몬의 작용을 방해하는 항抗안드로겐성 살충제가 23가지였다. 한편 여성의 경우는 살충제에 노출되면 불임, 월경불순, 사산, 태아 신체발달 장애의 위험성이 커지는 것으로 분석됐다.[24]

지금까지는 맛보기였을 뿐

오늘을 사는 모든 현대인은 저도 모르는 사이에 갖가지 화학물질을 먹고 들이쉬고 만지면서 살아 간다. 폴리염화바이페닐PCB, polychlorinated biphenyl이라는 합성 성분도 그런 화학물질들 가운데 하나다. PCB는 1977년 이후 전혀 생산되지 않음에도 벌써 수십 년째 온갖 수상생물과 육상동물의 지방조직에 꽁꽁 숨어 지구환경을 유랑하는 중이다. 심지어 사람의 체조직에서 검출되는 일도 드물지 않다.[25] PCB는 사람의 면역계와 생식기계, 신경계, 내분비계를 망가뜨릴 우려가 있다. 만약 임신부의 태반을 통과해 자궁으로 넘어가면 태아의 두뇌 발달을 방해할 수도 있다.[26] 게다가 PCB는 자궁뿐만 아니라 모유에까지 흘러 든다고 한다.[27] 오로지 이것 때문에 모유 수유를 포기할 필요는 없다. 하지만 생각 있는 성인 여성이라면 임신을 고려하기 전에 식단 교정을 비롯해 적당한 주변정리를 할 이유는 충분히 된다.

한편 다이옥신이라는 것도 있다. 다양한 산업 현장에서 화학반응의 부산물로 생성되는 다이옥신[28]은 PCB처럼 동물과 사람의 체조직에 축적된다. 한 번 생체 안에 자리잡은 PCB는 수 년을 머물면서 숙주의 면역계, 생식기계, 신경계, 내분비계에 참견한다.

도처에 첨가물로 들어가는 구연산 역시 반드시 알아야 할 요주의 물질이다. 이름만 들을 땐 상큼함 터지는 신선한 과일이 연상되지만, 구연산의 출처를 알고 나면 환상은 와장창 깨진다. 거의 전량이 중국에 집중된 공장에서 아스페르질루스 니거^{Aspergillus niger}라는 이름의 검정곰팡이를 발효시켜 만들어진다. 하지만 진짜 문제는 간혹 완제품에 곰팡이가 미량 남을 때다. 곰팡이는 이 식품을 먹은 소비자에게 알레르기나 자가면역 반응을 일으킬 수 있다.[29] 최근에는 구연산이 편두통을 유발한다는 꽤 믿을 만한 증거가 나오기도 했다. 그밖에도 다양한 증상의 원인으로 구연산이 유력하게 의심 받는 실정이다. 하지만 진짜 잘못이 있다고 치더라도 다들 위험성이 경계할 수준은 아니라고 생각하는 듯하다. 과학자들도 산업계도 구연산이 별다른 안전성 검증의 필요성을 못 느낄 정도로 안전하다고 여기는 분위기다. 언제 한번 장을 보러 가서 식품과 음료 제품들의 성분표를 유심히 읽어 보라. 구연산이 얼마나 자주 등장하는지 깜짝 놀랄 것이다.

사람이 화학물질에 노출되는 방법은 뭔가를 꿀꺽 삼키는 것 말고도 널렸다. 트리클로산^{triclosan}을 예로 들어 볼까. 트리클로산은 얼마 전까지만 해도 비누와 세제를 비롯해 다양한 생필품을 생산하는 데 애용되던 항균 성분이다. 그러다 갑상샘 건강을 해친다는 등 인체 유해성을 경고하는 연구 결과가 잇따라 발표되면서 이 물질의 수요가 급감했다. 그렇더라도 물건을 살 때 혹시 트리클로산이 들어가지 않는지 제품 뒷면의 깨알 설명까지 꼼꼼히 읽는 게 좋겠다. 가령 콜게이트는 잇몸 염증 예방 효과가 있다고 홍보하면서 일부 치약 제품에 여전히 트리클로산을 사용한다. 뭐, 정말로 그럴 수도 있다. 하지만 과연 구강위생의 성패가 첨가성분에 의해 판가름 나는지는 좀 더 두고 볼 일이다.

앞서 언급한 것처럼 살충제와 공업용 화학물질은 쓰임을 다하면 종종 하천에 버려지는 결말을 맞는다. 전 세계의 강과 바다가 인간의 뒤치다꺼리나 하는 거대한 시궁창으로 전락하고 있다. 이런 화학물질들은 먹이와 함께 다시 물고기의 몸속으로 들어가 체지방에 차곡차곡 쌓인다. 그런데 채식주의를 지향하는 대부분의 육상 동물종과 달리 모든 어류는 육식동물이다. 그런 까닭에 먹이사슬을 따라 물고기의 덩치가 커질수록 체내에 농축된 화학물질의 농도도 따라서 짙어진다. 유지방 덩어리인 소젖에 화학물질 농도가 특히 높은 것과 같은 이치다. 그런 생선과 우유를 인간이 먹는다. 한마디로 우리 몸속의 온갖 체지방 조직이 화학물질들의 최종 집결지가 되는 셈이다.

마트의 육류 코너를 지나는데 스테이크용 고기의 흰 줄무늬가 눈에 띌 때 혹은 옆에서 누군가가 연어 같은 기름진 생선 얘기를 입에 올릴 때, 나는 늘 속으로 이 지방조직에 화학물질이 얼마나 농축되어 있을까 생각한다. 체지방이 화학물질의 저장소 역할을 하는 것은 사람이라고 예외가 아니다. 이게 위험한 것은 여기에 쌓여 있던 독소가 천천히 혈액으로 방출되기 때문이다. 실제로 과체중인 남녀 431명의 핏속 성분을 분석한 연구가 있다. 그 결과 체중, 혈압, 혈당,

혈중 지질 수치 등 대사증후군 인자를 복수로 가진 사람일수록 유해 화학물질의 혈중 농도가 더 높은 것으로 드러났다.

축산업과 호르몬

우리가 원하지도 않는데 화학물질에 노출되는 마지막 이유는 바로 많은 사람의 일용식인 동물성 식품에서 찾을 수 있다. 미국을 비롯해 축산업과 낙농업이 발달한 세계 여러 나라에서는 가축에게 호르몬을 주입하는 것이 관례로 굳은 지 오래다. 가령 축산용 소에게는 테스토스테론, 에스트라디올, 프로게스테론을 포함한 6가지 호르몬이 사용된다. 나머지 3가지는 합성 호르몬인 제라놀 zeranol, 멜렌게스트롤 아세트산염 melengestrol acetate, 트렌볼론 아세트산염 trenbolone acetate 이다. 납작한 알약 형태로 제작된 이 복합 호르몬 제제를 소의 귓등에 심으면 사료를 적게 먹고도 살집이 커진다. 또 제랄레논 zearalenone 이라는 유사 호르몬도 있다. 제라놀의 사촌 격인 이 물질은 곰팡이에 의해 만들어진다. 즉 농부가 효과를 바라고 일부러 소에게 투약하는 게 아니라 소가 우연히 곰팡이 핀 사료를 먹었을 때 아무도 모르게 온몸의 근육조직에 침투하는 것이다. 제랄레논은 오염된 팝콘에서도 검출된다고 한다.

축산업계는 예전부터 식용육에 들어 있는 호르몬이 워낙 미량이라 인체에 무해하다는 입장이다. 하지만 대중의 불안감이 기우가 아니라는 근거를 미국 루터 암 연구소가 찾아냈다. 아홉 살에서 열 살사이 여아의 소변을 채취해 분석했는데, 전체 163명 가운데 제라놀이 검출된 아동은 20%였고, 제랄레논이 확인된 아동은 55%였다. 그런데 소변에 두 가지 성분이 들어 있었던 아이들은 나머지 아이들에 비해 키가 확연히 작았다.[30]

낙농업계는 또 어떤가. 다 그런 건 아니지만, 적지 않은 낙농가가 우유 생산량을 늘리려고 유전공학기술로 변형시킨 성장호르몬을 사용한다. 그런데 소마토트로핀somatotropin이라고도 불리는 이 호르몬 주사는 소의 유방염 발생률을 높이는 것으로 유명하다. 그 말인즉 젖주머니에 생긴 염증을 치료하느라 소에게 또 항생제를 들이붓게 된다는 뜻이다. 그런 까닭으로 캐나다, 유럽연합, 호주, 뉴질랜드, 일본, 이스라엘은 젖소에게 이 약물을 투약하는 것을 이미 금지했다. 하지만 미국의 몇몇 농가에서는 여전히 사용한다.

이런 화학성분들과 접촉할 일을 피하는 가장 확실한 방법은 동물성 식품을 멀리하는 것이다. 간혹 호르몬 촉진제를 맞지 않고 친환경적으로 길러진 가축의 몸에서 나왔다는 먹거리를 꾸역꾸역 찾아내 사 먹는 사람들이 있다. 하지만 설사 운 좋게 그런 제품을 찾더라도 육류와 유제품 자체의 성질상 인체의 호르몬 시스템에 아무 영향도 없다고 그 누구도 장담하지 못한다.

동물성 식품을 끊고 약을 쓰지 않은 작물 위주로 장을 보자. 그러면 식단이 한결 단순하고 가벼워진다. 이런 식탁 풍경을 일상으로 만들면 우리 몸속에 머무는 유해 화학성분을 줄일 수 있다. 실제로 한 연구에서는 여성의 유즙을 채취해 분석했더니 채식 그룹의 환경오염물질 수치가 육식 그룹에 비해 훨씬 낮았다고 한다.[31]

물론 이게 하루아침에 뚝딱 완성될 변화는 아니다. 더구나 단기적으로는 식이요법으로 체지방이 줄면서 숨어 있던 화학물질들이 혈관으로 쏟아져 나와 혈중 수치가 오히려 높아질 수도 있다.[32] 그러나 증거는 분명하게 말한다. 식이요법을 잘 유지한다면 몹시 느리긴 해도, 결국 우리 몸은 정화되고 깨끗해진다고 말이다.

진

진은 뉴욕의 한 사립학교에서 화학을 가르친다. 교육자로서는 흠잡을 데 하나 없이 완벽한 그녀지만, 건강 상태는 전혀 그렇지 않다는 게 문제다. "늘 피로에 절어 있었어요." 당시를 회상하면서 진이 한 말이다. "몸무게도 엄청나게 불었고요. 혈압을 재면 항상 높게 나오고 감기, 독감, 기관지염, 요로감염 등으로 몸뚱이가 멀쩡한 날이 없었죠."

그녀는 평범한 미국 가정에서 오남매 중 하나로 태어나 전형적인 미국식 집밥을 먹으며 자랐다. 아침은 늘 시리얼 아니면 달걀과 토스트였다. 주말엔 특별히 베이컨이나 소시지가 추가되기도 했다. 점심은 학교 식당에서 나오는 대로 대충 해결했다. 저녁 메뉴는 보통 고기와 두 가지 채소로 끝이었다. 밖에 나가 돌아다닐 때는 과자, 사탕, 패스트푸드, 버터와 소금을 잔뜩 친 팝콘, 치즈가 끝없이 늘어지는 피자, 초콜릿 같은 간식거리만 보면 정신을 못 차렸다. 게다가 명절에는 어김없이 과식하는 오랜 가풍까지 있었다. 식구들이 모두 겹겹이 출렁이는 뱃살을 갖게 된 건 당연했다.

"유행하는 다이어트란 다이어트는 다 따라 해 본 것 같아요. 랭킹 경쟁 다이어트, 식단 코칭 다이어트, 단백질 다이어트, 저칼로리 다이어트……. 안 해 본 게 없어요. 하지만 다 그때뿐이고 늘 몸무게가 줄었다 늘었다 해 왔죠."

지지부진하던 다이어트 일대기는 응급실에 실려가고서 비로소 전환점을 맞는다. 어느 날 아무 이유 없이 열이 40도 넘게 오르고 혈압이 솟구친 것이다. 이 일로 그녀는 일주일이나 입원해야 했다. "그렇게 아팠던 건 태어나서 처음이었어요. 그런데 운이 좋았던 게, 제 담당 의사가 영양학도 전공한 전문가였던 거죠. 혼자 아무리 고민해도 발열의 원인이 뭔지 몰랐는데 그 선생님이 제가 뭘 먹었는지 묻더라고요. 그제서야 생각이 딱 났어요." 이 사건을 계기로 진은 이제 정말 달라지기로 결심했다. 의사는 체중을 감량하고 건강을 회복하도록 그녀에게 채식 위주 식단을 짜 주었다. 읽어 두면 도움이 될 거라며 책 몇 권도 추천했다. "그날 이후 저는 새 사람이 되었어요."

고기를 끊는 건 어렵지 않았다. 애초에 그리 좋아하지도 않았으니까. 그에 비해 요거트, 치즈, 가공식품을 줄이는 건 곤욕이었지만, 꾹 참고 천천히 개선해 나갔다. 얼마 뒤 다가온 정기검진 날, 의사는 겸사겸사 다른 검사도 해 보자고 했다. 그런데 갑상샘 결과가 좋지 않았다. TSH 수치가 4.1mU/L이었는데, 숫자가 4보다 크면 갑상샘 활동이 둔하다는 신호다. 즉 갑상샘기능저하증이 의심되는 상황이었다. 체중을 더 감량한 뒤 다시 받은 검사에서는 TSH 측정치가 4.7까지 올라가 있었다. 그리고 그날 갑상샘 약 처방이 추가로 내려졌다.

살이 빠지면서 체지방에 숨어 있던 유해 화학물질이 대방출된 걸까? 그럴 지도 모른다. 환경독소 대다수는 기름에 녹는 지용성 물질이니까. 그뿐만 아니라 개인위생용품과 가정용 청소용품의 수많은 화학성분 역시 지용성 성질을 가지고 있다. 그런 까닭에 인체에 유입된 이런 화학물질은 체지방에 차곡차곡 축적된다. 그러다 지방이 분해되면 자유의 몸이 되어 혈액으로 흘러 들어간다.

이유야 어쨌든 진은 흔들리지 않고 간단하면서 가볍게 먹는 나날을 이어 갔다. 메뉴라고는 수프, 샐러드, 콩류, 쌀밥, 과일이 다였다. 하지만 곧 요령을 터득해서 지치지 않도록 다양하게 응용할 줄도 알게 되었다. 가령 오트밀에 베리류 과일믹스를 첨가하고 그 위에 레몬즙과 레몬 제스트를 올리는 식이다. 그렇게 성실하게 몸무게를 줄여 갔더니 언젠가부터 TSH가 내림세로 돌아섰고 마침내 더 이상 갑상샘 약이 필요 없다는 의사의 확답을 받았다.

"지금까지 총 45킬로그램 정도 뺀 것 같아요. 이렇게 에너지가 넘치던 때가 또 있었나 싶답니다. 이제는 낮잠도 필요 없고요. 예전에는 낮에 한숨 자는 게 아주 중요한 일과였는데 말이죠. 요즘은 아픈 일도 거의 없고, 감기 기운 같은 게 있더라도 살짝 스치고 지나가는 정도예요." 진은 벌써 수 년째 약물 치료 없이도 TSH 값을 2 전후로 유지하고 있다. 정상 범위 안에서도 더없이 모범적인 수치다. "모두가 말했어요. 앞으로 너는 평생 갑상샘 약을 복용해야 한다고요. 하지만 보세요. 제가 옳았고 그들이 틀렸잖아요."

그녀가 전하는 식이요법의 특별한 효험이 하나 더 있다. 진의 고등학생 아들은 원래 레슬링부의 유망주였는데 엄마를 따라 식이요법을 시작한 뒤 기량이 현저히 향상됐다고 한다. 다른 선수들이 지쳐 드러누워도 아들만은 놀라운 지구력으로 끝까지 버틴다. 그래서 하루 종일 시합이 이어지는 주말 대회에서 특히 더 좋은 성적을 거둔단다. 이런 마라톤 식 경기에 출전했을 때 선수들은 보통 피자, 치즈 파스타, 감자튀김, 사탕, 크림치즈를 겹겹이 덧바른 베이글로 열량을 충전한다. 그러나 그녀의 아들은 그때마다 부모님이 가공식품을 하나도 사용하지 않고 싸 준 도시락으로 끼니를 해결했다. 관중석에 앉아 모든 과정을 지켜보면서 진은 알 수 있었다. 경기가 막판을 향해 달려가고 몸싸움이 격렬해질수록 다른 선수들은 지쳐 가는 기색이 역력한데, 자신의 아들만은 끝까지 오전에 봤던 쌩쌩한 모습 그대로라는 걸 말이다.

유기농을 선택하자

동물성 식품을 끊는 것은 화학물질 노출을 줄이는 효과적인 방법이다. 모두 아는 얘기겠지만, 사육되는 가축들은 제초제를 비롯해 각종 화학물질을 먹고 들이쉬며 자란다. 이렇게 일단 체내에 들어온 화학물질은 고농도로 농축되어 잔류한다. 해양오염에 물고기들이 중독되는 것과 같은 이치다.

농산물의 경우, 완전히 끊는 건 불가능하니 장을 볼 때 유기농 제품을 선택하는 것이 좋다. 그런데 이게 작물마다 조금씩 차이가 있다. 시금치를 예로 들어 볼까. 시금치는 잎이 얇고 연해서 곤충들이 먹잇감으로 아주 좋아하는 식물이다. 그런 까닭에 대부분의 농가가 시금치를 재배할 때 살충제를 사용한다. 하지만 고구마는 사정이 다르다. 수확 전에는 내내 땅속에 묻혀 있다는 점에서다. 땅속에도 굶주린 벌레들이 지나다니긴 하지만 고구마는 시금치처럼 대놓고 날 잡아 잡수오 하지는 않는다. 당연히 살충제를 자주 칠 필요가 없다.

파인애플과 아보카도는 또 어떤가. 둘 다 속살만 먹는 과일이므로 혹시 겉에 화학물질이 남아 있어도 껍질을 까 내면 그만이다. 시금치와 다르게 벗길 껍질이 있는 사과나 포도도 마찬가지다.

이 점을 고려해 유기농 섭취가 강력하게 권장되는 과채류를 선별한 목록이 있다.[33] 미국 환경운동연합EWG, Environmental Working Group이 미국 농무부의 가장 최신 자료를 바탕으로 작성한 것인데, 구체적으로 나열하면 이런 것들이다:

딸기

시금치

천도복숭아

사과

포도

복숭아

체리

배

토마토

셀러리

감자

피망

고추

한편 재배 특성상 화학물질에 비교적 덜 노출되기에 유기농과 일반 상품의 구분이 덜 중요한 대표적인 작물은 다음과 같다:

아보카도

스위트콘 (감미종 옥수수)

파인애플

양배추

양파

스위트피

파파야

아스파라거스

망고

가지

감로甘露 (식물의 잎이나 줄기에서 나오는 단맛 나는 액즙)

키위

칸탈루프 멜론

콜리플라워

브로콜리

이 목록은 해마다 갱신된다. 그러니 EWG의 웹사이트에서 가장 최신 버전을 확인하길 권한다.

이와 관련해 프랑스에서 시행된 연구 한 건을 짚고 넘어가면 도움이 될 것 같다. 이 연구에서는 성인 6만 8,946명을 5년 동안 추적 관찰했는데, 유기농 식품을 가장 많이 섭취한 그룹의 암 발병 위험이 대조 그룹에 비해 25% 낮았다. 암 종류별로는 폐경 후 유방암에 걸릴 확률이 유기농 섭취 그룹에서 34% 낮은 것으로 드러났다. 또 같은 그룹에서 호지킨림프종의 발생률은 76% 그리고 비호지킨림프종의 발생률은 86%나 낮았다.[34]

유기농법을 독려해야 할 이유는 또 있다. 하천으로 흘러 드는 화학물질의 양을 줄일 수 있다는 점에서다. 오늘날 전 세계에서 농사 목적으로 사용되는 살충제의 양은 연간 2,700만 톤이 넘는다. 따라서 더 많은 농가가 유기농법으로 전환할수록 살충제 남용을 억제하는 동시에 환경보호에 기여하게 된다.

다만 흔히들 착각하는데 유기농이라고 반드시 영양가가 더 높은 건 아니다. 다시 말해 유기농이라 하면 유기농법으로 재배했다는 뜻일 뿐 비타민이나 무기질이 더 들어 있지는 않다. 영국 식품표준국 Food Standards Agency이 내놓은 종합 보고서의 내용처럼 영양학 면에서는 유기농 농산물과 일반 농산물이 거의 동등하다고 봐야 한다. 다만 유기농에는 생태계를 위협하는 화학물질이 적어 훨씬 깨끗하다는 점이 다르다.

유기농 농산물의 장점을 하나 더 들자면 먼저 법률을 좀 알아야 한다. 법규정상 유기농이라는 공식 명칭은 오직 유전자가 인위적으로 조작된 적이 없는 농산물에만 붙을 수 있다. 여기서 유전자 조작이란 특정 유전자를 바이러스를 이용해 식물 세포에 집어넣거나 물리적 조치를 통해 세포핵 속에 끼워 넣음으로써 식물의 DNA가 다른 성질을 띠게 하는 것을 말한다. 한마디로 식물의 정체성을 결정하는 근본 청사진이 변하는 셈이다. 유전자변형 기술이 표방하는 목적은 자연이 부여한 장점을 더 키운다는 것이다. 예를 들어 볼까. 1994년에 칼진Calgene이 개발한 플레이버 세이버FlavR SavR라는 토마토 품종이 있다. 칼진은 훗날 몬산토의 자회사가 된다. 이 토마토 개량종은 익어도 과육이 무르지 않아 보관 기간이 훨씬 길다는 장점이 있었다. 보통 사람들이야 평범한 토마토로도 충분히 만족했을 테지만, 경제의 논리는 그렇지 않았다. 상품이 창고와 상점 매대에서 하루라도 오래 버틸수록 더 큰 이익을 남길 수 있기 때문이다.

내가 어린 시절을 보낸 노스다코타의 고향집에 가면 사방으로 끝도 없이 펼쳐진 옥수수밭과 콩밭을 볼 때마다 절로 감탄사가 나온다. 하지만 그림 같은 장관에도 마음이 편치만은 않다. 이 식물들은 전부 GMO, 즉 유전자 변형 농산물genetically modified organisms이기 때문이다. 다행인지 불행인지 대부분은 인간이 소비할 물량이 아니다. GMO 옥수수와 GMO 콩은 동물사료가 되어 소와 돼지와 닭을 포동포동하게 살찌운다. 이런 가축의 고기나 우유를 즐겨 먹는 사람들이 이 사실을 알고 나면 걱정이 될 수밖에 없다. 이 책에서 내가 육류와 유제품을 멀리하자고 지겹도록 간청하는 데에는 이런 속내도 있다.

GMO 농산물이 과연 얼마나 위험하기에? 현재로서는 아무도 모른다. 누군가는 식물의 유전자가 사람의 DNA에 슬그머니 자리잡거나 우리의 소화관에 사는 미생물의 DNA와 합쳐질 수 있다고 예견한다. 혹은 GMO 농산물이 전에 없던 유형의 알레르기를 일으킬 거라는 견해도 있다. 언젠가 브라질에서 브라질넛의 유전자를 가진 GMO 콩이 개발된 일이 있었다. 결과는 어땠을까? 견과류 알레르기가 있는 사람들은 새 품종의 콩에도 알레르기 반응을 일으켰다.

혹자는 유전자변형된 식품이 안전하다고 믿는다(혹은 그러기를 소망한다).[35] 아니면 효과가 워낙 미묘해서 표가 안 나는 걸지도 모른다.[36] 호르몬 균형점을 서서히 옮겨 살이 잘 찌는 체질로 변화시키거나 수년에 걸쳐 야금야금 암을 일으키는 식으로 말이다. 내 견해를 묻는다면 나는 유전자변형된 식품이 건강에 무익한 것만은 분명하다는 입장이다. 위험성을 논하자면 과학계 안에서도 말이 많지만, 주제가 주제니만큼 섣불리 실험에 나서는 사람이 없는 것도 충분히 이해가 간다.

미국과 캐나다에는 유전자변형 여부를 반드시 표시하라는 법조항이 아직 없다. 그런데 북미에서 축산과 낙농 목적으로 사육되는 가축 대부분은 유전자변형된 품종의 곡물사료를 먹고 길러진다. 또 그런 소의 우유로 치즈를 만들 때는 지방을 응고시키려고 유전자변형된 효소인 레닛^{rennet}을 넣는다. 오늘날 미국에서 생산되는 옥수수, 콩, 면화, 파파야, 유채는 '유기농' 표시가 없는 한 무조건 유전자변형 품종이라고 봐도 무방하다. 유기농 마크는 처음부터 끝까지 유전자변형 요소가 단 한 번도 끼어들지 않은 식품에만 붙을 수 있다. 가령 두유나 두부 앞에 '유기농'이라는 수식어가 붙으려면 원료부터 GMO 콩이 아니어야 한다. 반면에 사과, 오렌지, 바나나, 브로콜리

같은 과일과 채소 중에는 GMO 작물이 드물다.

　그렇다면 육류와 유제품에는 '유기농' 꼬리표가 어떤 의미를 가질까? 유기농 고기는 정말 뭔가가 더 좋을까? 미국 농무부의 유기농 인증 기준에 따르면, 가축이 흔히 사용되는 농업용 화학물질들에 노출된 적이 없거나 고기나 우유를 가공하기 전에 농장주가 해당 가축을 일정 기간 동안 약물 주입 없이 돌봤다는 증거가 있어야만 유기농 스티커를 붙일 수 있다. 이 정도면 꽤 엄격한 기준 아니냐고? 그러나 유기농 인증제조차 유제품에 흘러 드는 소 호르몬까지 어쩌지는 못하는 게 현실이다. 소 호르몬이 아니더라도 본디 유제품은 섬유소 한 톨 없는 지방 공급원인 까닭에 그 자체로 인체 호르몬 균형을 위협한다. 유기농이든 아니든 동물성 식품 섭취는 일단 자제하자는 게 그래서다. 게다가 '유기농' 상품이 된 가축이 살아생전 우대받고 행복했다는 보장도 없다.

포장 뒷면을 꼭 읽어야 하는 이유

정부기관이 '유기농'이라는 말을 쓸 때 이는 농약이나 기타 화학물질의 사용을 크게 제한했거나 전혀 사용하지 않았음을 의미한다. 이것은 미국 농무부의 국가 유기농 인증 프로그램NOP, National Organic Program에 공식적으로 규정된 정의다. 미국 정부의 기준에 부합하는 조건에서 사육되고 재배된 식용 동식물에는 'USDA 인증 유기농' 마크가 달린다. 들어간 원료가

여럿인 식품(예를 들면, 수프나 완조리된 구이요리)은 분류가 다시 세 가지로 갈린다:

- '100% 유기농'은 오직 유기농 원료만 들어갔다는 뜻이다.
- '유기농'은 원료의 95%가 유기농이라는 뜻이다.
- '유기농 원료로 만듦'은 원료의 70% 이상이 유기농이라는 뜻이다.

포장 설명이 없다고? 그러면 네 자리 숫자가 찍힌 손톱만 한 스티커라도 찾아 보라. 농산물 검색price look-up 코드, 일명 PLU 코드라는 이 번호를 계산대 단말기에 입력하면 장바구니에 담긴 과일이나 채소의 단가가 스크린에 바로 뜬다. 코드가 숫자 9로 시작한다면 유기농이라는 뜻이다. 법적으로 유기농 식품에는 유전자변형 요소가 있을 수 없다. 다시 말해 닭, 소, 돼지에게는 GMO 콩을 먹이로 주더라도, 음료회사 사장님은 사람이 마실 유기농 두유를 만들 때 반드시 유기농 콩을 쓴다는 소리다.

망연히 기다릴 게 아니라 스스로 지키자

과학자들과 기업가들이 팽팽하게 힘겨루기를 하는 동안 중간에 낀 우리는 어떻게 처신하는 게 좋을까? 내 조언은 각자 능력껏 피할 수 있는 걸 최대한 피하라는 것이다. 살충제의 궁극적인 존재 이유는 지구상의 온갖 벌레들을 끝장내는 데 있다. 그런 살충제가 과연 인체에는 무해한지 모두가 궁금해하지만, 만족스런 답을 얻기까지는 아직 갈 길이 멀다. 다만 질병 치료와 무관하게 생활편의 목적으로 발명된 화학약품이 다양한 부작용을 가져왔던 역사적 선례들을 생각하면 심사가 복잡해진다.

그런 의미에서 나와 내 가족을 보호하기 위한 현실의 팁 몇 가지를 공유하고자 한다. 그전에 두 가지 주의사항을 꼭 당부하고 싶다.

첫째, 어느 누구도 화학물질의 위협으로부터 완전히 자유롭지는 못하다. 요즘 세상에 어느 농공업 분야든 화학물질을 쓰지 않고는 최종소비재 단계까지 무사히 가기가 불가능하다. 그렇기에 우리가 시장에서 구매하는 온갖 식음료와 생필품에 미량의 화학물질이 남을 수밖에 없다.

둘째, 화학물질이 얼마나 안전한지 확실히 아는 사람은 아무도 없다. 안전성을 옹호하는 측은 종종 동물실험 자료를 인용한다. 그런데 동물실험 데이터에 기대는 것은 화학물질을 의심하는 측도 마찬가지다. 대개 동물실험은 조잡하기 일쑤고 사람에게 거의 의미가 없다. 더구나 여러 가지 변수에 몹시 유동적이라는 특징이 있다. 어느 동물종을 실험에 쓸지, 약품을 어떻게 투여할지, 데이터를 어떤 방법으로 해석할지 등에 따라 연구 결과가 손바닥 뒤집듯 뒤집히곤 한다. 그래서 나온 게 실제 인체 노출 사례를 조사하는 연구와 사람 몸에서 떼어 낸 세포를 이용한 차세대 실험기법이다. 그러나 이런 개선안에도 나름의 약점이 존재하는 건 마찬가지다. 신물질의 안전성을 가늠한다는 건 근본적으로 어려운 일이다.

이 두 가지 당부를 반드시 기억하기 바란다. 그러고서 아래에 정리한 사항들을 실천하자. 어느 하나 크게 어렵지 않지만, 효과를 보려면 기간을 길게 잡아야 한다.

1 동물성 식품을 멀리할 것. 자연환경과 생태계를 해치는 화학물질 다수가 동물의 체조직에 축적된다.

2 이왕이면 유기농 제품을 선택할 것. 농약을 흔히 치는 과일과 채소는 특히 더 그래야 한다.

3 통조림보다 신선식품이나 냉동식품을 담을 것. 최근에는 통조림 제조 업체들도 점점 더 BPA-프리 용기 사용에 동참하는 분위기다. 이런 용기에 포장된 제품은 겉면에 표시가 있으니 잘 찾아보면 알 수 있다.

4 콩 음식은 아예 재료 손질부터 직접 해서 만들 것. 불필요한 화학물질이 안 들어가는 건 물론이요 생각보다 어렵지 않은 데다 훨씬 저렴하다.

5 전자레인지에는 유리 그릇만. 전자레인지에 플라스틱을 넣고 돌리면 절대로 안 된다.

6 플라스틱 제품은 BPA-프리 표시가 있는지 혹은 재활용품 분류번호가 몇인지 확인한 뒤에 구매할 것. 재활용품 번호는 바닥면을 들면 보이는 화살표 세 개로 된 삼각형 기호 안에 적혀 있다. BPA-프리 표시가 없고 이 숫자가 3이나 7이라면 BPA가 남아 있을 수 있다.

7 깨끗한 물을 마실 것. 당연한 얘기지만, 수돗물보다 생수가 낫

다. 그런데 생수가 플라스틱 병에 담겨 있다면 더운 곳에 오래 두지 말자. 수돗물은 필터에 걸러 불순물을 제거한 뒤에 사용하기를 권한다. 각자 사용하는 여과장치의 제품 설명서를 꼼꼼히 읽어라. NSF 인터내셔널의 인증을 받은 필터라면 휘발성 유기물질 제거 기능만큼은 확실하게 미국국가표준원^{American} National Standards Institute의 53조 규격을 충족한다고 믿을 수 있다. 즉 아트라진 같은 화학물질 다수가 거의 걸러진다는 뜻이다.

8 되도록 종이 영수증을 맨손으로 만지지 말 것. 어쩔 수 없이 피부가 닿은 뒤에는 반드시 손을 닦자. 영수증을 만지작거리는 게 직업인 사람은 일할 때 장갑을 끼는 걸 권한다.

9 개인위생용품의 성분 표시를 꼼꼼히 확인할 것. 성분 목록은 짧으면 짧을수록 좋다.

마지막으로 한 가지 확실히 해 둘 게 있다. 만약 여러분이 앞으로 화학물질 노출을 줄이기로 결심했다면 격하게 칭찬한다. 하지만 이걸 덤으로 없는 생활규칙으로 여겨야지 식이요법을 그만둘 핑계로 삼아서는 안 된다.

좋은 본보기가 되는 선례가 있다. 담배가 암과 심혈관 질환을 비롯한 다양한 건강 문제의 원인이라는 소문이 사실로 밝혀지자, 아메리칸 스피릿^{American Spirit} 사는 1982년에 첨가물을 뺀 신제품 담배를 출시했다. 바로 그 즈음 깨끗한 담배가 건강에 덜 해롭다는 미신이 급속도로 퍼지기 시작했다. 증거 하나 없는 이 말을 곧이곧대로 믿은 사람이 얼마나 많았는지 모른다. 덕분에 아메리칸 스피릿은 전체적으로는 담배 시장이 침몰하는 가운데 홀로 돈을 쓸어 담을 수 있었다. 하지만 첨가물 빠진 총알로 러시안 룰렛 게임을 한들 사람이 안 죽는 건 아닐 터. 첨가 성분이 많든 적든 신제품이 담배가 아닌 건 아니었기에 암을 포함해 각종 질병을 유발하는 건 같았다.

건강하지 않은 식단은 몸을 상하게 한다. 음식에 화학물질이 얼마나 첨가됐는지는 크게 상관 없다. 물론 특유의 성분 때문에 주의가 필요한 식품이 몇 가지 있긴 하다. 치즈와 각종 유제품이 그 예인데, 소젖을 원료로 하는 한 미량의 소 에스트로겐이 마지막까지 남는 건 피할 수 없다. 또 동물성 식품에는 건강에 좋지 않은 지방이 풍부한 반면, 섬유소는 한 줄기도 없다. 바로 이 특징 때문에 동물성 식품만 편식하면 인체의 호르몬 균형이 깨지기 쉽다.

진실을 알았으니 이제는 건강한 채식 식단에 눈을 돌릴 때다. 거기에 화학물질 노출을 최소화하는 습관까지 더하면 백전백승의 전술이 된다. 둘 중 하나가 아니라 둘 다여야 전략이 완성된다는 걸 잊지 말자.

메뉴

추천 레시피를 활용한 간단한 메뉴들을 소개한다. 날짜 순서와 메뉴 구성은 취향에 따라 자유롭게 바꿔도 좋다. 월요일부터 시작하기로 마음먹고 주말에 미리 재료를 준비해 놓으면 훨씬 편하다.

＊ 첫째 주 ＊

1일차

아침: 신선한 제철 과일을 곁들인 베네딕트 크로스티니

점심: 콜리플라워 버펄로 차우더 수프와 깍지콩 감자 샐러드

저녁: 동양식 퀴노아 샐러드

2일차

아침: 버터넛 브렉퍼스트 타코

점심: 차지키 소스에 찍어 먹는 지중해식 크로켓과 루이지애나식 퀴노아

저녁: 모로코식 피자와 복숭아 비네그레트 드레싱을 얹은 가든 샐러드

3일차

아침: 퍼플 파우더 스무디와 생아몬드 28그램

점심: 아주 단단한 두부를 깍둑썰기해 곁들인 아삭아삭한 태국식 샐러드

저녁: 당근 콩 커리와 현미밥

4일차

아침: 브렉퍼스트 필라프와 바나나 혹은 오렌지 1개

점심: 쿵파오 양상추 랩과 브라질식 쌀밥

저녁: 중동식 렌틸콩 수프와 시저 샐러드

5일차

아침: 이탈리아식 스크램블과 통밀 토스트

점심: 더블 포타벨라 버섯 버거와 자색 뿌리채소 샐러드

저녁: 아주 단단한 두부를 깍둑썰기해 올린 상하이식 볶음국수와 대황 샐러드

6일차

아침: 퍼펙트 팬케이크

점심: 지중해식 랩과 바비큐맛 감자 샐러드 혹은 중동식 렌틸콩 수프

저녁: 남서부식 렌틸콩 마카로니와 랜치 드레싱을 얹은 가든 샐러드

7일차

아침: 케일과 모둠채소 프리타타와 신선한 베리류 과일

점심: 어텀 차우더 수프 혹은 치폴레 칠리 수프와 병아리콩 잡곡 샐러드

저녁: 동서양의 만남 타코와 강황가루를 넣은 쌀밥

건강 불균형 바로잡기

* 둘째 주 *

8일차

아침: 그린 스무디 머핀과 아몬드 28그램

점심: 버터넛 파스타와 딸기 비네그레트 드레싱을 얹은 가든 샐러드

저녁: 치폴레슬로를 곁들인 더블 포타벨라 버섯 버거와 피자 파스타 샐러드

9일차

아침: 신선한 제철 과일을 곁들인 감자 페스토 스크램블

점심: 버펄로식 파스타 샐러드와 치폴레 칠리 수프

저녁: 퀴노아 파이와 시저 샐러드

10일차

아침: 브렉퍼스트 필라프와 생아몬드 28그램

점심: 바비큐맛 콩 토르타와 새콤한 고구마 구이

저녁: 몽고식 채소 볶음과 현미밥

11일차

아침: 저민 바나나를 곁들인 그래놀라와 채식주의자를 위한 요거트

점심: 동양식 두부 샐러드 샌드위치와 구운 옥수수 샐러드

저녁: 지중해식 크로켓과 자색 뿌리채소 샐러드

12일차

아침: 그린 스무디와 생아몬드 28그램

점심: 팟타이 수프와 태국식 땅콩 드레싱을 얹은 아삭아삭한 태국식 샐러드

저녁: 채식주의자를 위한 볼로네즈 파스타 혹은 심플 폴렌타

13일차

아침: 딸기 쇼트케이크 폴렌타

점심: 코코넛 콜리플라워 커리 수프와 현미밥

저녁: 미네스트로네 폴렌타와 피자

14일차

아침: 신선한 베리류 과일 혹은 저민 바나나를 곁들인 오트밀

점심: 태국식 땅콩 드레싱을 곁들인 심플 스프링롤

저녁: 심플 폴렌타 미네스트로네와 시저 샐러드

레시피

[아침식사]

그린 스무디 머핀

케일과 모둠채소 프리타타

퍼플 파우더 스무디

딸기 쇼트케이크 폴렌타

퍼펙트 팬케이크

베네딕트 크로스티니

버터넛 브렉퍼스트 타코

이탈리아식 스크램블

브렉퍼스트 필라프

[샐러드와 전채 요리]

아삭아삭한 태국식 샐러드

버펄로식 파스타 샐러드

구운 채소 샐러드

대황 샐러드

구운 옥수수 샐러드

태국식 땅콩 드레싱

중동식 아보카도 참깨 드레싱

심플 감자 샐러드

코코넛 드레싱

썸머 판자넬라 샐러드

타불레 스프링롤

시저 샐러드

피자 파스타 샐러드

깍지콩 감자 샐러드

심플 스프링롤

자색 뿌리채소 샐러드

[수프]

딜로 향미를 더한 감자 수프

콜리플라워 버펄로 차우더 수프

중동식 렌틸콩 수프 (쇼르바트 아다스)

치폴레 칠리 수프

코코넛 콜리플라워 커리 수프

어텀 차우더 수프

표고버섯 미소 수프

[샌드위치와 랩]

지중해식 크로켓

쿵파오 양상추 랩

바비큐맛 콩 토르타

두부 마요네즈

더블 포타벨라 버섯 버거

동부콩 타코

무지개 김밥

케일 고구마 김밥

[메인 요리]

채식주의자를 위한 콜리플라워 크러스트 피자

몽고식 채소 볶음

미네스트로네 폴렌타

심플 폴렌타

당근 콩 커리

동서양의 만남 타코

모로코식 피자

구운 퀴노아 파이

남서부식 렌틸콩 마카로니

상하이식 볶음국수

버터넛 파스타

채식주의자를 위한 파르메산 파우더

[곁들임 요리]

멕시코식 퀴노아

자메이카식 저크 양념장

망고와 라임을 넣은 브라질식 쌀밥

치폴레슬로

새콤한 고구마 구이

루이지애나식 퀴노아

강황가루를 넣은 쌀밥

현미밥

[디저트]

초콜릿 컵케이크

과일로 만든 상큼한 살사 소스와 시나몬슈거 칩

스니커두들 후무스

브라우니 후무스

애플파이 나초

그린 스무디 머핀

12개 분량

밀가루 2컵
갈색설탕 혹은 비정제당 ½컵
베이킹소다 1티스푼
계피가루 ½티스푼 (선택사항)
레몬 1개 분량의 제스트
파인애플 청크 1½컵(약 230그램). 생과와 냉동해 둔 것 모두 사용 가능
신선한 시금치 2컵
푹 익은 바나나 한두 개
바닐라 익스트랙트 1테이블스푼
플레인 두유 혹은 아몬드밀크 ¼컵

오븐을 약 190℃로 예열하고, 머핀 틀 구멍마다 제빵용 종이컵이나 실리콘 컵을 끼워 준비하거나 아예 눌음방지 처리된 틀을 사용한다.

큰 보울에 밀가루, 설탕, 베이킹소다, 계피가루, 레몬 제스트를 넣고 여러 번 저어 대충 섞은 다음 옆에 치워 둔다. 블렌더를 준비하고 통에 파인애플, 시금치, 바나나, 바닐라 익스트랙트, 두유 혹은 아몬드 밀크를 넣는다. 큰 건더기 없이 부드러워질 때까지 간다. 블렌더 내용물을 앞서 준비해 둔 보울에 붓고 잘 저어 골고루 섞는다. 반죽이 너무 되면 두유 혹은 아몬드 밀크 2~4테이블스푼을 추가한다. 스푼을 사용해 반죽을 머핀 틀에 균일하게 담는다.

20~25분 동안 혹은 이쑤시개를 넣었다가 빼면 반죽이 묻어나지 않을 때까지 굽는다. 완전히 식힌 뒤에 먹는다.

머핀 한 개당 영양성분: 124칼로리, 단백질 3g, 탄수화물 27g, 당 10g, 총 지방 0.5g (칼로리원 중 지방이 차지하는 비중 2%), 섬유질 1g, 나트륨 113mg

케일과 모둠채소 프리타타
4인분

깍둑썰기한 채소 2컵
줄기를 잘라 낸 뒤 잘게 다진 케일 1컵
병아리콩 가루 1컵
플레인 두유 혹은 아몬드밀크 ½컵
저염 채소육수 (또는 그냥 물) ⅓컵
바질, 쪽파, 파슬리 등 신선한 허브 2~3테이블스푼. 잘게 다져 준비한다.
영양 이스트 2테이블스푼
디종 머스터드 1테이블스푼
이탈리안 시즈닝, 마늘가루 등 조미료 ½티스푼
흑소금 (또는 일반 소금) ¼티스푼
파프리카 가루 혹은 카옌페퍼 한 꼬집

오븐을 약 230℃로 예열하는 동안 오븐용 냄비를 넣어 함께 덥힌다. 다른 냄비에 물(또는 육수) ¼컵을 붓고 중불 내지 강불에 올린다. 깍둑썰기한 채소를 넣고 적당히 물렁해질 때까지 익힌다. 여기에 케일을 넣어 밝은 녹색이 살짝 죽고 국물이 줄어들 때까지 계속 저어 준다. 소금과 후추로 간을 한다.

건강 불균형 바로잡기

장갑을 끼고 뜨거워진 냄비를 오븐에서 꺼낸다. 반죽이 들러붙지 않도록 스프레이로 틀에 오일을 뿌리고 깨끗한 종이호일로 문질러 표면을 고루 코팅시킨다. 냄비 바닥에 채소를 최대한 빈틈 없이 한 층으로 깐다. 나머지 재료들은 보울에 부어 잘 섞는다. 이것을 냄비에 붓고, 냄비를 여러 번 흔들어 채소 조각들이 자리 잡게 한다. 냄비를 다시 오븐에 넣고 15~20분 동안 익힌다. 표면이 바삭해질 때까지 구워야 한다. 냄비를 오븐에서 꺼내 어느 정도 식힌다(이때는 좀 덜 익은 것처럼 보일 것이다). 냄비를 통째로 뒤집어 프리타타를 꺼내거나 그냥 이 상태에서 덜기 좋은 크기로 칼집을 낸다.

추천 채소: 양파, 피망, 토마토, 주키니 호박, 브로콜리, 버섯

팁: 반죽에 케일과 각종 채소(또는 콩)를 넣고 머핀 틀을 사용해 구우면 미니 키시를 만들 수 있다. 먼저 약 250℃ 오븐에서 10분간 구운 뒤, 온도를 약 230℃로 낮춰 3~7분 동안 혹은 표면이 갈색으로 변하고 살짝 건드리면 단단하다는 느낌이 들 때까지 더 구우면 된다.

1회 섭취량당 영양성분 (레시피의 ¼ 분량): 140칼로리, 단백질 9g, 탄수화물 21g, 당 5g, 총 지방 3g (칼로리원 중 지방이 차지하는 비중 16%), 섬유질 5g, 나트륨 433mg

퍼플 파우더 스무디

1인분

플레인 두유 혹은 아몬드밀크 1컵
대추 2알 (혹은 건포도 2테이블스푼)

얼려 둔 완숙 바나나 1개

냉동 베리믹스 2컵 (혹은 기타 베리류 과일)

신선한 시금치 1~2컵 (선택사항)

신선한 민트 혹은 바질 (선택사항)

레몬즙 1테이블스푼 (선택사항)

블렌더에 두유 혹은 아몬드밀크와 대추를 넣고 간다. 내용물이 잘 섞이면 나머지 재료들을 넣고 한 번 더 갈아 준다. 이때 좀 되다 싶으면 취향에 따라 두유 혹은 아몬드밀크를 더 첨가한다. 바로 마신다.

1회 섭취량당 영양성분: 460칼로리, 단백질 11g, 탄수화물 100g, 당 61g, 총 지방 6g (칼로리원 중 지방이 차지하는 비중 11%), 섬유질 22g, 나트륨 121mg

딸기 쇼트케이크 폴렌타

3인분

튜브형 폴렌타 한 개(약 510그램). 1센티미터 조금 넘는 두께로 썰어 준비한다.

냉동딸기 2컵(약 280그램)

채식주의용 요거트 (플레인 혹은 바닐라맛) 150그램 내외

메이플시럽 혹은 발사믹식초 1~2테이블스푼 (선택사항)

계피가루 한 꼬집

폴렌타 굽기 (선택사항. 튜브형 폴렌타는 바로 먹을 수 있는 가공품으로, 구우면 조금 더 단단해진다): 오븐을 약 180°C로 예열하고 베이킹 팬에 유산지를 깐다. 썰어놓은

폴렌타를 팬에 올리고 표면이 갈색을 띠고 바삭해질 때까지 10~12분 동안 굽는다(뒤집을 필요는 없다).

냉동딸기를 전자레인지에 살짝 돌리거나 열기 근처에 두어 해동한다. 취향에 따라 잘라서 준비해도 된다. 폴렌타 한 장 한 장에 딸기를 올리고 냉장고에서 막 꺼낸 요거트를 소량 떠서 얹는다. 그 위에 메이플시럽이나 발사믹식초를 살짝 두른다. 계피가루를 뿌려 마무리한다.

팁: 연두부 약 280g과 완숙 바나나 1개에 갓 짜낸 레몬즙 2테이블스푼을 넣고 블렌더로 갈면 즉석에서 수제 요거트를 만들 수 있다. 취향에 따라 두유로 농도를 맞춘다. 단맛을 좋아한다면 여기에 메이플시럽이나 아가베시럽 1~2테이블스푼을 첨가한다.

1회 섭취량당 영양성분 (레시피의 ⅓ 분량): 301칼로리, 단백질 4g, 탄수화물 71g, 당 44g, 총 지방 2g (칼로리원 중 지방이 차지하는 비중 5%), 섬유질 5g, 나트륨 235mg

퍼펙트 팬케이크

4인분

밀가루 1컵
베이킹파우더 1테이블스푼
계피가루 ½티스푼
플레인 두유 혹은 아몬드밀크 1컵
고순도 메이플시럽 2테이블스푼
미리 잘라 준비한 바나나 1개 (블루베리로 대체할 수 있음)

곁들일 고순도 메이플시럽 (선택사항)

적당한 크기의 보울에 밀가루, 베이킹파우더, 계피가루를 넣고 휘젓는다. 가루가
골고루 섞였으면 두유나 아몬드밀크를 붓고 메이플시럽을 첨가해 다시 섞는다.
시럽은 사과소스나 호박퓨레로 대체 가능하다. 반죽을 10분 동안 휴지시킨다.
그동안 눌음방지 처리된 냄비 혹은 유산지를 깐 일반 냄비를 불에 올린다. 냄비
밖으로 삐져나온 유산지 부분은 잘라 낸다. 틈틈이 반죽을 확인한다. 반죽이 너무
두껍고 묵직하면 두유나 아몬드밀크를 적당량 첨가해 얇게 만든다. 반죽 ¼컵을
냄비에 부어 팬케이크를 한 장씩 굽는다. 기포가 보이면 주걱을 반죽 밑으로 넣어
조심스럽게 뒤집는다. 그런 다음 위에 바나나 조각이나 블루베리를 올린다. 그렇
게 2~3분을 더 익힌다. 이 과정을 반복해 팬케이크를 더 굽는다. 취향에 따라 따
로 담은 메이플시럽을 곁들여 상에 올린다.

1회 섭취량당 영양성분 (레시피의 ¼ 분량): 194칼로리, 단백질 5g, 탄수화물 41g, 당
12g, 총 지방 1g (칼로리원 중 지방이 차지하는 비중 6%), 섬유질 2g, 나트륨 396mg

베네딕트 크로스티니

2인분

저염 채소육수 ½컵
발사믹식초 ¼컵
얇게 저민 양파 (혹은 샬롯) 3테이블스푼
얇게 저민 마늘 1쪽

포타벨라 버섯 2개. 밑동은 떼어 내고 갓 부분만 얇게 썰어 준비한다.

플레인 두유 혹은 아몬드밀크 ½컵

옥수수전분 1½티스푼

영양 이스트 1테이블스푼

강황가루 한 꼬집

카옌페퍼 한 꼬집

갓 짜 낸 레몬즙 1½티스푼

채식주의자를 위한 마요네즈 (혹은 채식주의용 플레인 요거트) 1½티스푼

베이글 1개. 반으로 갈라 준비한다.

토마토 1개. 얇게 썰어 준비한다.

신선한 시금치 2컵

버섯 갓 준비하기: 큼지막한 비닐봉지나 밀봉 가능한 플라스틱 용기에 육수, 발사 믹식초, 양파 혹은 샬롯, 마늘을 모두 넣는다. 소금과 후추로 간한다. 여기에 썰어 둔 버섯을 넣고 30분 정도 재운다.

홀랜다이즈 소스 만들기: 소스팬을 사용해서 두유 혹은 아몬드밀크를 중불에서 데운다. 물 1테이블스푼에 옥수수전분을 갠다. 전분물을 소스팬에 붓고 불에 올린 뒤 끓기 직전까지 둔다. 부글부글 끓지 않도록 필요 시 불을 줄이고 뚜껑을 덮은 채로 2분 동안 더 익힌다. 팬을 불에서 내린 뒤에 영양 이스트, 강황가루, 카옌페퍼, 레몬즙, 마요네즈를 첨가해 잘 섞는다. 소금과 후추로 간한다.

눌음방지 처리된 냄비에 버섯을 넣고 중불 내지 강불에서 양면 각각을 3~4분씩 익힌다. 반으로 가른 베이글을 구워서 접시에 담는다. 그 위에 버섯, 토마토, 시금치를 올린다. 마지막으로 아직 따뜻한 홀랜다이즈 소스를 스푼으로 떠서 흘려 뿌린다.

팁: 채식주의자를 위한 수제 마요네즈의 레시피는 두부 마요네즈 메뉴(416페이지)

를 참고한다.

1회 섭취량당 영양성분 (레시피의 ½ 분량): 273칼로리, 단백질 14g, 탄수화물 49g, 당 16g, 총 지방 3g (칼로리원 중 지방이 차지하는 비중 11%), 섬유질 5g, 나트륨 650mg

버터넛 브렉퍼스트 타코

4인분

버터넛스쿼시 호박 (혹은 고구마나 감자) 3컵. 껍질을 벗긴 뒤 깍둑썰기해 준비한다.
타코 시즈닝 1테이블스푼
지름 15센티미터 크기의 옥수수 토르티야 8장
살사 소스 ½컵
과카몰리 1컵
얇게 어슷썰기한 파 ⅓컵
신선한 고수. 잘게 다져 준비한다. (선택사항)
핫소스 (선택사항)

오븐을 약 190°C로 예열하고 베이킹 팬에 유산지를 깔아 놓는다. 깍둑썰기한 버터넛스쿼시 호박 또는 깍둑썰기한 감자를 찬물에 씻은 다음, 탁탁 털어 물기를 뺀다. 타코 시즈닝을 넣고 호박 표면이 양념으로 코팅되도록 버무린다. 베이킹 팬에 호박을 한 층으로 잘 펴서 깐 뒤, 표면이 갈색으로 변하고 포크로 찌르면 푹 들어갈 때까지 30~40분 굽는다. 그런 다음 한 번 뒤집어 조금 더 굽는다.

익은 호박 또는 감자를 스푼으로 떠서 옥수수 토르티야에 올린다. 그 위에 살사 소

건강 불균형 바로잡기

스, 과카몰리, 양파, 고수를 얹는다. 마지막으로 핫소스를 약간 뿌려 상에 올린다.

팁: 호박 손질을 시작하기 전에 먼저 양 꼭지를 조금 잘라 낸다. 껍질을 벗긴다. 십자썰기로 이등분해 목과 몸통을 분리한다. 목은 1.5센티미터 조금 못 되는 두께로 편썰기하고 이것을 다시 깍둑썰기한다. 몸통은 먼저 길게 이등분낸 뒤 스푼으로 씨를 긁어 낸다. 이제 씨가 제거된 조각을 똑같이 편썰기 후 깍둑썰기하면 된다.

팁: 더 푸짐하게 즐기려면 삶아서 튀긴 콩이나 검정콩을 추가한다. 살사 베르데 salsa verde(녹색 살사 소스)나 트로피컬 살사(열대과일로 만든 살사 소스)처럼 살사 소스를 써서 변화를 꾀해 보자. 타코 시즈닝 대신 올드베이 시즈닝(맥코믹에서 나오는 해산물 요리용 조미료 믹스)을, 과카몰리 대신 후무스를 사용하면 색다른 풍미를 낼 수 있다.

수제 과카몰리 만들기: 완숙 아보카도 1개를 으깬다. 여기에 라임즙과 커민가루를 넣고 잘 저어 섞는다. 입맛에 따라 다진 양파나 고수를 추가해도 좋다.

1회 섭취량당 영양성분 (레시피의 ¼ 분량): 210칼로리, 단백질 5g, 탄수화물 39g, 당 5g, 총 지방 6g (칼로리원 중 지방이 차지하는 비중 23%), 섬유질 9g, 나트륨 518mg

이탈리아식 스크램블

4인분

얇게 저민 마늘 1~4쪽
깍둑썰기한 토마토 1컵
아주 단단한 두부 1모 (약 430그램). 물기를 빼고 깍둑썰기해 준비한다.
영양 이스트 3테이블스푼

이탈리안 시즈닝 1테이블스푼

디종 머스터드 1테이블스푼

마늘가루 1티스푼

양파가루 1티스푼

강황가루 ¼티스푼

흑소금 ¼티스푼 (선택사항)

카옌페퍼 한 꼬집 (선택사항)

마지막에 곁들일 신선한 바질과 발사믹식초 (선택사항)

냄비에 물이나 육수 ¼컵을 붓고 중불 내지 강불에 올린다. 여기에 마늘과 토마토를 넣고 졸인다. 국물이 거의 없어지면 두부와 나머지 재료들을 넣고 잘 젓는다. 중불로 줄이고 계속 저어 주면서 익힌다. (눌어붙기 시작하면 육수나 두유를 소량 첨가한다) 기본 간은 소금과 후추로 하되, 원하는 대로 이탈리안 시즈닝, 흑소금, 카옌페퍼를 더 첨가한다. 취향에 따라 신선한 바질과 발사믹식초 소량으로 장식한 뒤에 상에 올린다.

응용: 토마토 기본에 깍둑썰기한 피망과 다진 시금치를 더한다. 콩을 싫어하는 사람은 삶아서 깍둑썰기한 감자 2개, 병아리콩, 흰강낭콩으로 두부를 대체할 수 있다.

팁: 흑소금을 사용하면 요리에 달걀의 풍미를 입힐 수 있다.

1회 섭취량당 영양성분 (레시피의 ¼ 분량): 109칼로리, 단백질 12g, 탄수화물 8g, 당 2g, 총 지방 5g (칼로리원 중 지방이 차지하는 비중 36%), 섬유질 3g, 나트륨 253mg

브렉퍼스트 필라프

2인분

익히지 않은 퀴노아 ¼컵
건포도 ¼컵 (건크랜베리로 대체할 수 있음)
고구마 1개
신선한 시금치 2컵
채식주의용 플레인 요거트 2테이블스푼

소스팬에 퀴노아, 물 또는 육수 ¾컵, 건포도를 넣고 불에 올린다. 끓기 시작하면 불을 줄이고 뚜껑을 덮어 퀴노아가 익어 물렁물렁해지고 건포도가 통통해질 때까지 15분 정도 약불에 더 둔다.

그동안 고구마를 전자레인지에 돌려 삶는다. 물렁해진 고구마를 깍둑썰기한다.

소스팬을 불에서 내리고 시금치를 넣어 잘 저어 섞는다. 시금치의 밝은 녹색이 약간 진해지면 여기에 잘라 둔 고구마를 부어 다시 잘 섞는다. 소금과 후추로 간한다. 취향에 따라 다른 시즈닝을 사용해도 된다. 채식주의용 플레인 요거트 소량을 곁들여 상에 올린다.

팁: 쌀이든 쿠스쿠스와 같은 다른 곡물이든 남은 찬밥 ½-¾컵을 사용해도 된다.

이탈리안 시즈닝과 햇볕에 말린 토마토를 사용해 색다르게 응용할 수도 있다. 때로는 중국 향신료 5종 믹스나 인도식 가람 마살라와 같은 시즈닝을 첨가해 코가 즐거운 아침식사를 즐겨도 좋을 것이다.

1회 섭취량당 영양성분 (레시피의 ½ 분량): 201칼로리, 단백질 6g, 탄수화물 42g, 당 17g, 총 지방 2g (칼로리원 중 지방이 차지하는 비중 8%), 섬유질 5g, 나트륨 119mg

아삭아삭한 태국식 샐러드

6인분

채썰기한 케일과 양배추를 섞어 4~5컵
얇게 썬 적피망 ½컵
채 친 당근 ½컵
얇게 어슷썰기한 파 ½컵
신선한 고수 ¼컵 (선택사항)
껍질째 먹는 깍지콩 (혹은 땅콩 분태) ½컵
태국식 땅콩 드레싱(390페이지 참고)이나 코코넛 드레싱(392페이지 참고) ½컵

드레싱을 제외한 모든 재료를 큰 보울에 한꺼번에 담는다. 이 위에 드레싱을 뿌린 뒤 살살 뒤적인다.

팁: 깍둑썰기하거나 얇게 썬 망고 생과와 오이를 더하면 또 다른 느낌이 난다. 고수는 신선한 민트로 대체할 수 있다. 민트잎 5~10장을 얇게 저며 준비한다. 견과류를 빼려면 대신 깍지콩을 사용하면 된다.

1회 섭취량당 영양성분 (레시피의 ⅙ 분량): 78칼로리, 단백질 4g, 탄수화물 9g, 당 5g, 총 지방 4g (칼로리원 중 지방이 차지하는 비중 39%), 섬유질 2g, 나트륨 152mg

건강 불균형 바로잡기

버펄로식 파스타 샐러드

4인분

랜치 드레싱:

플레인 두유 혹은 아몬드밀크 ¼컵

갓 짜낸 레몬즙 1½티스푼

플레인 후무스 3테이블스푼

디종 머스터드 ¾티스푼

말린 딜 ½티스푼

마늘가루 ¼티스푼

양파가루 ⅛티스푼

프랭크 핫소스 1½~2테이블스푼

익히지 않은 파스타 2컵. 모양은 상관 없음.

깍둑썰기한 셀러리 1컵

콜리플라워 1컵. 꽃송이만 다져 준비한다.

채 친 당근 1컵

랜치 드레싱 만들기: 작은 보울에 두유 혹은 아몬드밀크와 레몬즙을 붓는다. 또 다른 보울을 꺼내 후무스, 머스터드, 향신료를 넣고 휘저어 섞어 준다. 후무스 반죽을 천천히 저으면서 두유 혹은 아몬드밀크를 조금씩 붓는다. 드레싱이 걸쭉하게 흐를 정도로만 만들면 된다. 여기에 딜이나 마늘가루를 넣어 간을 맞춘다. 프랭크 핫소스를 약간 더해 잘 섞는다. 상에 올릴 때까지 차게 둔다.

포장에 인쇄된 조리 방법대로 파스타를 삶는다. 체에 받쳐 찬물로 헹군 뒤 다시 냄비에 담고 잠시 둔다.

큼지막한 냄비를 새로 꺼내 물이나 육수 ¼컵을 붓고 중불 내지 강불에 올린다. 여기에 셀러리와 콜리플라워를 넣고 5분 동안 익힌다. 중불로 줄인 뒤 뚜껑을 덮어 잠시 둔다. 포크로 찌르면 푹 들어갈 정도로 채소가 익으면 삶아 둔 파스타와 당근을 추가한다. 마무리로 랜치 드레싱을 얹고 잘 버무린다.

응용: 파스타 대신 쌀, 퀴노아 같은 곡물류, 혹은 병아리콩 2~3컵을 삶아 사용하는 방법도 있다.

1회 섭취량당 영양성분 (레시피의 ¼ 분량): 332칼로리, 단백질 13g, 탄수화물 63g, 당 5g, 총 지방 3g (칼로리원 중 지방이 차지하는 비중 8%), 섬유질 6g, 나트륨 269mg

구운 채소 샐러드

4~6인분

큰지막한 감자 2개. 깍둑썰기해 준비한다.

방울토마토 약 230그램

깍둑썰기한 적양파 ¼컵 (선택사항)

저염 병아리콩 1캔 (약 430그램). 국물을 따라 내고 물에 헹군 뒤 물기를 빼서 준비한다.

레몬 제스트 1~2티스푼

케이퍼 혹은 올리브 2테이블스푼 (선택사항)

발사믹식초 ¼컵

루꼴라 (혹은 양상추) 4~8컵

오븐을 약 200℃로 예열하고 베이킹 팬 3개에 유산지를 깔아 둔다. 팬 2개에 감자, 방울토마토, 양파를 한 층으로 깐다. 이때 감자끼리 닿지 않도록 주의해야 한다. 감자에는 소금과 후추를 살짝 뿌린다. 다음으로 병아리콩에 레몬 제스트를 넣고 소금과 후추로 간한 뒤 잘 버무린다. 이것을 세 번째 팬에 한 층으로 깐다. 베이킹 팬 세 장을 오븐에 넣고 25~30분 동안 익힌다. 중간에 감자는 한 번, 병아리콩은 두 번 뒤집어 준다. 방울토마토는 쪼글쪼글해지고, 병아리콩은 (너무 딱딱하지는 않게) 바삭바삭해지고, 감자는 물렁물렁하면서 노란 윤기를 띠면 완성된 것이다. 입맛에 따라 병아리콩이 다 익기 5분쯤 전에 케이퍼를 첨가해 잘 섞는다.

다 구워진 채소를 큰 보울에 몽땅 담는다. 여기에 발사믹식초를 두르고 다시 한 번 버무린다. 그런 다음 원하는 대로 케이퍼나 레몬 제스트 혹은 레몬즙을 더 첨가한다. 마지막으로 루꼴라를 얹어 상에 올린다.

팁: 배나 사과 1~2개를 씨를 발라내고 깍둑썰기해 첨가하면 더 달콤하게 즐길 수 있다. 병아리콩 대신 깍둑썰기한 두부나 렌틸콩 1½컵을 사용해도 된다. 두부는 유산지를 깐 팬에서 중간중간 몇 번 뒤집어 주면서 굽고, 렌틸콩은 굽지 말고 삶아야 한다.

1회 섭취량당 영양성분 (레시피의 ¼ 분량): 262칼로리, 단백질 10g, 탄수화물 52g, 당 8g, 총 지방 2g (칼로리원 중 지방이 차지하는 비중 7%), 섬유질 8g, 나트륨 328mg

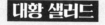
대황 샐러드
4인분

다시맛과 해초류인 대황(大荒) 1컵
물 1컵
오이 1컵. 껍질을 벗겨 준비한다.
소금 ½티스푼

레몬즙 2테이블스푼
쌀식초 1테이블스푼
저염간장 1티스푼
물 2테이블스푼
버터헤드상추 잎 12장

대황을 물 1컵에 15분 동안 담가 두어 불린다. 그동안 오이를 길게 이등분하고 씨를 걷어 낸 뒤 작은 초승달 모양으로 얇게 저민다. 오이를 접시에 쫙 펴서 깔고 그 위에 소금을 뿌린다. 오이를 다시 보울에 담고 15분 동안 방치한다.

오이에서 우러난 물을 끝까지 따라 버린다. 대황도 건져 물기를 짜낸 다음에 오이가 들어 있는 보울에 넣는다. 여기에 레몬즙, 식초, 간장, 물을 넣고 잘 버무린다. 접시마다 상추 잎 3장씩 깔고 그 위에 대황과 오이를 버무린 것을 올린다.

1회 섭취량당 영양성분 (레시피의 ¼ 분량): 17칼로리, 단백질 2g, 탄수화물 4g, 당 1g, 총 지방 0.2g (칼로리원 중 지방이 차지하는 비중 10%), 섬유질 2g, 나트륨 376mg

레시피 제공: 닐 바너드 Neal Barnard

구운 옥수수 샐러드

4인분

옥수수 2~3개
토마토 2컵. 씨를 빼고 깍둑썰기해 준비한다
저염 검정콩, 호랑이콩, 혹은 강낭콩 1캔 (약 430그램). 국물을 따라 내고 물에 헹군 뒤 물기를 빼서 준비한다.

다진 청고추 2테이블스푼

깍둑썰기한 적양파 ¼컵

라임 1~2개. 제스트와 즙 모두 사용한다.

고춧가루 혹은 카옌페퍼 (선택사항)

핫소스 (선택사항)

아보카도 ½개. 깍둑썰기해 준비한다.

먼저 옥수수 껍질을 벗기고 수염을 걷어 낸다. 알갱이가 드러난 옥수수를 직화로 굽는다. 알갱이의 색이 진해지면 각도를 조금 돌려서 2~3분 굽는다. 이런 식으로 전체 표면의 색이 균일해질 때까지 옥수수 자루를 돌려 가면서 약 10~12분 동안 굽는다. 잘 구워진 옥수수는 옆에 치워 두어 식힌다. 그런 다음 칼로 알갱이만 걷어 모은다.

큰 보울에 옥수수 알갱이, 토마토, 콩, 고추 다진 것, 적양파를 넣고 버무린다. 여기에 라임 1개 분량의 즙을 첨가해 다시 섞는다. 마지막으로 적당량의 라임즙을 추가해 간을 맞춘다. (라임 제스트를 넣으면 향이 배가된다) 입맛에 따라 고춧가루 또는 카옌페퍼 소량을 흩뿌리거나 핫소스를 둘러도 좋다. 직전에 아보카도를 넣어 잘 섞은 뒤에 상에 올린다.

팁: 매운맛을 좋아하면 다진 할라피뇨를 첨가한다. 고수를 다져 올리거나 쌀이나 퀴노아 같은 곡물류를 삶아 첨가해도 된다. 간편하게, 구운 옥수수 냉동식품을 활용하는 방법도 있다. 포장에 적힌 대로 조리하면 된다.

1회 섭취량당 영양성분 (레시피의 ¼ 분량): 203칼로리, 단백질 9g, 탄수화물 37g, 당 6g, 총 지방 4g (칼로리원 중 지방이 차지하는 비중 17%), 섬유질 11g, 나트륨 24mg

태국식 땅콩 드레싱

1¼컵 분량

피넛버터 ¼컵

뜨거운 물 ⅓컵

저칼로리 코코넛밀크 (혹은 두유) ¼컵

달콤한 레드칠리 소스 ¼컵

저염 간장 2~3테이블스푼

쌀식초 1테이블스푼과 1티스푼

마늘가루 ¼티스푼

생강가루 ¼티스푼

간을 맞출 스리랏챠 소스

작은 보울에 피넛버터와 뜨거운 물을 넣고 잘 저어 섞는다. 여기에 나머지 재료들을 첨가해 마저 섞어 준다. 마지막으로 마늘가루와 생강가루를 넣고 스리랏챠 소스로 간을 맞춘다.

1테이블스푼당 영양성분: 29칼로리, 단백질 1g, 탄수화물 3g, 당 2g, 총 지방 2g (칼로리원 중 지방이 차지하는 비중 53%), 섬유질 0g, 나트륨 102mg

중동식 아보카도 참깨 드레싱

1컵 분량

작은 아보카도 1개

타히니 소스 3테이블스푼

갓 짜낸 레몬즙 3테이블스푼

마늘가루 1티스푼

커민가루나 카옌페퍼 (선택사항)

메이플시럽이나 아가베시럽 (선택사항)

블렌더에 모든 재료를 넣고 물이나 육수 1~2테이블스푼을 더한다. 전체 내용물이 잘 갈리면 농도를 맞추기 위해 레몬즙을 적당량 첨가한다. 맛을 보고 취향에 따라 커민가루나 카옌페퍼를 넣는다. 원하는 대로 아가베시럽, 메이플시럽, 대추시럽 등으로 단맛을 더해도 좋다.

1테이블스푼당 영양성분: 29칼로리, 단백질 1g, 탄수화물 1g, 당 0g, 총 지방 3g (칼로리원 중 지방이 차지하는 비중 73%), 섬유질 1g, 나트륨 4mg

심플 감자 샐러드

2인분

붉은 감자 약 450그램. 지름 약 2.5센티미터 크기로 썰어 준비한다.

채식주의자를 위한 마요네즈 (혹은 채식주의용 플레인 요거트) ¼컵

사과식초나 레몬즙 1테이블스푼

디종 머스터드 1~2티스푼

아주 얇게 썬 셀러리 1컵

얇게 썬 쪽파 1~2테이블스푼 (선택사항)

끓는 물에서 감자를 삶는다. 포크로 찔렀을 때 푹 들어가면 감자를 꺼내 식혀 둔

다. 작은 보울에 마요네즈, 식초, 머스터드를 넣고 잘 저어 섞는다. 큰 보울을 새로 꺼내 감자와 셀러리를 담고 드레싱을 뿌린 뒤 채소 표면이 고루 코팅될 때까지 뒤적여 준다. 식초, 레몬즙, 머스터드, 소금, 후추로 적당히 간한다. 레몬즙 대신 레몬 제스트를 넣으면 향미가 강해진다. 취향에 따라 머스터드는 빼도 된다. 마지막으로 썰어 둔 신선한 쪽파로 장식한다.

팁: 채식주의자를 위한 수제 마요네즈의 레시피는 두부 마요네즈 메뉴(416페이지)를 참고한다.

1회 섭취량당 영양성분 (레시피의 ½ 분량): 259칼로리, 단백질 6g, 탄수화물 44g, 당 4g, 총 지방 7g (칼로리원 중 지방이 차지하는 비중 25%), 섬유질 7g, 나트륨 491mg

코코넛 드레싱

½컵 분량

저칼로리 코코넛밀크 ⅓컵
레드커리 페이스트 2티스푼
저염 간장 2~3티스푼
아가베시럽이나 설탕 1~2티스푼
스리랏챠 소스 ½~1티스푼

모든 재료를 작은 보울에 몽땅 담는다. 취향에 따라 두유, 코코넛밀크, 혹은 그냥 물로 적절하게 희석한다.

팁: 그린커리 페이스트를 사용하면 또 다른 맛을 낼 수 있다.

1테이블스푼당 영양성분: 11칼로리, 단백질 0g, 탄수화물 1g, 당 1g, 총 지방 1g (칼로리원 중 지방이 차지하는 비중 47%), 섬유질 0g, 나트륨 104mg

썸머 판자넬라 샐러드

6인분

구워서 깍둑썰기한 빵 1컵. 식빵이나 오래된 빵을 활용할 수 있다.
저염 흰강낭콩 1캔 (약 430그램). 국물을 따라 내고 물에 헹군 뒤 물기를 빼서 준비한다.
복숭아 2개. 씨를 빼고 얇게 썰어 준비한다.
얇게 썬 적양파 ¼컵
신선한 바질 ¼컵. 잘게 다져 준비한다.

복숭아 비네그레트 드레싱:
사과식초 2~3테이블스푼
디종 머스터드 1테이블스푼
복숭아잼 1테이블스푼

오래되어 딱딱해진 빵이나 한 번 구운 식빵을 작은 정육각형 모양으로 썬다. 큰 보울에 빵 조각을 샐러드 재료와 함께 담고 살살 뒤적여 섞는다.

이어서 드레싱을 만들기 시작한다. 작은 보울에 드레싱 재료를 몽땅 넣고 잘 저어 섞는다. 맛을 보고 취향에 따라 식초, 머스터드, 복숭아잼을 적당량 넣는다. 완성된 드레싱을 샐러드에 붓고 살살 버무린다. 접시 바닥에 녹색채소를 약간 깐 뒤 그 위에 샐러드를 올려 담으면 한층 맛깔스럽게 보인다.

팁: 발사믹식초와 다른 과일잼(혹은 신선한 과일)을 활용해 변화를 줄 수 있다. 예를 들어, 복숭아 대신 딸기 비네그레트 드레싱, 딸기잼, 발사믹식초를 사용하면 딸기가 샐러드의 포인트가 된다.

섬머 윗베리 샐러드: 빵 대신 삶은 뒤 식혀 둔 밀알 1컵을 사용하면 윗베리 샐러드가 된다.

1회 섭취량당 영양성분 (레시피의 ⅙ 분량): 117칼로리, 단백질 6g, 탄수화물 23g, 당 7g, 총 지방 1g (칼로리원 중 지방이 차지하는 비중 5%), 섬유질 4g, 나트륨 93mg

타불레 스프링롤

롤 6개 분량

타히니 디핑소스:
타히니 소스 ¼컵
물 (혹은 육수) ½컵
갓 짜낸 레몬즙 2~3테이블스푼
디종 머스터드 1~2티스푼
마늘가루 ½티스푼
양파가루 ¼티스푼

스프링롤:
브로콜리슬로 약 450그램 (보통 시판제품 한 팩 분량)
신선한 민트 혹은 파슬리 ¼컵. 잘게 다져 준비한다.
깍둑썰기한 토마토 1컵
얇게 저민 마늘 한 쪽

레몬 1개 분량의 즙

영양 이스트 1테이블스푼

고수가루 ½티스푼 (선택사항)

라이스페이퍼 6장

타히니 디핑소스 만들기: 보울에 모든 재료를 한꺼번에 넣고 잘 저어 섞는다. 소금과 후추로 간한다. 물이나 육수 적당량을 넣어 농도를 맞춘다. 완성된 소스는 잠시 냉장실에 넣어 둔다.

스프링롤 만들기: 브로콜리슬로를 믹서에 넣고 버튼을 수동 조작해 굵은 부스러기 크기로 간다. 이것을 보울로 옮긴 뒤, 라이스페이퍼를 제외한 남은 재료를 모두 추가해 잘 섞는다. 마지막에 소금과 후추로 간해 속재료를 완성한다.

라이스페이퍼가 평평하게 깔릴 정도로 넓은 팬을 준비한다. 여기에 온수 1컵을 붓는다. 한 번에 한 장씩 라이스페이퍼를 20초 정도 담갔다가 꺼낸다. 라이스페이퍼가 형태를 유지하면서도 말랑말랑해져 있어야 한다. 연해진 라이스페이퍼를 도마에 깔고 젖은 손으로 슬슬 문질러서 평평하게 만든다. 중앙선에서 약간 밑으로 ¼컵 분량의 속재료를 얹는다. 아래쪽 모서리를 잡고 내 몸에서 먼 방향으로 라이스페이퍼를 반으로 접는다. 바로 이어서 좌우 모서리를 안쪽으로 접는다. 부리토를 만들듯이 스프링롤을 내 몸 쪽으로 조금씩 당기면서 말아 올려 간다. 완성된 롤을 랩으로 감싸 냉장실에 넣어 둔다. 달라붙지 않도록 사이사이에 유산지를 끼워도 좋다. 먹을 때는 타히니 디핑소스와 함께 상에 올린다.

팁: 브로콜리슬로를 구할 수 없다면 생 브로콜리의 꽃송이만 다진 뒤 채 친 당근과 섞어 대체할 수 있다.

롤 1개당 영양성분 (레시피의 ⅙ 분량): 150칼로리, 단백질 6g, 탄수화물 21g, 당 3g, 총 지방 6g (칼로리원 중 지방이 차지하는 비중 34%), 섬유질 4g, 나트륨 400mg

시저 샐러드
1인분

시저 드레싱:
채식주의용 플레인 요거트 (혹은 채식주의자를 위한 마요네즈) 2테이블스푼
갓 짜낸 레몬즙 ½티스푼
디종 머스터드 ½티스푼
채식주의자를 위한 우스터셔 소스 혹은 타마리 소스(일본식 콩 소스—옮긴이) ¼티스푼
마늘가루 한 꼬집

다진 로메인상추 3컵
크루통 ½컵
방울토마토 ½컵 (선택사항)

보울에 모든 드레싱 재료를 넣고 휘저어 잘 섞는다. 입맛에 따라 마늘가루를 첨가한다. 상에 올릴 때까지 차게 식혀 둔다. 드레싱을 다 만들었으면 큰 보울에 상추, 크루통, 토마토를 한꺼번에 넣고 여러 번 뒤적여 섞는다. 마지막에 드레싱을 붓고 더 뒤적여 버무린다.

팁: 크루통도 직접 만들 수 있다. 식빵 1장을 구운 뒤 비닐백에 넣고 마늘가루와 소금을 첨가해 빵 표면이 고루 코팅될 때까지 뒤적인다. 식빵 대신 오래된 빵을

건강 불균형 바로잡기

활용해도 된다.

팁: 채식주의자를 위한 수제 마요네즈의 레시피는 두부 마요네즈 메뉴(416페이지)를 참고한다.

1회 섭취량당 영양성분: 112칼로리, 단백질 5g, 탄수화물 20g, 당 4g, 총 지방 2g (칼로리원 중 지방이 차지하는 비중 17%), 섬유질 4g, 나트륨 194mg

피자 파스타 샐러드

2인분

익히지 않은 파스타 2컵 (대략 110그램). 모양은 상관 없음.
깍둑썰기한 토마토 1컵
깍둑썰기한 피망 1컵
얇게 썬 블랙올리브 ¼컵
깍둑썰기한 적양파 ¼컵 (선택사항)
깍둑썰기한 버섯 1컵
이탈리안 시즈닝 (혹은 말린 오레가노) ½티스푼

이탈리안 드레싱:
사과식초 3테이블스푼
디종 머스터드 ¾티스푼
이탈리안 시즈닝 ¾티스푼
양파가루 ¼티스푼
마늘가루 ¼티스푼
영양 이스트 (혹은 채식주의자를 위한 파르메산 파우더) 1테이블스푼
아가베시럽 1테이블스푼

포장에 인쇄된 조리 방법대로 파스타를 삶는다. 체에 받쳐 찬물로 헹군 뒤 큰 보울로 옮겨 담는다.

파스타가 익는 동안에는 채소를 다져 손질한다. 큰 냄비에 물이나 육수 ¼컵을 붓고 중불 내지 강불에 올린다. 여기에 버섯을 넣고 3~4분 동안 삶는다.

다음으로 이탈리안 드레싱을 만든다. 작은 보울에 모든 드레싱 재료를 넣고 잘 저어 섞으면 완성이다. 이제 큰 보울을 새로 꺼내 파스타, 드레싱, 채소, 이탈리안 시즈닝을 몽땅 넣고 골고루 버무린다. 소금과 후추로 간한다.

팁: 채식주의자를 위한 파르메산 파우더를 직접 만들 때는 437페이지의 레시피를 참고한다.

1회 섭취량당 영양성분 (레시피의 ½ 분량): 679칼로리, 단백질 25g, 탄수화물 130g, 당 14g, 총 지방 6g (칼로리원 중 지방이 차지하는 비중 7%), 섬유질 11g, 나트륨 183mg

깍지콩 감자 샐러드

6인분

피칸분태 ¼컵

붉은 감자나 러셋 감자 약 450~900그램

깍지콩 약 230~450그램. 깨끗하게 다듬은 뒤에 반으로 잘라 준비한다.

채식주의용 플레인 요거트 (혹은 채식주의자를 위한 마요네즈) 1컵

레드와인식초 ⅓컵

아가베시럽 (선택사항)

얇게 썬 방울토마토 2컵

얇게 썬 포도알 1~2컵

깍둑썰기한 적양파 ½컵

채식주의자를 위한 베이컨맛 토핑 (선택사항)

피칸 굽기 (선택사항): 오븐을 약 180℃로 예열하고, 유산지를 깔아 둔 베이킹 팬에 피칸을 한 층으로 깐다. 팬을 오븐에 넣고 피칸을 5~7분 살짝 굽는다.

피칸이 구워지는 동안에는 끓는 물에 감자를 삶는다. 포크로 찔렀을 때 푹 들어가면 감자를 꺼내 깍둑썰기한다. 그대로 식힌다.

깍지콩을 끓는 물에 1~2분 동안 데친다. 체에 받쳐 찬물로 헹군 뒤 물기를 뺀다.

작은 보울에 요거트, 식초, 입맛에 따라 아가베시럽 몇 방울을 넣고 전체를 잘 저어 섞는다.

큰 보울에 감자와 깍지콩을 넣고 요거트 드레싱을 부은 다음에 채소 표면이 골고루 코팅되도록 휘휘 저어 준다. 중간에 피칸, 토마토, 포도, 적양파를 넣어 잘 섞는다. 마지막에 소금과 후추로 간한다.

3시간 이상 냉장실에서 휴지시킨다. 상에 올리기 직전에 취향에 따라 베이컨맛 토핑을 올려 장식한다.

팁: 채식주의자를 위한 수제 마요네즈의 레시피는 두부 마요네즈 메뉴(416페이지)를 참고한다.

1회 섭취량당 영양성분 (레시피의 ⅙ 분량): 166칼로리, 단백질 4g, 탄수화물 29g, 당 10g, 총 지방 4g (칼로리원 중 지방이 차지하는 비중 22%), 섬유질 4g, 나트륨 162mg

심플 스프링롤

롤 6개 분량

코울슬로 믹스 1팩 (대략 400그램)
얇게 썬 적피망 1컵
깍둑썰기한 오이 1¼컵
라이스페이퍼 6장
스리랏챠 소스 (선택사항)
태국식 땅콩 드레싱, 코코넛 드레싱, 혹은 물을 적당량 타 희석한 해선장 (선택사항. 찍어 먹도록 따로 내간다)

큰 보울에 코울슬로, 피망, 오이를 몽땅 넣는다.

라이스페이퍼가 평평하게 깔릴 정도로 넓은 팬을 준비한다. 여기에 온수 1컵을 붓는다. 한 번에 한 장씩 라이스페이퍼를 20초 정도 담갔다가 꺼낸다. 라이스페이퍼가 형태를 유지하면서도 말랑말랑해져 있어야 한다. 연해진 라이스페이퍼를 도마에 깔고 젖은 손으로 슬슬 문질러서 평평하게 만든다. 중앙선에서 약간 밑으로 채소 속재료를 얹는다. 입맛에 따라 스리랏챠 소스를 뿌린다. 아래쪽 모서리를 잡고 내 몸에서 먼 방향으로 라이스페이퍼를 반으로 접는다. 바로 이어서 좌우 모서리를 안쪽으로 접는다. 부리토를 만들듯이 스프링롤을 내 몸 쪽으로 조금씩 당기면서 말아 올려 간다. 이 과정을 반복해 롤 6줄을 만든다..

마지막에는 취향대로 찍어 먹을 태국식 땅콩 드레싱, 코코넛 드레싱, 혹은 물을 적당량 타 희석한 해선장을 따로 담아 함께 상에 낸다.

팁: 복숭아나 아보카도 같은 신선한 과일 조각을 더해 새롭게 즐기는 방법도 있다. 속재료로 채 친 양상추나 당근, 가늘게 저민 두부나 망고, 신선한 바질, 당면

등을 써서 보다 세련된 느낌을 주어도 좋다.

롤 1개당 영양성분 (레시피의 ⅙ 분량): 72칼로리, 단백질 2g, 탄수화물 16g, 당 3g,

총 지방 0.5g (칼로리원 중 지방이 차지하는 비중 4%), 섬유질 2g, 나트륨 57mg

자색 뿌리채소 샐러드
4인분

비트 3개
케일 (혹은 기타 녹색채소) 한 묶음. 줄기를 잘라 낸 뒤 잘게 다져 준비한다.
레몬 ½개 분량의 즙
소금 ¼티스푼
얇게 썬 배 2쪽
삶아 둔 퀴노아 1½컵
저염 렌틸콩, 병아리콩, 혹은 흰강낭콩 1캔 (약 430그램). 국물을 따라 내고 물에 헹군 뒤
물기를 빼서 준비한다.
다진 적양파 ½컵 (선택사항)
호두분태 ¼컵
무지방 발사믹식초 ½컵

가장 먼저 비트를 굽는다. 호일로 싼 비트를 약 190℃로 예열한 오븐에 넣는다.
포크로 찔렀을 때 푹 들어갈 정도로 익으면 비트를 꺼내 식힌 뒤, 껍질을 벗기고
깍둑썰기한다.
보울에 케일을 넣고 레몬즙과 소금을 뿌린 다음 살살 버무린다. 여기에 나머지 재
료들을 보기 좋게 올린다. 발사믹식초를 둘러 마무리한다.

팁: 배 대신 자몽을 사용해 변화를 줄 수 있다.

1회 섭취량당 영양성분 (레시피의 ¼ 분량): 355칼로리, 단백질 17g, 탄수화물 60g, 당 17g, 총 지방 7g (칼로리원 중 지방이 차지하는 비중 28%), 섬유질 13g, 나트륨 522mg

건강 불균형 바로잡기

딜로 향미를 더한 감자 수프

2~3인분

저염 채소육수 약 1리터 (대략 4컵 분량)
깍둑썰기한 양파 ½컵
얇게 저민 마늘 3쪽
얇게 썬 셀러리 1컵
깍둑썰기한 감자 1컵
채 친 양배추 2컵
저염 토마토 소스 1캔 (약 230그램)
케첩 2테이블스푼
말린 압착귀리 2테이블스푼
신선한 딜 2테이블스푼 (또는 말린 딜 ¼티스푼)

큰 냄비에 육수 ¼컵을 붓고 중불 내지 강불에 올린다. 양파와 마늘을 넣고 양파가 투명해질 때까지 끓인다. 그런 다음에 셀러리와 감자를 넣고 약간 더 익힌다. 필요한 대로 육수를 추가한다. 채소가 물렁해지면 나머지 육수를 전부 붓고 양배추, 토마토 소스, 케첩을 첨가해 잘 저어 섞은 뒤 냄비뚜껑을 덮는다. 한소끔 끓으면 약불로 줄이고 채소가 물러질 때까지 뭉근히 끓인다. 마지막에 귀리와 딜을 넣고 2~5분 더 익힌다. 소금과 후추로 간하고 입맛에 따라 딜을 추가해 향미를 더한다.

팁: 더 푸짐하게 즐기려면 물에 헹군 뒤 물기를 빼둔 흰강낭콩(카넬리니 콩) 1캔(약 430그램)을 첨가하면 된다. 묵직하면서 부드러운 수프를 좋아하는 사람에게는 수

레시피

프 1~3컵 정도를 덜어 블렌더에 간 뒤에 다시 섞는 방법을 추천한다.

1회 섭취량당 영양성분 (레시피의 ½ 분량): 195칼로리, 단백질 7g, 탄수화물 43g, 당 15g, 총 지방 1g (칼로리원 중 지방이 차지하는 비중 6%), 섬유질 7g, 나트륨 627mg

콜리플라워 버펄로 차우더 수프

3인분

저염 채소육수 2컵
다진 양파 ½컵
얇게 저민 마늘 1쪽
깍둑썰기한 당근 2컵
얇게 썬 셀러리 1컵
콜리플라워 꽃송이 부분 2컵
깍둑썰기한 감자 1½컵
저염 병아리콩 1캔 (약 430그램). 국물을 따라 내고 물에 헹군 뒤 물기를 빼서 준비한다.
플레인 두유 혹은 아몬드밀크 1컵
프랭크 핫소스 1~2테이블스푼

큼지막한 냄비에 육수 ¼컵을 붓고 중불 내지 강불에 올린다. 여기에 양파와 마늘을 넣는다. 양파가 투명하게 변하면 당근과 셀러리를 추가한다. 채소가 포크로 찔렀을 때 푹 들어갈 정도로 익으면 나머지 육수를 붓는다. 다음으로 콜리플라워 꽃송이와 감자를 넣는다. 뚜껑을 덮고 한소끔 끓인다. 그런 뒤에 불을 줄이고 감자가 물컹해질 때까지 뭉근히 더 익힌다.

수프의 절반을 블렌더에 옮겨 붓고 알갱이 없이 고운 질감이 될 때까지 간다. 이 것을 다시 냄비에 넣는다. 아니면 방망이형 내열 믹서기를 냄비에 담가 수프를 통째로 갈아도 된다. 다음 순서로 병아리콩을 추가한다. 수프가 좀 되다 싶으면 두유나 아몬드밀크 소량을 첨가해 희석한다. 마지막으로 프랭크 핫소스를 뿌린 뒤 휘휘 저어 섞고 소금과 후추로 간한다. 상에 올리기 직전에 취향에 따라 핫소스를 더 두른다.

팁: 프랭크 핫소스 버펄로윙 맛 말고 오리지널 맛을 사용해야 한다.

1회 섭취량당 영양성분 (레시피의 ⅓ 분량): 286칼로리, 단백질 13g, 탄수화물 52g, 당 14g, 총 지방 4g (칼로리원 중 지방이 차지하는 비중 13%), 섬유질 13g, 나트륨 500mg

중동식 렌틸콩 수프(쇼르바트 아다스)

2인분

저염 채소육수 약 1리터 (대략 4컵 분량)
작게 깍둑썰기한 양파 ½컵
작게 깍둑썰기한 당근 ½컵
작게 깍둑썰기한 셀러리 ½컵
얇게 저민 마늘 2쪽
커민가루 1티스푼
강황가루 ½티스푼
말린 적렌틸콩 혹은 반으로 쪼개 말린 황완두콩 ¾컵
갓 짜낸 레몬즙 1~3티스푼

신선한 파슬리 1~2티스푼

큼지막한 냄비에 물 혹은 육수 ¼컵을 붓고 중불 내지 강불에 올린다. 여기에 양파, 당근, 셀러리, 마늘을 넣는다. 채소가 물컹해지면 커민가루를 넣고 잘 저어 섞은 뒤, 1~2분가량 더 익힌다. 이어서 강황가루를 넣고 내용물 전체가 노란색으로 코팅될 때까지 잘 저어 섞는다. 이제 나머지 육수와 렌틸콩을 마저 붓고 뚜껑을 덮는다. 한소끔 끓으면 약불로 줄이고 렌틸콩이 완전히 익을 때까지 15~20분 뭉근히 끓인다. 소금과 후추로 간한다. 상에 올리기 직전에 레몬즙 소량을 첨가한다. 마지막으로 파슬리로 장식하고, 따뜻하게 데운 통밀 피타 브레드나 채식주의자를 위한 난을 곁들이면 된다.

1회 섭취량당 영양성분 (레시피의 ½ 분량): 294칼로리, 단백질 20g, 탄수화물 53g, 당 7g, 총 지방 2g (칼로리원 중 지방이 차지하는 비중 4%), 섬유질 14g, 나트륨 467mg

치폴레 칠리 수프

3인분

깍둑썰기한 양파 ½컵
깍둑썰기한 당근 1컵
얇게 썬 셀러리 1컵
깍둑썰기한 적피망이나 청피망 1컵
얇게 저민 마늘 3쪽

건강 불균형 바로잡기

깍둑썰기한 고구마 1컵

아도보 소스(멕시코산 건고추를 채소육수에 재워 숙성시킨 소스—옮긴이)에 절인 치폴레 고추
다진 것 1~2티스푼

말린 오레가노 2티스푼

고춧가루 수북하게 1테이블스푼

커민가루 1½티스푼

깍둑썰기해 직화구이한 토마토 1캔 (약 400그램). 국물도 사용한다.

저염 검정콩, 강낭콩, 혹은 호랑이콩 1캔 (약 430그램). 국물도 사용한다.

채식주의자를 위한 우스터셔 소스 1~2테이블스푼 (선택사항)

파 3~4줄기 (선택사항). 얇게 어슷썰기해 준비한다.

다진 아보카도 (선택사항)

두부로 만든 사우어크림 혹은 채식주의용 플레인 요거트 (선택사항)

큼지막한 냄비에 물 혹은 육수 ¼컵을 붓고 중불 내지 강불에 올린다. 여기에 양파, 당근, 셀러리, 피망, 마늘, 고구마를 넣는다. 포크로 찌르면 푹 들어갈 때까지 익힌다. 치폴레 고추 절임(입맛에 따라 넣는 양을 조절한다), 오레가노, 고춧가루, 커민가루를 넣고 잘 섞이도록 젓는다. 1분가량 그대로 끓인 뒤에 토마토 캔을 따서 국물과 함께 붓고 물 혹은 육수 2컵을 추가한다. 뚜껑을 덮고 한소끔 끓인다. 그런 다음 약불로 줄인 뒤에 뚜껑을 연 상태에서 45분 정도 뭉근히 끓인다.

이어서 콩을 냄비에 붓고 잘 저어 섞는다. 처음에는 콩만 넣고 수프가 조금 된 것 같으면 통조림 국물을 약간 첨가한다. 전체가 골고루 익도록 약불에서 계속 끓인다. 물이나 육수로 묽기를 적절하게 맞춘다. 입맛에 따라 우스터셔 소스와 아도보 소스(치폴레 고추 절임 통조림의 국물을 활용한다)를 첨가해 맛을 낸다. 마지막에 파, 아보카도, 두부로 만든 사우어크림이나 채식주의용 플레인 요거트를 소량으로 장식한다.

팁: 아도보 소스에 절인 치폴레 고추는 수입 식료품 코너에 가면 통조림 제품으로 구할 수 있다.

1회 섭취량당 영양성분 (레시피의 ⅓ 분량): 255칼로리, 단백질 12g, 탄수화물 52g, 당 12g, 총 지방 2g (칼로리원 중 지방이 차지하는 비중 7%), 섬유질 19g, 나트륨 388mg

코코넛 콜리플라워 커리 수프

6인분

다진 양파 ¾컵
직화구이 토마토 1캔 (대략 400그램). 국물도 사용한다.
깍둑썰기한 고구마 2컵
순한 맛 커리파우더 1테이블스푼
콜리플라워 꽃송이 부분 4컵 (약 450그램)
저염 강낭콩 혹은 병아리콩 1캔 (약 430그램). 국물을 따라 내고 물에 헹군 뒤 물기를 빼서 준비한다.
저칼로리 코코넛밀크 1캔 (약 400그램)
소금 ½티스푼
케첩 혹은 설탕 1티스푼 (선택사항)
현미밥 2컵
신선한 고수 (선택사항)

큼지막한 냄비에 물 혹은 육수 ¼컵을 붓고 중불 내지 강불에 올린다. 여기에 양파를 추가하고 계속 끓인다. 양파가 투명해지면 토마토 캔을 따서 국물과 함께 붓고

건강 불균형 바로잡기

잘 젓는다. 큰 덩어리는 스패츌러나 포크로 부숴 준다. 이어서 물이나 육수 ½컵과 고구마를 넣는다. 뚜껑을 덮고 한소끔 끓인다. 그런 뒤에 약불로 줄이고, 고구마가 포크로 찌르면 푹 들어갈 정도로 익을 때까지 뭉근하게 끓인다. 다음으로 커리파 우더를 첨가하고 잘 섞이도록 저어 준다. 여기에 콜리플라워 꽃송이 부분을 넣는 다. 콜리플라워가 충분히 물렁해지고 고구마가 포크로 찌르면 푹 들어가게 익을 때까지 15분 정도 더 끓인다. 이 즈음에 필요하면 물이나 육수 ¼컵을 추가한다.

이어서 콩과 코코넛밀크를 냄비에 붓고 잘 저어 섞는다. 기포가 하나둘씩 올라오 면 불을 줄이고 뚜껑을 연 상태에서 내용물 전체가 골고루 익어 약간 졸아들도록 뭉근히 끓인다. 소금으로 기본 간을 한다. 맛을 보고 너무 시면 케첩이나 설탕을 넣는다. 입맛에 따라 커리파우더 적당량을 추가한다. 약불에서 5분 더 익힌다. 쌀 밥 위에 커리를 붓고 취향대로 고수로 장식하면 완성이다.

팁: 이 레시피에 콩 대신 완두콩 1~2컵을 사용해도 된다.

1회 섭취량당 영양성분 (레시피의 ⅙ 분량): 254칼로리, 단백질 9g, 탄수화물 44g, 당 9g, 총 지방 6g (칼로리원 중 지방이 차지하는 비중 20%), 섬유질 9g, 나트륨 308mg

어텀 차우더 수프

3인분

저염 채소육수 ¼컵
깍둑썰기한 양파 ½컵

양송이버섯 약 230그램. 얇게 썰어 준비한다.

세이지 1~2티스푼. 분말 말고 신선한 허브를 손으로 비벼 사용한다

말린 타임 1~2티스푼

플레인 두유 혹은 아몬드밀크 2컵

영양 이스트 2테이블스푼

저염 간장 2테이블스푼

케일 혹은 기타 녹색채소 2컵. 줄기를 잘라 낸 뒤 잘게 다져 준비한다.

큰 냄비에 육수나 물을 붓고 중불 내지 강불에 올린다. 여기에 양파를 넣고 5~7분 끓인다. 양파가 투명해지면 버섯, 세이지, 타임을 더하고 물렁해진 버섯에서 육즙이 나올 때까지 익힌다. 눌어붙지 않도록 육수나 물을 적당량 추가한다.

작은 보울을 꺼내 두유나 아몬드밀크, 영양 이스트, 간장을 넣고 잘 저어 섞는다. 이것을 냄비에 붓고 저어 주면서 끓인다. 약불로 낮추고 골고루 익힌다. 소금으로 간하고 입맛에 따라 세이지나 타임을 더 넣는다. 마지막에 케일을 첨가하고 케일의 색깔이 밝아질 때까지 한번씩 저어 주면서 약불에서 조금 더 끓인다.

1회 섭취량당 영양성분 (레시피의 ⅓ 분량): 128칼로리, 단백질 10g, 탄수화물 17g, 당 9g, 총 지방 3g (칼로리원 중 지방이 차지하는 비중 22%), 섬유질 4g, 나트륨 476mg

표고버섯 미소 수프

4인분

가는 국수면 (혹은 스파게티면) 약 110그램

저염 채소육수 약 1리터
얇게 썬 표고버섯 약 230그램 (다른 종류의 버섯으로 대체해도 된다)
얇게 어슷썰기한 파 ⅓컵
얇게 저민 마늘 2쪽
얇게 저민 생강 1테이블스푼
당근 2개. 얇게 썰어둔다
된장 (혹은 저염 간장) 2~3테이블스푼
저염 간장 1테이블스푼 (선택사항)
시금치 (혹은 채 친 양배추) 2컵
굵게 간 홍피망 가루 혹은 스리랏챠 소스 (선택사항)

포장에 인쇄된 조리 방법대로 면을 쫄깃할 정도로만 삶는다. 체에 받쳐 찬물로 헹군 뒤 잠시 치워 둔다.

큰 냄비에 육수 ¼컵을 붓고 버섯만 넣어 불에 올린다. 버섯이 살짝 말캉말캉해지면 파, 마늘, 생강을 넣고 계속 끓인다. 이때 장식용 파 일부를 남겨 둔다. 파 색깔이 흐릿해지면 필요한 대로 물 소량을 첨가한다. 이제 남은 육수를 모두 붓고 당근까지 넣은 뒤에 잘 섞이도록 저어 준다. 뚜껑을 덮고 한소끔 끓인다. 그런 뒤에 불을 줄이고 당근이 물렁해질 때까지 뭉근히 더 익힌다. 이어서 삶아 둔 면과 된장을 첨가하고 잘 저어 섞는다. 몇 분 더 끓인 뒤 맛을 보고, 싱거우면 된장이나 간장을 소량 첨가한다.

마지막으로 시금치나 양배추를 넣고 풀이 죽으면 불을 끈다. 여기에 취향에 따라 홍피망 가루나 스리랏챠 소스를 더한다. 남겨 둔 파로 장식한다.

팁: 단백질 함량을 높이려면 깍둑썰기한 두부 1컵을 추가한다. 또 불을 끄기 몇 분 전에 다시마 같은 해조류를 첨가하면 해산물 요리의 느낌을 낼 수 있다.

1회 섭취량당 영양성분 (레시피의 ¼ 분량): 171칼로리, 단백질 7g, 탄수화물 34g, 당 4g, 총 지방 1g (칼로리원 중 지방이 차지하는 비중 6%), 섬유질 5g, 나트륨 488mg

지중해식 크로켓

4인분

차지키 소스:
깍둑썰기한 오이 1½컵
채식주의용 플레인 요거트 약 170그램
얇게 저민 마늘 1쪽
갓 짜낸 레몬즙 2티스푼
신선한 바질 ¼컵. 잘게 다져 준비한다.

크로켓:
삶은 렌틸콩 1½컵
현미밥 1½컵
깍둑썰기한 양파 ¾컵
얇게 저민 마늘 2쪽
파슬리 ¼~½컵. 다져서 준비한다.
영양 이스트 2테이블스푼
갓 짜낸 레몬즙 1테이블스푼
고수가루 1티스푼
베이킹파우더 ½티스푼
카옌페퍼 한 꼬집

차지키 소스부터 만드는 게 편하다. 중간 크기 보울에 소스 재료를 모두 넣고 잘 섞는다. 먹을 때까지 냉장실에 보관한다.

이제 크로켓을 만들기 시작한다. 오븐을 약 200℃로 예열하고 베이킹 팬에 유산지를 깔아 둔다.

믹서에 크로켓 재료를 전부 넣고 전체가 골고루 섞일 때까지 간다. 반죽을 12등분하고 형태를 잡아 빚어 팬에 올린다.

7~10분 동안 굽는다. 패티를 하나씩 뒤집어 주고 가장자리가 바삭해질 때까지 5~10분 더 굽는다. 전채로 먹을 때는 크로켓에 차지키 소스 소량만 올려 내간다. 샌드위치로 만들 때는 피타 브레드나 롤의 속을 크로켓으로 채우고 여기에 차지키 소스, 상추, 토마토, 오이를 첨가한다. 남은 차지키 소스는 구운 채소와 함께 곁들여 내도 일품이다.

팁: 삶은 렌틸콩과 현미밥을 이 레시피에 필요한 양보다 많이 만들어 두면 다양한 레시피에 신속하게 활용하기 좋다.

1회 섭취량당 영양성분 (레시피의 ¼ 분량): 251칼로리, 단백질 13g, 탄수화물 47g, 당 5g, 총 지방 2g (칼로리원 중 지방이 차지하는 비중 8%), 섬유질 8g, 나트륨 77mg

쿵파오 양상추 랩

2인분

쿵파오 소스:
저염 간장 2테이블스푼
아가베시럽 ½~1테이블스푼
쌀식초 ½테이블스푼
옥수수전분 ¾티스푼
마늘가루 ¼~½티스푼

스리랏챠 소스 혹은 카옌페퍼 (선택사항)

양상추 랩:
깍둑썰기한 적피망 1컵
얇게 썬 셀러리 ⅔컵
저염 병아리콩 1캔 (약 430그램). 국물을 따라 내고 물에 헹군 뒤 물기를 빼서 준비한다.
양상추 1포기. 잎을 한 장 한 장 떼어 준비한다
땅콩분태 ¼컵 (선택사항)
신선한 고수 (선택사항). 잘게 다져 준비한다

쿵파오 소스부터 만든다. 작은 보울에 소스 재료를 몽땅 넣고 휘저어 골고루 섞는다.

다음으로 속을 준비한다. 냄비에 물이나 육수 ¼컵을 붓고 중불 내지 강불에 올린다. 여기에 피망과 셀러리를 넣는다. 채소가 물렁물렁해지면 쿵파오 소스와 병아리콩을 추가로 넣고 잘 섞는다. 약불로 줄이고 소스가 살짝 끈적해질 때까지 졸인다.

스푼으로 속을 떠서 양상추 위에 올린다. 땅콩과 고수로 장식한다. 원하는 대로 스리랏챠 소스를 더 뿌려도 좋다.

팁: 쿵파오 소스에 커리파우더와 커민가루를 ¼~½티스푼씩 첨가하면 더 강렬한 향미를 낼 수 있다.

1회 섭취량당 영양성분 (레시피의 ½ 분량): 279칼로리, 단백질 14g, 탄수화물 50g, 당 18g, 총 지방 4g (칼로리원 중 지방이 차지하는 비중 13%), 섬유질 13g, 나트륨 645mg

바비큐맛 콩 토르타

4인분

지름 15센티미터 크기의 옥수수 토르티야 8장 혹은 구운 햄버거번 4장
저염 검정콩 1캔 (약 430그램). 국물을 따라 내고 물에 헹군 뒤 물기를 빼서 준비한다
바비큐 소스 ½컵
다진 파인애플 ½컵
살사 소스 (혹은 깍둑썰기한 토마토) 1컵
과카몰리 (선택사항)

토르티야를 사용할 경우, 약 190°C로 예열한 오븐에서 옥수수 토르티야를 5~10분 바삭하게 구워 준비한다.

검정콩에 바비큐 소스를 붓고 따뜻하게 데운다. 이것을 스푼으로 떠서 토르티야나 햄버거번에 올리고 여기에 입맛에 따라 파인애플, 살사 소스, 과카몰리를 더 얹으면 완성이다.

1회 섭취량당 영양성분 (레시피의 ¼ 분량): 293칼로리, 단백질 9g, 탄수화물 61g, 당 18g, 총 지방 2g (칼로리원 중 지방이 차지하는 비중 6%), 섬유질 11g, 나트륨 579mg

두부 마요네즈

2컵 분량

아주 단단한 두부 1모 (약 350그램)
디종 머스터드 2테이블스푼

건강 불균형 바로잡기

백식초(산도가 2배 높은 식초―옮긴이) 2티스푼

레몬즙 ⅛티스푼

아가베시럽 ⅛티스푼

믹서에 두부, 머스터드, 식초를 넣고 알갱이가 보이지 않을 때까지 곱게 간다. 여기에 레몬즙 몇 방울과 아가베시럽을 첨가하고 한 번 더 갈아 준다. 레몬즙, 아가베시럽, 머스터드로 간을 맞춘다. 상에 올릴 때까지 냉장실에 보관한다.

팁: 두부를 갈 때 레몬 1개 분량의 즙을 첨가해도 좋다.

1테이블스푼당 영양성분: 8칼로리, 단백질 1g, 탄수화물 0.5g, 당 0g, 총 지방 0.5g (칼로리원 중 지방이 차지하는 비중 40%), 섬유질 0g, 나트륨 26mg

더블 포타벨라 버섯 버거

2인분

깍둑썰기한 적양파 ½컵

얇게 저민 마늘 1쪽

발사믹식초 3테이블스푼

이탈리안 시즈닝 2티스푼

큼지막한 포타벨라 버섯 2개. 밑동은 떼어 내고 갓 부분만 사용한다

햄버거번 2장 (혹은 글루텐 프리 토르티야 2장)

시금치나 양상추 1컵

얇게 썬 토마토 2~4조각

비법 소스:

채식주의자를 위한 마요네즈 (혹은 채식주의용 플레인 요거트) 2테이블스푼

케첩 ½티스푼

딜 렐리시 (혹은 다진 딜 피클) ½티스푼

백식초 ¼티스푼

파프리카 가루 ½티스푼

마늘가루 ¼티스푼

양파가루 ¼티스푼

아가베시럽 (선택사항)

냄비에 물이나 육수 ¼컵을 붓고 중불 내지 강불에 올린다. 양파와 마늘을 넣는다. 2분 후 여기에 발사믹식초, 이탈리안 시즈닝, 버섯, 물 ¼컵을 추가한다. 뚜껑을 덮고 한소끔 끓인다. 그런 뒤에 불을 줄이고 5분 정도 뭉근히 더 익힌다. 버섯을 뒤집어 준 다음 버섯이 물렁해질 때까지 약 5분 더 익힌다. 눌어붙지 않도록 필요에 따라 물이나 육수를 추가한다.

버섯이 익는 동안에 비법소스를 만든다. 모든 소스 재료를 보울에 한꺼번에 넣고 잘 섞는다. 입맛에 따라 감미료를 첨가해도 좋다. 완성된 소스를 위로 갈 햄버거번 한 장에 바른다. 나머지 햄버거번 한 장에는 버섯, 시금치, 토마토를 올린다. 이것을 소스를 발라 둔 햄버거번으로 덮는다.

팁: 채식주의자를 위한 수제 마요네즈의 레시피는 두부 마요네즈 메뉴(416페이지)를 참고한다.

1회 섭취량당 영양성분 (레시피의 ½ 분량): 227칼로리, 단백질 9g, 탄수화물 36g, 당 11g, 총 지방 6g (칼로리원 중 지방이 차지하는 비중 22%), 섬유질 4g, 나트륨 386mg

동부콩 타코

2인분

깍둑썰기한 고구마 2컵
훈연 파프리카 가루 ½티스푼
깍둑썰기한 적양파 ½컵
깍둑썰기한 청피망 1컵
얇게 저민 마늘 1쪽
저염 동부콩 1캔 (약 430그램). 국물을 따라 내고 물에 헹군 뒤 물기를 빼서 준비한다
커민가루 ½티스푼
지름 15센티미터 크기의 옥수수 토르티야 6장
얇게 썬 아보카도 (선택사항)
살사 소스 (선택사항)
신선한 고수 (선택사항). 잘게 다져 준비한다.
라임즙 (선택사항)
핫소스 (선택사항)

오븐을 약 200℃로 예열하고 베이킹 팬에 유산지를 깔아 둔다. 고구마에 훈연 파프리카 가루, 소금, 후추를 뿌린 뒤 뒤적여 섞는다. 이것을 팬에 한 층으로 깔아 준다. 오븐에 넣고 고구마가 물렁해질 때까지 25분 동안 굽는다. 중간에 한 번 뒤집어야 한다.

냄비에 물이나 육수 ¼컵을 붓고 중불 내지 강불에 올린다. 양파와 피망을 넣고 잠시 둔다. 피망이 물컹해지면 마늘을 첨가한다. 1분 후 동부콩과 커민가루를 넣고 필요에 따라 물이나 육수를 소량 추가한 다음 잘 저어 준다. 수시로 저어 주면서 약불에서 골고루 익힌다. 마지막에 소금과 후추로 간한다.

콩으로 만든 속과 구운 고구마를 스푼으로 떠서 따뜻하게 덥힌 토르티야나 타코에 담는다. 입맛에 따라 그 위에 아보카도, 살사, 고수를 얹고 라임즙과 핫소스를 뿌린다.

팁: 토르티야로 단단한 타코 과자를 만들 수 있다. 오븐랙의 빗살 두세 줄에 얹히도록 토르티야를 한 장씩 끼워 건 다음, 약 190℃로 예열한 오븐에서 바삭해질 때까지 5~10분 구우면 된다.

1회 섭취량당 영양성분 (레시피의 ½ 분량): 칼로리 472g, 단백질 20g, 탄수화물 95g, 당 11g, 총 지방 3g (칼로리원 중 지방이 차지하는 비중 6%), 섬유질 16g, 나트륨 368mg

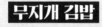

무지개 김밥
롤 12조각 분량

쌀밥 (혹은 삶은 퀴노아) 3컵
깍둑썰기한 홍피망 1컵
채 친 비트 ½컵
채 친 오이 (혹은 주키니 호박) 1컵
채 친 당근 ¾컵
아보카도 1개. 씨를 뺀 뒤 얇게 썰거나 으깨 준비한다.
김밥김 12장
참깨 (선택사항)
해선장 (선택사항)

건강 불균형 바로잡기

쌀밥(혹은 퀴노아)에 쌀식초 2~4테이블스푼과 아가베시럽 소량을 두른 뒤 버무려 샤리(식초 간한 초밥용 밥—옮긴이)를 만든다. 이 과정은 입맛에 따라 생략해도 무방하다. 평평한 곳에 김을 깔고 그 위에 밥이나 퀴노아를 얇게 편다. 이어서 아보카도와 채소들을 얹고 준비되면 참깨를 솔솔 뿌린다. 두 손으로 김밥을 단단하게 말아 준다. 이 과정을 반복한다.

팁: 김밥을 먹기 편한 크기로 잘라서 상에 올린다. 또 해선장을 물로 희석해 찍어 먹는 소스로 활용해도 좋다.

롤 1조각당 영양성분 (레시피의 ¹⁄₁₂ 분량): 83칼로리, 단백질 2g, 탄수화물 15g, 당 1g, 총 지방 2g (칼로리원 중 지방이 차지하는 비중 20%), 섬유질 3g, 나트륨 27mg

케일 고구마 김밥

롤 12조각 분량

쌀밥 2컵
고구마 2개
얇게 저민 마늘 4~6쪽
케일 한 묶음. 줄기를 잘라 낸 뒤 잘게 다져 준비한다.
파 4줄기. 얇게 어슷썰기해 준비한다.
아보카도 1개. 씨를 뺀 뒤 얇게 썰어 준비한다.
저염 간장 1~2테이블스푼
김밥김 12장 (혹은 토르티야 4장)
쌀식초 1~2테이블스푼 (선택사항)

쌀밥에 쌀식초 1~2테이블스푼을 두른 뒤 버무려 샤리를 만든다. 취향에 따라 이 과정을 생략할 수 있다. 전자레인지로 삶은 고구마를 깍둑썰기한다. 아니면 먼저 깍둑썰기한 뒤에 오븐에 구워도 된다. 고구마가 익는 동안 큰 냄비를 꺼내 물 ¼컵을 붓는다. 여기에 마늘을 넣고 2분 동안 둔다. 이어서 케일, 간장, 쌀식초 적당량을 추가한다. 집게로 저어 내용물이 잘 섞이게 한다. 케일 색깔이 연해지면 냄비를 불에서 내리고 적당히 식힌다. 다음으로 평평한 곳에 김을 깐다. 그 위에 밥을 얇게 펴고 고구마, 케일, 파, 아보카도를 가로 방향으로 얹는다.

손으로 김밥을 만다. 마지막에 손가락에 물을 묻혀 김의 가장자리를 적신 뒤 굴리고 한 번 꾹 눌러 주면 김이 떨어지지 않고 잘 고정된다. 이음새 부분이 밑으로 가도록 김밥을 도마 위에 놓고 칼로 4등분한다.

롤 1조각당 영양성분 (레시피의 ½ 분량): 80칼로리, 단백질 2g, 탄수화물 15g, 당 2g, 총 지방 2g (칼로리원 중 지방이 차지하는 비중 20%), 섬유질 3g, 나트륨 75mg

건강 불균형 바로잡기

채식주의자를 위한 콜리플라워 크러스트 피자

2~4인분

피자 도우:

아마씨 혹은 치아씨드 간 것 2테이블스푼

콜리플라워 라이스(콜리플라워를 가공한 쌀 대용식품—옮긴이) 약 450그램 (보통 시판제품 한 팩 분량)

밀가루 ¼컵

영양 이스트 2테이블스푼

마늘가루 1티스푼

양파가루 ¼티스푼 (선택사항)

이탈리안 시즈닝 1½티스푼 (선택사항)

타히니 소스 1~2테이블스푼

토핑:

토마토 소스 혹은 마리나라 스파게티 소스 ½컵

버섯 4~6개. 얇게 썰어 준비한다.

햇볕에 말린 토마토 2팩. 다져서 준비한다.

얇게 저민 올리브 ¼컵

다진 파인애플 ½컵

신선한 바질잎 3~4장 (선택사항)

시금치 1컵

작은 보울에 아마씨 혹은 치아씨드 가루와 물 3테이블스푼을 붓고 잘 섞은 뒤 냉장실에 넣어 둔다. 전자레인지에 8분간 돌리거나 찜기에 5분 동안 쪄서 콜리플라워 라이스를 익힌다. 콜리플라워가 한 김 식으면 깨끗한 키친타올이나 면보에 싼 다음에 꽉 짜서 물기를 최대한 제거한다. 이때 푸석푸석해질 정도로 있는 힘껏 짜야 한다. 이것을 큰 보울에 담고 냉장고에 넣어 뒀던 씨앗 가루 갠 물을 첨가한다. 절 저어 골고루 섞는다. 이어서 나머지 재료들을 마저 넣고 전체적으로 잘 섞이도록 다시 저어 준다. 반죽의 묽기를 보고 필요한 대로 물 1~3테이블스푼을 추가한다. (반죽이 될수록 크러스트가 더 바삭해진다)

오븐을 약 200℃로 예열하고 베이킹 팬을 거꾸로 뒤집어 유산지를 깐다. 공 모양으로 빚어 놓은 도우를 가운데에 놓고 유산지를 한 장 더 뜯어 도우 위에 덮는다. 그 상태에서 손으로 꾹꾹 눌러 두께는 1센티미터가 안 되고 지름은 20센티미터를 약간 넘는 원 모양으로 평평하게 펴 준다. 덮었던 유산지를 걷어 내 옆에 치워 두고 테두리에 갈색이 돌면서 바삭해 보일 때까지 반죽을 오븐에서 18~25분 굽는다. 베이킹 팬을 오븐에서 꺼낸 뒤 도우를 다시 유산지로 덮는다. 팬을 그대로 뒤집어 도우를 분리한다. 그러면 방금 전에 덮은 유산지가 바닥으로 갈 것이다. 맨 처음에 팬에 깔았던 유산지는 걷어 내 버린다.

준비된 도우에 토마토 소스를 얇게 펴 바른다. 준비한 소스를 다 쓰지 않아도 된다. 시금치와 바질을 제외한 나머지 토핑 재료를 모두 얹는다. 토핑이 뜨뜻해질 때까지 5~10분 동안 굽는다. 시금치와 바질은 이 다음에 먹기 직전에 올린다. 이때 1분 더 구워도 된다. 취향에 따라 피자 위에 영양 이스트를 더 뿌린다.

1회 섭취량당 영양성분 (레시피의 ½ 분량): 313칼로리, 단백질 15g, 탄수화물 46g, 당 17g, 총 지방 11g (칼로리원 중 지방이 차지하는 비중 29%), 섬유질 13g, 나트륨 474mg

몽고식 채소 볶음

2인분

물 혹은 육수 ¼컵
얇게 저민 마늘 3쪽
얇게 저민 생강 1테이블스푼
굵게 갈린 홍피망 가루 한 꼬집
파 3줄기. 흰색 부분과 녹색 부분을 분리한 뒤 얇게 어슷썰기해 준비한다
포타벨라 버섯 2개. 밑동은 떼어 내고 갓 부분만 얇게 썰어 준비한다
볶음요리용 냉동 채소 1팩 (대략 400그램)
해선장 1테이블스푼
저염 간장 1~2티스푼
옥수수전분 2티스푼
현미밥 혹은 국수면 2~3컵

큼지막한 냄비에 물 또는 육수 ¼컵을 붓고 중불 내지 강불에 올린다. 여기에 마늘, 생강, 홍피망 가루, 파 흰색 부분을 넣는다. 파가 투명해지면 버섯을 추가하고 더 끓인다. 버섯이 물렁해지면 볶음요리용 채소를 마저 넣고 모든 재료가 골고루 익되 푹 무르지는 않을 정도까지만 1~2분 더 둔다.

작은 보울에 냉수 ¼컵과 해선장, 저염 간장, 옥수수전분을 넣고 휘저어 잘 섞는다. 이것을 채소 냄비에 붓는다. 불을 줄이고 한동안 졸인다. 완성된 소스를 미리 담아 둔 쌀밥이나 국수 위에 붓는다. 마지막으로 파를 솔솔 뿌려 장식하면 완성이다.

1회 섭취량당 영양성분 (레시피의 ½ 분량): 381칼로리, 단백질 14g, 탄수화물 78g, 당 9g, 총 지방 3g (칼로리원 중 지방이 차지하는 비중 7%), 섬유질 10g, 나트륨 450mg

미네스트로네 폴렌타

2인분

다진 양파 ¼컵
얇게 저민 마늘 2~3쪽
이탈리안 시즈닝 1~2티스푼
굵게 갈린 홍피망 가루 한 꼬집
깍둑썰기해 직화구이한 토마토 1캔 (약 410그램) 국물도 사용한다.
냉동 채소믹스 ¾컵
케첩 혹은 설탕 1티스푼 (선택사항)
저염 흰강낭콩 혹은 병아리콩 1캔 (약 430그램). 국물을 따라 내고 물에 헹군 뒤 물기를 빼서 준비한다.
폴렌타 혹은 그리츠 1컵
플레인 두유 혹은 아몬드밀크 ½컵

중간 크기의 소스팬에 물이나 육수 ¼컵을 붓고 중불 내지 강불에 올린다. 여기에 양파와 마늘을 넣는다. 양파가 투명해지면 이탈리안 시즈닝과 홍피망 가루를 추가하고 잘 저어 골고루 섞는다. 이어서 토마토를 통조림 국물과 함께 붓는다. 이때 큰 덩어리는 주걱이나 포크로 부순다. 뚜껑을 덮은 상태에서 10분 정도 뭉근히 익힌다. 타거나 눌어붙지 않도록 육수나 물을 적당량 추가한다. 취향에 따라 수프 절반을 믹서로 옮겨 곱게 간 뒤에 다시 합친다. 아니면 아예 방망이형 믹서기를 팬에 담가 수프를 통째로 갈아도 된다.

냉동 채소를 마저 넣고 약불에서 저어 가면서 계속 뭉근히 끓인다. 필요에 따라 중간에 물이나 육수를 추가한다. 맛을 보고 너무 신 듯하면 케첩이나 설탕을 첨가한다. 이제 콩을 넣고 잘 섞이도록 저어 준다. 소금과 후추 그리고 입맛에 따라 이탈리안 시즈닝으로 간한다. 뚜껑을 덮고 잠시 치워 두어 적당히 식힌다.

다음으로 소스팬을 새로 꺼내 물이나 육수 2컵을 붓고 한소끔 끓인다. 약불로 줄인 뒤, 천천히 저어 가면서 폴렌타나 그리츠를 첨가한다. 가루가 덩어리지지 않도록 계속 저어 주어야 한다. 표면에 기포가 올라오기 시작하면 불을 끈다. 전체적으로 고운 질감을 보존하기 위해 두유나 아몬드밀크 일정량을 첨가한 다음 서너 번 더 젓는다. 마지막으로 소금과 후추로 간한다. 완성된 폴렌타를 그릇에 옮겨 담고 위에 미네스트로네 수프를 부어 상에 올린다.

1회 섭취량당 영양성분 (레시피의 ½ 분량): 611칼로리, 단백질 23g, 탄수화물 122g, 당 12g, 총 지방 4g (칼로리원 중 지방이 차지하는 비중 5%), 섬유질 26g, 나트륨 609mg

심플 폴렌타

6인분

폴렌타 1½컵
플레인 두유 혹은 아몬드밀크 1컵

중간 크기의 소스팬에 물이나 육수 3컵을 붓고 중불에 올린다. 한소끔 끓으면 불을 줄이고 천천히 저어 가면서 폴렌타를 첨가한다. 가루가 덩어리지지 않도록 계속 저어 주어야 한다. 표면에 기포가 올라오기 시작하면 불을 끈다. 이 즈음에 두유나 아몬드밀크 일정량을 첨가하면 전체적으로 고운 질감을 유지할 수 있다. 소금과 후추로 간한다. 입맛에 따라 영양 이스트나 이탈리안 시즈닝을 첨가해도 된

다. 더 부드러운 질감을 원하는 사람은 상에 올리기 직전에 두유나 아몬드밀크를
더 추가한다.

팁: 라임 1~2개 분량의 즙을 첨가하면 보다 상큼하게 즐길 수 있다.

1회 섭취량당 영양성분 (레시피의 ⅙ 분량): 163칼로리, 단백질 4g, 탄수화물 33g,
당 2g, 총 지방 1g (칼로리원 중 지방이 차지하는 비중 7%), 섬유질 2g, 나트륨 178mg

당근 콩 커리

4인분

얇게 저민 마늘 2~3쪽
얇게 저민 생강 2~3테이블스푼
순한 맛 커리파우더 1테이블스푼
훈연 파프리카 가루 1티스푼
저칼로리 코코넛밀크 1캔 (약 400그램)
토마토 페이스트 2테이블스푼
깍둑썰기한 당근 3컵
냉동 완두콩 2컵
신선한 고수 ¼컵 (선택사항)

큼지막한 냄비에 물이나 육수를 바닥면에서 찰랑거릴 정도로만 붓고 중불 내지
강불에 올린다. 마늘과 생강을 넣고 1~2분 둔다. 향이 올라오면 커리파우더와 파
프리카 가루를 넣고 잘 저어 준다. 여기에 코코넛밀크, 토마토 페이스트, 물이나
육수 ½컵을 붓는다. 자주 저어 주면서 중불에서 한소끔 끓인다. 이어서 당근을 추

가하고 두어 번 젓는다. 뚜껑을 덮은 상태로 약불에서 포크로 찌르면 푹 들어갈 때까지 15분 정도 뭉근히 끓인다. 여기에 완두콩을 마저 넣은 다음, 콩은 물컹해지고 소스는 되직해질 때까지 5분 정도 더 끓인다. 이때는 뚜껑을 다시 덮지 않는다. 끝으로 소금으로 간하고 고수로 장식한다. 쌀밥 위에 붓거나 피타 브레드를 곁들여 상에 올린다.

팁: 더 푸짐하게 만들려면 깍둑썰기한 감자나 콜리플라워 꽃송이 부분과 당근을 추가한다. 아니면 콜리플라워 꽃송이 부분과 완두콩의 조합도 나쁘지 않다.

1회 섭취량당 영양성분 (레시피의 ¼ 분량): 159칼로리, 단백질 5g, 탄수화물 22g, 당 8g, 총 지방 7g (칼로리원 중 지방이 차지하는 비중 37%), 섬유질 7g, 나트륨 254mg

동서양의 만남 타코

4인분

된장 1테이블스푼
고순도 메이플시럽 1테이블스푼
쌀식초 1테이블스푼
깍둑썰기한 고구마 2컵
지름 15센티미터 크기의 옥수수 토르티야 8장
과카몰리 ½컵
파 4줄기. 얇게 어슷썰기해 준비한다.
스리랏챠 소스 (선택사항)

코코넛 소스:
저칼로리 코코넛밀크 ¼컵

신선한 고수 ¼컵

신선한 바질 ¼컵

갓 짠 라임즙 1테이블스푼

라임 제스트 ⅛티스푼

마늘가루⅛티스푼

오븐을 약 200°C로 예열하고 베이킹 팬에 유산지를 깔아 둔다. 큰 보울에 된장, 메이플 시럽, 식초를 넣고 휘휘 저어 섞는다. 여기에 고구마를 넣고 잘 버무린다. 이것을 팬에 한 층으로 깐다. 포크로 찌르면 푹 들어갈 때까지 오븐에서 20~30분 굽는다.

고구마가 익는 동안에는 코코넛 소스를 만든다. 소스 재료를 믹서에 몽땅 넣는다. 버튼을 수동 조작해 재료들이 대강 섞일 정도로만 갈아 주면 끝이다.

이제 잘 구워진 고구마를 토르티야에 올린다. 이어서 과카몰리, 파, 스리랏챠 소스를 취향대로 얹는다. 여기에 코코넛 소스를 두르고 상에 올린다.

1회 섭취량당 영양성분 (레시피의 ¼ 분량): 216칼로리, 단백질 5g, 탄수화물 41g, 당 8g, 총 지방 5g (칼로리원 중 지방이 차지하는 비중 18%), 섬유질 6g, 나트륨 322mg

모로코식 피자

4인분

피자치즈 소스:

플레인 두유 혹은 아몬드밀크 1컵

영양 이스트 ¼컵

건강 불균형 바로잡기

밀가루 혹은 옥수수전분 ¼컵

갓 짜낸 레몬즙 1테이블스푼

된장 1~2티스푼

양파가루 1티스푼

마늘가루 1티스푼

겨자가루 ⅛티스푼 (선택사항)

커민가루 ½티스푼

계피가루 ¼티스푼

라스 엘 하누트(رأس الحانوت, 모로코식 조미료 믹스) ¼티스푼. 원하면 추가.

저염 스파게티 소스 1컵

피타 브레드 4장

채 친 당근 1컵

얇게 저민 올리브 1컵

피자치즈 소스부터 만든다. 소스팬에 소스 재료를 전부 넣고 중불에 올린다. 소스가 끓기 시작하면 불을 줄이고 가끔 저어 가면서 되직해지도록 뭉근히 익힌다. 토스터나 오븐을 약 220℃로 예열한다. 커민가루, 계피가루, 라스 엘 하누트를 마리나라 스파게티 소스에 첨가하고 잘 섞는다. 라스 엘 하누트는 처음에 ¼티스푼만 넣고 간을 보면서 입맛에 따라 소량씩 추가한다. 완성된 스파게티 소스와 피자 소스를 피타 브레드에 차례로 바른다. 그 위에 당근과 올리브를 올린다. 그대로 오븐에서 치즈가 녹는 모양새가 날 때까지 4~7분 굽는다.

1회 섭취량당 영양성분 (레시피의 ¼ 분량): 337칼로리, 단백질 14g, 탄수화물 57g, 당 8g, 총 지방 7g (칼로리원 중 지방이 차지하는 비중 18%), 섬유질 7g, 나트륨 678mg

구운 퀴노아 파이

2인분

주키니호박 2개. 반달 모양으로 얇게 썰어 준비한다.
깍둑썰기한 적양파 ½컵
깍둑썰기한 적피망 1컵
방울토마토 약 280그램. 저며서 준비한다.
삶은 퀴노아 1½컵
이탈리안 시즈닝 1~2테이블스푼
저염 스파게티 소스 1½컵

오븐을 약 200°C로 예열하고 베이킹 팬에 유산지를 깔아 둔다. 여기에 주키니호박 썬 것을 한 층으로 깐다. 그 위로 양파와 피망을 흩뿌린다. 이어서 방울토마토를 올린다. 토마토가 쪼글쪼글해지고 다른 채소들이 익어 갈색으로 변할 때까지 25분 정도 굽는다. 팬을 오븐에서 빼고 잠시 옆에 치워 둔다.

삶은 퀴노아에 이탈리안 시즈닝을 뿌린다. 아니면 아예 시즈닝을 탄 물에 퀴노아를 삶아도 된다. 마리나라 스파게티 소스 1~2스푼을 첨가하고 고루 섞이도록 잘 저어 준다. 양념된 퀴노아를 오븐용 그릇의 맨 밑바닥에 깐다. 스푼으로 스파게티 소스 절반을 퀴노아에 덧바른다. 그 위에 구운 채소를 올리고 소금과 후추로 간한다. 골고루 익어 가장자리가 진한 갈색으로 변할 때까지 5~15분 동안 굽는다. 나머지 스파게티 소스를 다시 데워 이 위에 마저 붓는다.

1회 섭취량당 영양성분 (레시피의 ½ 분량): 347칼로리, 단백질 13g, 탄수화물 62g, 당 23g, 총 지방 7g (칼로리원 중 지방이 차지하는 비중 17%), 섬유질 11g, 나트륨 231mg

남서부식 렌틸콩 마카로니

4인분

맥앤치즈 소스:
플레인 두유 혹은 아몬드밀크 1컵
영양 이스트 ⅓컵
옥수수전분 혹은 밀가루 2테이블스푼
양파가루 1티스푼
마늘가루 1티스푼
훈연 파프리카 가루 ½티스푼
강황가루 ⅛티스푼
된장 1~2테이블스푼

익히지 않은 엘보 마카로니(구멍튜브를 세로로 이등분한 모양의 미니 파스타—옮긴이) 2컵
삶은 렌틸콩 1컵
살사 소스 1병 (약 230그램)
깍둑썰기한 청고추 1캔 (약 115그램)
아보카도 반 개. 깍둑썰기해 준비한다.
얇게 어슷썰기한 파 (선택사항)

맥앤치즈 소스부터 만든다. 된장을 제외한 모든 소스 재료를 소스팬에 몽땅 넣고 중불에 올린다. 소스가 끓기 시작하면 불을 줄인 다음, 가끔 저어 가면서 뭉근히 익힌다. 약간 되직해지면 불을 끄고 된장을 추가해 잘 저어 섞어 준다.

한쪽에서는 냄비를 불에 올리고 포장에 인쇄된 조리 방법대로 파스타를 삶는다. 적당히 익으면 체에 받쳐 찬물로 헹군 뒤 물기를 뺀다. 그대로 잠시 치워 둔다.

믹서에 렌틸콩을 넣고 버튼을 수동 조작해 굵게 간다. 이 과정은 생략해도 된다.

삶은 마카로니를 맥앤치즈 소스가 든 팬에 붓고 마카로니 표면에 소스가 골고루 묻도록 충분히 저어 섞는다. 여기에 렌틸콩, 살사 소스, 청고추, 아보카도, 파를 추가한다. 마지막에 소량 남겨 두었던 파로 장식한다.

1회 섭취량당 영양성분 (레시피의 ¼ 분량): 487칼로리, 단백질 25g, 탄수화물 85g, 당 7g, 총 지방 6g (칼로리원 중 지방이 차지하는 비중 11%), 섬유질 12g, 나트륨 679mg

상하이식 볶음국수

2인분

포타벨라 버섯 2개. 밑동은 떼어 내고 갓 부분만 얇게 썰어 준비한다.
쌀식초 1테이블스푼
해선장 1테이블스푼
동양식 얇은 건면 혹은 링귀니 파스파면 약 230그램
볶음요리용 냉동 채소 약 230그램
저염 채소육수 ½컵
파 2줄기. 흰색 부분과 녹색 부분을 분리한 뒤 얇게 어슷썰기해 준비한다.
얇게 저민 생강 1테이블스푼
얇게 저민 마늘 1~2쪽
브래그 아미노Bragg Aminos 간장 1~2테이블스푼
채 친 양배추 2컵
스리랏챠 소스

보울에 버섯, 식초, 해선장을 넣고 잘 버무린다. 10분 동안 재운다.

건강 불균형 바로잡기

포장에 인쇄된 조리 방법대로 면을 삶는다. 면이 다 익기 1~2분 전에 볶음요리용 채소를 추가한다. 면과 채소를 체에 받쳐 찬물로 헹군 뒤 물기를 빼고 잠시 두어 식힌다. 이때 나중에 필요하므로 면 삶은 물 ¼컵을 덜어 둬야 한다.

큼지막한 냄비에 물 또는 육수 ¼컵을 붓고 중불 내지 강불에 올린다. 여기에 파 흰색 부분, 생강, 마늘을 넣는다. 파가 투명해지면 브래그 아미노 간장을 붓고 채소에 양념이 골고루 묻도록 잘 젓는다. 냄비에 갈색으로 눌어붙은 부분은 주걱으로 살살 긁어 떼어 낸다. 이어서 양념해 둔 버섯을 물 또는 육수 ¼컵과 함께 추가한다. 가끔 저어가면서 계속 끓인다. 버섯이 적당히 익으면 불을 끈다. 이 시점에 채 친 양배추를 넣고 양배추가 물렁해질 때까지 여러 번 더 저어 준다. 여기에 삶아 둔 면과 채소를 넣고 잘 저어 섞는다. 이때 면 삶은 물 1~2테이블스푼을 첨가하면 소스가 더 잘 풀린다. 맛을 보고 취향에 따라 브래그 아미노 간장이나 해선장을 추가한다. 마지막으로 썰어 둔 파를 뿌리고 스리랏챠 소스를 둘러 완성한다.

팁: 저염 간장을 대용품인 브래그 아미노 간장으로 대체할 수 있다.

1회 섭취량당 영양성분 (레시피의 ½ 분량): 526칼로리, 단백질 20g, 탄수화물 109g, 당 9g, 총 지방 2g (칼로리원 중 지방이 차지하는 비중 3%), 섬유질 15g, 나트륨 586mg

버터넛 파스타

2인분

깍둑썰기한 버터넛스쿼시 호박 3~4컵 (중간 크기 호박 약 1개 분량)

얇게 썬 버섯 1컵
익히지 않은 파스타 1½컵
햇볕에 말린 토마토 4팩. 다져서 준비한다.
저염 병아리콩 혹은 흰강낭콩 1컵. 캔에서 국물을 따라 내고 물에 헹군 뒤 물기를 빼서
준비한다.
신선한 루꼴라 (혹은 양상추) 2컵
무지방 발사믹식초 ¼컵
채식주의자를 위한 파르메산 파우더 (선택사항)

오븐을 약 190°C로 예열하고 베이킹 팬에 유산지를 깔아 둔다. 여기에 호박을 한 층으로 깔고 오븐에 넣는다. 포크로 찌르면 푹 들어가고 테두리가 갈색을 띨 때까지 20~30분 굽는다. 이때 중간에 한 번 뒤집어 주어야 한다. 호박이 다 구워지기 전에 버섯을 추가해 마저 굽는다.

다음으로 삶을 물에 토마토와 병아리콩을 첨가하고 포장에 인쇄된 조리 방법대로 파스타를 삶는다. 파스타가 적당하게 익으면 체에 받쳐 물기를 뺀 뒤 보울로 옮긴다. 여기에 바로 구운 호박과 버섯을 넣고 잘 버무려 섞는다. 완성된 파스타를 접시에 담고, 루꼴라나 양상추를 곁들이거나 섞는다. 그 위에 발사믹식초를 두른다. 취향에 따라 채식주의자를 위한 파르메산 파우더를 뿌린다.

팁: 채식주의자를 위한 파르메산 파우더를 직접 만들 때는 437페이지의 레시피를 참고한다.

1회 섭취량당 영양성분 (레시피의 ½ 분량): 642칼로리, 단백질 25g, 탄수화물 126g, 당 13g, 총 지방 6g (칼로리원 중 지방이 차지하는 비중 7%), 섬유질 17g, 나트륨 351mg

건강 불균형 바로잡기

채식주의자를 위한 파르메산 파우더

1컵 분량

캐슈넛 1컵
영양 이스트 ½컵
마늘가루 혹은 양파가루 (선택사항)

믹서에 캐슈넛과 이스트를 붓는다. 여기에 취향에 따라 마늘가루나 양파가루를 추가하고 소금 약간으로 간한다. 고운 가루가 될 때까지 전체를 갈아 준다. 잘 섞인 가루를 밀폐용기에 담아 한 주 동안 냉장실에 넣어 둔다.

팁: 꼭 캐슈넛일 필요는 없고 생아몬드, 생캐슈넛, 생브라질넛 등 집에 있는 견과류를 아무거나 사용할 수 있다. 생호두 ½컵과 생해바라기씨 혹은 참깨 ½컵을 섞어도 훌륭한 조합이 된다. 너트와 시드는 어떻게 섞어도 맛이 좋다. 또한 영양 이스트를 처음에는 3~4테이블스푼 정도만 넣고 중간중간 맛을 보면서 첨가하는 것도 요령이다.

1테이블스푼당 영양성분: 63칼로리, 단백질 4g, 탄수화물 5g, 당 0.5g, 총 지방 4g (칼로리원 중 지방이 차지하는 비중 51%), 섬유질 1g, 나트륨 3mg

✳ 곁들임 요리 ✳

멕시코식 퀴노아

1인분

익히지 않은 퀴노아 (혹은 현미) ½컵
냉동 옥수수 ½컵
살사 소스 ½컵
고수 (선택사항)

포장에 인쇄된 조리 방법대로 퀴노아 혹은 쌀을 삶는다. 중간에 옥수수를 추가하고 5분 더 익힌다.

살사 소스에 덩어리가 많다 싶으면 절반을 덜어 갈아 준다. 이 과정은 생략해도 된다. 퀴노아가 아직 따뜻할 때 살사 소스를 붓고 휘휘 저어 섞는다. 마지막에 고수를 첨가한다.

더 풍성하게 즐기려면 여기에 검정콩, 아보카도, 적양파를 더 넣고 핫소스를 뿌린 다음 골고루 저어 섞는다.

1회 섭취량당 영양성분: 394칼로리, 단백질 15g, 탄수화물 74g, 당 10g, 총 지방 6g (칼로리원 중 지방이 차지하는 비중 13%), 섬유질 9g, 나트륨 410mg

자메이카식 저크 양념장

갓 짠 라임즙 1½~ 2테이블스푼
저염 간장 1테이블스푼
고순도 메이플시럽 1티스푼
토마토 페이스트 1티스푼
말린 타임 ½티스푼
올스파이스 가루 ½티스푼
계피가루 ½티스푼
생강가루 ½티스푼
마늘가루 ½티스푼
정향가루 한 꼬집
굵게 갈린 홍피망 가루 (선택사항)

준비된 재료를 작은 보울에 몽땅 붓고 잘 저어 섞으면 완성이다.

응용 팁: 포타벨라 버섯이나 병아리콩을 24시간 이상 양념장에 재운다. 이때 버섯은 미리 밑동을 떼어 내고 갓 부분만 얇게 썰어 놓고 콩 통조림은 국물을 따라 내고 내용물만 물에 헹군 뒤 물기를 빼서 준비해야 한다. 이것을 불에 올려 양념장이 모두 증발할 때까지 졸인다. 완성된 버섯조림 혹은 콩조림은 덮밥 소스로 활용해도 좋고, 부리토 속에 채울 수도 있다. 토마토, 과카몰리와 함께 옥수수 토르티야에 얹으면 타코를 만들 수 있으며 갓은 녹색채소, 적양파, 파인애플을 섞은 샐러드의 드레싱으로도 잘 어울린다.

1테이블스푼당 영양성분: 13칼로리, 단백질 0.5g, 탄수화물 3g, 당 1g, 총 지방 0.1g (칼로리원 중 지방이 차지하는 비중 5%), 섬유질 0.5g, 나트륨 145mg

망고와 라임을 넣은 브라질식 쌀밥

4인분

깍둑썰기한 당근 1컵
깍둑썰기한 망고 1컵
저염 병아리콩 혹은 호랑이콩 1캔 (약 430그램). 국물을 따라 내고 물에 헹군 뒤 물기를 빼서 준비한다.
현미밥 1컵
깍둑썰기한 청고추 1캔 (약 115그램) (선택사항)
파프리카 가루 1티스푼
마늘가루 ½티스푼
색깔을 낼 강황가루 한 꼬집 (선택사항)
갓 짠 라임즙 1~2테이블스푼
다진 고수 1~2테이블스푼 (선택사항)
저염 간장 혹은 데리야끼 소스 1테이블스푼 (선택사항)
볶은 참깨 1~2티스푼

냄비에 물이나 육수 ¼컵을 붓고 중불 내지 강불에 올린다. 여기에 당근을 넣고 포크로 찌르면 탄력 있게 들어갈 때까지 익힌다. 냉동 망고를 사용할 경우, 생당근을 함께 넣는 게 좋다. 이어서 병아리콩, 쌀밥, 망고, 청고추, 파프리카, 마늘가루, 강황가루를 넣고 잘 저어 섞는다. 1~2분 두어 고루 익힌다. 눌어붙지 않도록 육수나 물을 적당량 추가한다. 불을 끄고 라임즙을 두른 다음 한두 번 더 젓는다. 여기에 취향에 맞게 고수와 간장을 첨가한다. 마지막에 참깨를 솔솔 뿌려 상에 올린다.
더 묵직한 식감을 원할 경우, 으깬 견과류나 콩류를 첨가하면 좋다.
1회 섭취량당 영양성분 (레시피의 ¼ 분량): 199칼로리, 단백질 7g, 탄수화물 38g, 당

10g, 총 지방 3g (칼로리원 중 지방이 차지하는 비중 13%), 섬유질 7g, 나트륨 29mg

치폴레슬로

3인분

아도보 소스에 절인 치폴레 고추 ¼~1개 (선택사항)
레드와인식초 ½컵
메이플시럽이나 아가베시럽 ⅓컵
아도보 소스 1~2테이블스푼 (치폴레 고추 절임 통조림의 국물을 활용한다)
말린 오레가노 1티스푼
마늘가루 1티스푼
양배추 한 통 채 친 것 혹은 코울슬로 믹스 한 봉(대략 280~400그램)

양배추를 제외한 모든 재료를 믹서에 넣고 곱게 간다. 이것을 상에 올리기 직전에 양배추와 섞고 보울에서 버무린다.

치폴레슬로와 함께 아보카도(혹은 과카몰리)와 검정콩(혹은 튀긴 콩)을 쌀밥 위에 얹어 덮밥으로 만들거나 옥수수 토르티야 속재료로 활용하면 한 끼 식사로 그만이다.

팁: 아도보 소스에 절인 치폴레 고추는 수입 식료품 코너에 가면 통조림 제품으로 구할 수 있다.

1회 섭취량당 영양성분 (레시피의 ⅓ 분량): 156칼로리, 단백질 2g, 탄수화물 36g, 당 30g, 총 지방 0.3g (칼로리원 중 지방이 차지하는 비중 2%), 섬유질 2g, 나트륨 68mg

새콤한 고구마 구이

5인분

깍둑썰기한 고구마 2컵
저염 간장 1~2티스푼 (선택사항)
깍둑썰기한 적피망 1컵
신선한 민트 ½컵. 다져서 사용한다.
얇게 어슷썰기한 파 혹은 깍둑썰기한 적양파 ¼컵
오렌지 1개 분량의 즙
작은 레몬 ½개 분량의 즙
껍질 벗겨 깍둑썰기한 오렌지 ½컵

오븐을 약 200℃로 예열하고 베이킹 팬에 유산지를 깔아 놓는다. 그 위에 고구마를 한 층으로 올리고 오븐에 넣어 포크로 찌르면 푹 들어갈 때까지 20~30분 굽는다. 입맛에 따라 간장을 뿌리고 소금과 후추로 간한다. 밑간한 고구마에 피망, 민트, 파, 오렌지즙, 레몬즙을 넣고 잘 버무린다. 마지막에 깍둑썰기한 오렌지를 곁들여 장식하면 완성이다. 이 요리는 따뜻하게 먹어도 차게 먹어도 괜찮다.

만약 상큼한 맛을 강조하고 싶다면 오렌지 제스트를 첨가한다. 단, 맛이 써질 수 있으니 소량만 사용해야 한다.

팁: 민트와 오렌지즙을 빼고 대신에 간장 대용품인 브래그 아미노 간장 또는 저염 간장 1~2티스푼을 넣으면 색다른 느낌을 줄 수 있다.

1회 섭취량당 영양성분 (레시피의 ⅕ 분량): 67칼로리, 단백질 2g, 탄수화물 15g, 당 7g, 총 지방 0.3g (칼로리원 중 지방이 차지하는 비중 4%), 섬유질 3g, 나트륨 167mg

루이지애나식 퀴노아

4인분

익히지 않은 퀴노아 ½컵
저염 채소육수 1컵
깍둑썰기한 양파 ½컵
깍둑썰기한 셀러리 ½컵
무염 케이준 시즈닝 1티스푼
깍둑썰기해 직화구이한 토마토 1캔 (약 400그램). 국물도 사용한다.
저염 강낭콩 1캔 (약 430그램). 국물을 따라 내고 물에 헹군 뒤 물기를 빼서 준비한다.
설탕 혹은 케첩 (선택사항)
루이지애나풍 핫소스

소스팬에 퀴노아와 육수 1컵을 붓는다. 뚜껑을 덮은 채로 한소끔 끓인다. 그런 뒤에 불을 줄이고 퀴노아가 말캉거릴 때까지 15분 정도 더 익힌다. 소금, 후추, 취향에 따라 케이준 시즈닝 소량으로 간한다. 잠시 옆에 치워 둔다.

이어서 큼지막한 냄비를 새로 꺼내 물 혹은 육수 ¼컵을 붓고 중불 내지 강불에 올린다. 여기에 양파와 셀러리를 첨가한다. 양파가 투명해지면 케이준 시즈닝을 첨가해 양념이 고루 묻도록 잘 저어 섞는다. 1분 정도 더 익힌다. 국물이 졸아든다 싶으면 불을 끈다.

믹서에 깍둑썰기된 토마토 절반과 통조림 국물 소량을 함께 넣고 갈아 퓌레로 만든다. 이것을 냄비에 붓는다. 남은 토마토 절반과 콩을 마저 첨가하고 잘 섞이도록 저어 준다. 뚜껑을 덮은 상태에서 약불로 뭉근히 끓인다. 맛을 보고 너무 시다 싶으면 케첩이나 설탕을 첨가한다. 마지막으로 소금, 후추, 적당량의 케이준 시즈닝으로 간한다. 삶은 퀴노아 위에 소스를 붓거나 아예 퀴노아와 소스를 섞어 개인접시에 담는다. 여기에 핫소스만 두르면 완성이다.

1회 섭취량당 영양성분 (레시피의 ¼ 분량): 200칼로리, 단백질 10g, 탄수화물 36g, 당 8g, 총 지방 2g (칼로리원 중 지방이 차지하는 비중 11%), 섬유질 8g, 나트륨 506mg

강황가루를 넣은 쌀밥

5인분

현미쌀 1컵
저염 채소육수 2½컵
순한 맛 커리파우더 1½티스푼
양파가루 ½티스푼
고춧가루 ¼티스푼
커민가루 한 꼬집
파프리카 가루 한 꼬집
계피가루 한 꼬집
강황가루 한 꼬집
토마토 소스 혹은 케첩 2테이블스푼

중간 크기의 소스팬에 쌀, 육수, 각종 향신료를 넣고 잘 섞은 다음에 뚜껑을 덮는다. 한소끔 끓으면 불을 줄이고 밥이 완전히 익을 때까지 40~45분 뭉근히 더 익힌다. 밥이 아직 뜨거울 때 토마토 소스를 첨가하고 잘 섞이도록 저어 준다. 소금과 후추로 간해 완성한다.

건강 불균형 바로잡기

팁: 여기에 찐 케일과 당근에 캐슈넛과 완두콩까지 첨가하면 이 요리 하나로도 든든한 한 끼가 된다. 채소는 냉동 믹스를 사용해도 되고, 완두콩이 없으면 강낭콩으로 대체할 수 있다.

1회 섭취량당 영양성분 (레시피의 ⅕ 분량): 164칼로리, 단백질 4g, 탄수화물 34g, 당 1g, 총 지방 1g (칼로리원 중 지방이 차지하는 비중 7%), 섬유질 3g, 나트륨 253mg

현미밥

3컵 분량

낟알이 짤막한 품종의 현미 1컵
물 3컵

소스팬에 현미를 넣고 물에 씻는다. 이때 생기는 쌀뜨물은 따라 버린다. 팬을 강불에 올리고 약 2분 동안 저어 주면서 익힌다. 그런 다음에 물 3컵을 추가한다. 한소끔 끓으면 불을 줄이고 밥이 골고루 익되 아삭함을 완전히 잃지는 않을 때까지 40분 정도 뭉근히 더 익힌다. 이 시점에 소스팬에 남아 있는 물을 따라 버린다. 물이 쌀알에 전부 흡수될 때까지 두지 말아야 한다. 마지막으로 입맛에 따라 간장, 참깨, 익혀둔 채소, 렌틸콩이나 기타 콩류를 푸짐하게 얹는다.

½컵 섭취량당 영양성분: 115칼로리, 단백질 2.7g, 탄수화물 24g, 당 0.4g, 총 지방 1g (칼로리원 중 지방이 차지하는 비중 7%), 섬유질 3g, 나트륨 5mg

레시피 제공: 닐 바너드 Neal Barnard

초콜릿 컵케이크

12개 분량

밀가루 1¼컵
무가당 코코아파우더 ¼컵
베이킹파우더 1¼티스푼
계피가루 1티스푼
베이킹소다 ¾티스푼
소금 ½티스푼
완숙 바나나 1개
사과소스 ½컵
갈색설탕 ¼컵
초콜릿맛 두유 혹은 아몬드밀크 ¼컵
바닐라 익스트랙트 1티스푼
채 친 주키니호박 1컵
초콜릿 아보카도 프로스팅(만드는 방법은 아래 참고) 혹은 딸기잼

오븐을 약 180℃로 예열하고, 머핀 틀 구멍마다 제빵용 종이컵이나 실리콘 컵을 끼워 준비하거나 아예 눌음방지 처리된 틀을 사용한다. 큰 보울에 밀가루, 코코아파우더, 베이킹파우더, 계피가루, 베이킹소다, 소금을 넣고 휘저어 고루 섞는다. 새 보울을 하나 더 꺼내 바나나를 으깬 다음에 사과소스와 설탕을 추가한다. 여기에 두유나 아몬드밀크, 바닐라 익스트랙트, 주키니호박까지 마저 넣고 전체가 고루 섞이도록 잘 젓는다. 여기에 아까 섞어 놓은 가루 재료를 3~4번에 걸쳐 나눠서

붓고 계속 저어 주면서 골고루 섞는다. 스푼을 사용해 반죽을 머핀 틀에 균일하게 담는다.

베이킹 틀을 오븐에 넣고 18~25분 동안 혹은 이쑤시개를 넣었다가 빼면 반죽이 묻어나지 않을 때까지 굽는다. 오븐에서 꺼내 완전히 식힌다. 마지막으로 초콜릿 아보카도 프로스팅이나 딸기잼을 얹어 장식한다.

팁: 반죽에 초콜릿칩 ¼~½컵을 첨가하면 식감을 더 살릴 수 있다.

초콜릿 아보카도 프로스팅 만들기: 이것은 컵케이크에 올리기 직전에 만들어야 한다. 믹서에 완숙 아보카도 1개와 함께 무가당 코코아파우더와 메이플시럽을 3~4테이블스푼씩을 넣는다. 전체적으로 고운 퓨레가 될 때까지 간다. 잘 안 섞이면 두유나 아몬드밀크를 소량 첨가한다. 맛을 보고 취향에 따라 코코아파우더, 메이플시럽, 소금을 적절히 더 넣는다. 살짝 향만 나도록 계피가루 약간 또는 바닐라 익스트랙트 두어 방울을 첨가해도 좋다.

1회 섭취량당 영양성분 (레시피의 ¹⁄₁₂ 분량): 126칼로리, 단백질 3g, 탄수화물 26g, 당 11g, 총 지방 2g (칼로리원 중 지방이 차지하는 비중 16%), 섬유질 3g, 나트륨 235mg

과일로 만든 상큼한 살사 소스와 시나몬슈거 칩

2인분

과일 살사 소스:
깍둑썰기한 과일 2컵. 복숭아, 파인애플, 수박, 망고, 딸기 등 다양하게 활용할 수 있다.

깍둑썰기한 적양파 ¼컵

라임 1개 분량의 즙

얇게 저민 할라피뇨 (선택사항)

신선한 고수 (선택사항)

시나몬슈거 칩:

지름 15센티미터 크기의 옥수수 토르티야 3장 (또는 피타 브레드 1장)

시나몬슈거 1~3티스푼

시나몬슈거 칩부터 만든다. 오븐을 약 190℃로 예열하고 베이킹 팬에 유산지를 깔아 둔다. 토르티야나 피타 브레드를 삼각형 모양으로 자르고 팬에 한 층으로 깐다. 그 위에 계피가루와 설탕을 뿌린 다음에 칩이 바삭해질 때까지 5~10분 굽는다.

과일 살사 소스 만드는 방법은 간단하다. 보울 하나에 소스 재료를 몽땅 붓고 골고루 섞으면 끝이다. 완성된 소스를 시나몬슈거 칩에 곁들여 상에 올린다.

1회 섭취량당 영양성분 (레시피의 ½ 분량): 181칼로리, 단백질 4g, 탄수화물 42g, 당 22g, 총 지방 1g (칼로리원 중 지방이 차지하는 비중 7%), 섬유질 5g, 나트륨 19mg

스니커두들 후무스

6인분

저염 병아리콩 1캔 (약 430그램). 국물을 따라 내고 물에 헹군 뒤 물기를 빼서 준비한다.

대추 2알 (혹은 건포도 5테이블스푼)

피넛버터 2테이블스푼

고순도 메이플시럽 2테이블스푼

플레인 두유 혹은 아몬드밀크 3테이블스푼

바닐라 익스트랙트 2½티스푼

계피가루 1½티스푼

대추를 뜨거운 물 1컵에 10분 동안 담가 둔다. 대추가 통통하게 불면 물을 따라 버린다. 이때 나중에 쓸 데가 있으니 소량은 따로 남겨 둔다.

믹서에 병아리콩, 불린 대추, 피넛버터, 메이플시럽, 두유 혹은 아몬드밀크, 바닐라 익스트랙트, 계피가루를 넣는다. 전체가 고루 섞이면 농도를 보고 필요에 따라 두유나 아몬드밀크 또는 대추를 불리고 남은 물을 적당히 첨가한다. 대추 불린 물은 단맛을 더해 주는 효과도 있다. 맛을 보고 원하는 대로 피넛버터, 메이플시럽, 계피가루를 더 넣는다. 이 디저트는 특히 사과와 궁합이 좋다.

1회 섭취량당 영양성분 (레시피의 ⅙ 분량): 129칼로리, 단백질 5g, 탄수화물 19g, 당 8g, 총 지방 4g (칼로리원 중 지방이 차지하는 비중 27%), 섬유질 4g, 나트륨 31mg

브라우니 후무스

6인분

저염 병아리콩 1캔 (약 430그램). 국물을 따라 내고 물에 헹군 뒤 물기를 빼서 준비한다.

플레인 두유 혹은 아몬드밀크 ¼컵

무가당 코코아파우더 ¼컵

메이플시럽이나 아가베시럽

바닐라 익스트랙트 1테이블스푼

소금 한 꼬집

채식주의용 초콜릿칩 ¼컵 (선택사항). 녹여서 준비한다.

믹서에 병아리콩, 두유 혹은 아몬드밀크, 코코아파우더, 메이플시럽이나 아가베
시럽, 바닐라 익스트랙트, 소금을 몽땅 넣는다. 전체적으로 질감이 고와질 때까지
간다. 농도를 보고 필요한 대로 두유나 아몬드밀크 소량을 첨가한다. 완성된 후무
스를 그릇에 담는다. 그 위에 녹여 둔 초콜릿을 두른다. 취향에 따라 아예 초콜릿
을 후무스와 섞어도 된다. 찍어 먹을 크래커나 사과 조각과 함께 상에 올린다.

응용-멕시코식 초콜릿 브라우니 후무스: 만드는 방법은 똑같고 계피가루 ½티스
푼, 카옌페퍼 한 꼬집, 바닐라 익스트랙트를 더 첨가한다.

응용-초콜릿 민트 브라우니 후무스: 바닐라 익스트랙트 대신 민트 익스트랙트 ½
티스푼을 사용한다. 찍어 먹을 주전부리로는 크래커, 떡, 프레츨, 피타 칩이 잘 어울
린다.

1회 섭취량당 영양성분 (레시피의 ⅙ 분량): 110칼로리, 단백질 4g, 탄수화물 21g, 당
9g, 총 지방 2g (칼로리원 중 지방이 차지하는 비중 15%), 섬유질 4g, 나트륨 58mg

애플파이 나초

2인분

시나몬슈거 칩:
지름 15센티미터 크기의 옥수수 토르티야 3장 (또는 피타 브레드 1장)
시나몬슈거 1~3티스푼

사과 1개. 깍둑썰기해 준비한다
계피가루 ½티스푼
아가베시럽이나 메이플시럽 2테이블스푼
채식주의용 요거트 (플레인 혹은 바닐라맛) 150그램 내외
간을 맞출 계피가루
피칸분태 (혹은 호두분태) 2테이블스푼

시나몬슈거 칩 만들기: 오븐을 약 190℃로 예열하고 베이킹 틀에 유산지를 깔아 둔다. 토르티야 혹은 피타를 삼각형으로 자르고 베이킹 팬에 한 층으로 깐다. 그 위에 계피가루와 설탕을 흩뿌린다. 칩이 바삭바삭해질 때까지 5~10분 굽는다. 다 구워졌으면 잠시 옆에 치워 둔다.

냄비에 물 ¼컵을 붓고 약불에 올린다. 사과와 계피가루를 넣는다. 뚜껑을 덮어 사과가 물러 바스라질 때까지 약 1시간 동안 뭉근히 끓인다. (묵직한 잼이나 콩포트의 식감이 좋다면 약간 더 졸인다)

시나몬슈거 칩을 넓은 접시에 담고 그 위에 구운 사과를 올린다. 시럽을 두르고 요거트를 소량씩 얹은 다음 계피가루를 뿌린다. 요거트는 따로 담아 내갈 수도 있다. 마지막으로 피칸이나 호두로 장식한다.

1회 섭취량당 영양성분 (레시피의 ½ 분량): 295칼로리, 단백질 5g, 탄수화물 55g, 당 30g, 총 지방 7g (칼로리원 중 지방이 차지하는 비중 21%), 섬유질 6g, 나트륨 27mg

이 책이 세상에 나오기까지 힘을 보태 준 분들이 너무나 많습니다. 우선, 연구에 흔쾌히 참여해 준 모든 지원자 여러분께 감사 드립니다. 여러분이 이른 아침부터 늦은 저녁까지 끝도 없이 이어지는 검사와 테스트에 성실히 임해주신 덕분에 우리 연구자들이 영양소의 위대한 힘을 세상에 알릴 수 있었습니다. 한편 그런 연구들을 계획하고 진행해 연구 결과를 널리 알리는 데에는 책임을 다하는 의학을 위한 의사회PCRM, Physicians Committee for Responsible Medicine의 공이 컸습니다.

또 특히 고마운 분은 린지 닉슨과 앰버 그린입니다. 영양학 권위자인 린지는 이 책을 위해 자신의 노하우를 탈탈 털어 맛과 건강을 모두 챙긴 메뉴집을 만들어 주었습니다. 게다가 수록된 레시피들은 하나하나 모두 의학박사인 앰버의 날카로운 영양학적 분석을 거쳐 검증된 것입니다. 그뿐만 아니라 맨디 글리슨과 제이미 글리슨, 케이티 플레처, 레이나 폴, 노라 버기스, 에스더 호가브룩스, 토니 로크, 벳시 와슨, 다니아 드파스, 엘리자베스 베이커, 나미타 모니, 클로디아 엘리아스, 메건 쟈딘, 안드레아 시미노가 이 레시피들을 직접 테스트했고 그 모든 과정을 나탈리 하드캐슬이 총감독했습니다. 나탈리 하드캐슬과 로샌도 플로레스는 각자의 연구 비법을 아낌없이 전수해 주기도 했습니다. 모두 정말 고맙습니다.

케일 크로포트는 전문지식을 쉽게 풀어 자문해 준 분입니다. 의학박사 해나 칼레오바, 간호학박사 캐럴라인 트랩, 의학박사 크리스티 펑크, 의학박사 크리스티 미첼 코브, 이학박사 요코야마 요코, 의학박사 마크 스클라, 의학박사 알리 해슬러, 의학박사 론 버마이스터, 가정의학전문간호사 크리스틴 슬랏카비츠, 그리고 브라이언 크리시, 보니 매클라우드, 에리카 닐슨, 애슐리 와델, 에밀리 램버트, 안드레아 시미노, 마크 케네디, 케이티 플레처, 윌리 요나스, 켄지 필립스는 모두 깊이 있는 조언으로 원고를 써 나가는 데 등대와 채찍이 되어 주었습니다. 천재적인 홍보력을 보여 준 다니아 드파스, 로라 앤더슨, PCRM 공보팀, 린다 더긴스에게도 고맙습니다. 또 편집부의 에밀리 로스먼이 없었다면 일이 이렇게 순조롭게 흘러갈 수 없었을 것입니다. 감사합니다.

담당 에이전트인 브라이언 드피오레와 편집자인 레아 밀러 역시 빼놓을 수 없습니다. 두 분 모두 이 책의 숨은 공로자입니다.

마지막으로 제가 크나큰 빚을 진 분들이 있습니다. 바로 각자의 경험담을 솔직하게 나눠 준 엘사, 케서린, 로빈, 애나, 메리앤, 린지,

리, 앨리슨, 레이, 마리, 앤, 밥, 가이, 낸시, 마이크, 웬디, 니나, 란다, 조이, 킴, 에이프릴, 진, 샤밀라입니다. 여러분 덕분에 더 많은 독자들이 희망을 찾을 것이라 확신합니다.

PART **①** 성호르몬 균형과 건강

1장. 난임과 임신

1   Your adrenal glands, above your kidneys, produce a compound called
androstenedione. Fat cells convert this compound to testosterone—the
"male hormone"— and then to estradiol, a common form of estrogen. It
can also be converted to estrone, another form of estrogen.

The word *estrogen* refers to a group of hormones that influence a
woman's monthly cycle and reproductive function. In young women, the
main estrogen in the bloodstream is called *estradiol*. After menopause, the
predominant estrogen in a woman's bloodstream is *estrone*.

2   Rich-Edwards JW, Goldman MB, Willett WC, et al. Adolescent body mass index and infertility caused by ovulatory disorder. *Am J Obstet Gynecol* 1994;171(1):171-177.

3   In the Harvard study, body weights were recorded as *body mass index*, or BMI, which is a way of adjusting for how tall you are.* A healthy BMI is between 18.5 and 25 kg/m2. For a woman who is five feet, five inches tall, this corresponds to a weight range from 111 to 150 pounds.

Fertility was greatest for those with a BMI between 19 and 22 kg/m2 (that would be 114 to 132 pounds for a woman who is five feet, five inches.) For women with BMIs over 30 kg/m2 (180 pounds at five feet, five inches), fertility problems occurred three times more frequently.

*You can check your own BMI using the Physicians Committee for Responsible Medicine's BMI calculator. Just visit www.PCRM.org/ WeightLoss, plug in your height and weight, and you will see your BMI.

4   McGill CR, Fulgoni VL III, Devareddy L. Ten-year trends in fiber and whole grain intakes and food sources for the United States Population: National Health and Nutrition Examination Survey 2001–2010. *Nutrients.* 2015;7(2):1119-1130.

5   Rose DP, Goldman M, Connolly JM, Strong LE. High-fiber diet reduces serum estrogen concentrations in premenopausal women. *Am J Clin Nutr.* 1991;54:520-525.

6   Goldin BR, Woods MN, Spiegelman DL, et al. The effect of dietary fat and fiber on serum estrogen concentrations in premenopausal women under controlled dietary conditions. *Cancer.* 1994;74(3 Suppl):1125-1131.

7   Bagga D, Ashley JM, Geffrey SP, et al. Effects of a very low fat, high fiber diet on serum hormones and menstrual function. Implications for breast cancer prevention. *Cancer.* 1995;76(12):2491-2496.

8   Carruba G, Granata OM, Pala V, et al. A traditional Mediterranean diet decreases endogenous estrogens in healthy postmenopausal women. *Nutr Cancer.* 2006;56(2):253-259.

건강 불균형 바로잡기

9 Cramer DW, Xu H, Sahi T. Adult hypolactasia, milk consumption, and age-specific fertility. *Am J Epidemiol*. 1994;139(3):282-289.

10 Gross KC, Acosta PB. Fruits and vegetables are a source of galactose: implications in planning the diets of patients with galactosaemia. *J Inherit Metab Dis*. 1991;14(2):253-258.

11 Afeiche M, Williams PL, Mendiola J, Gaskins AJ, Jorgensen N, Swan SH, Chavarro JE. Dairy food intake in relation to semen quality and reproductive hormone levels among physically active young men. *Human Reproduction*. 2013; 28(8):2265-2275.

12 Afeiche MC, Bridges ND, Williams PL, et al. Dairy intake and semen quality among men attending a fertility clinic. *Fertil Steril*. 2014;101(5):1280-1287.

13 Mendiola J, Torres-Cantero AM, Moreno-Grau JM, et al. Food intake and its relationship with semen quality: a case-control study. Fertil Steril. 2009;91:812-818.

14 Giahi L, Mohammadmoradi S, Javidan A, Sadeghi MR. Nutritional modifications in male infertility: a systematic review covering 2 decades. *Nutr Reviews*. 2016;74(2):118-130.

15 Rich-Edwards JW, Spiegelman D, Garland M, et al. Physical activity, body mass index, and ovulatory disorder infertility. *Epidemiology*. 2002;13:184-190.

16. Shangold MM, Levine HS. The effect of marathon training upon menstrual function. *Am J Obstet Gynecol*. 1982;143(8):862-869.

17 American College of Obstetrics and Gynecology. Morning sickness: Nausea and vomiting of pregnancy. https://www.acog.org/Patients/FAQs/Morning-Sickness-Nausea-and-Vomiting-of-Pregnancy? IsMobileSet=false. Accessed April 4, 2019.

18 Hook EB. Changes in tobacco smoking and ingestion of alcohol and caffeinated beverages during early pregnancy: are these consequences, in part, of feto-protective mechanisms diminishing maternal exposure to embryotoxins? In: Kelly S, Hook EB, Janerich DT, Porter IH, eds. *Birth Defects: Risks and Consequences.* New York: Academic Press; 1976.

19 Cardwell MS. Pregnancy sickness: a biopsychological perspective. *Obstet Gynecol Surv.* 2012;67(10):645-652.

20 Fessler DM. Reproductive immunosuppression and diet. An evolutionary perspective on pregnancy sickness and meat consumption. *Curr Anthropol.* 2002;43(1):19-61.

21 Minturn L, Weiher AW. The influence of diet on morning sickness: a cross-cultural study. *Med Anthropol.* 1984;8(1):71-75.

22 Fessler DM. Reproductive immunosuppression and diet. An evolutionary perspective on pregnancy sickness and meat consumption. *Curr Anthropol.* 2002;43(1):19-61.

23 Signorello LB, Harlow BL, Wang S, Erick MA. Saturated fat intake and the risk of severe hyperemesis gravidarum. *Epidemiology.* 1998;9(6):636-640.

2장. 생리통과 월경전증후군

1 Barnard ND, Scialli AR, Hurlock D, Bertron P. Diet and sex-hormone binding globulin, dysmenorrhea, and premenstrual symptoms. *Obstet Gynecol.* 2000;95:245-250.

2 Marshall LM, Spiegelman D, Manson JE, et al. Risk of uterine leiomyomata among premenopausal women in relation to body size and cigarette smoking. *Epidemiology.* 1998;9:511-517.

3 Wise LA, Palmer JR, Spiegelman D, et al. Influence of body size and body fat distribution on risk of uterine leiomyomata in U.S. black women. *Epidemiology.* 2005;16(3):346-354.

4 Lee JE, Song S, Cho E, et al. Weight change and risk of uterine leiomyomas:

건강 불균형 바로잡기

Korea Nurses' Health Study. *Curr Med Res Opin*. 2018;9:1-7.

5   Parazzini F, Di Martino M, Candiani M, Viganò P. Dietary components and uterine leiomyomas: a review of published data. *Nutrition and Cancer. 2015*;67(4):569-579.

3장. 여성암

1   Yager JD, Davidson NE. Estrogen carcinogenesis in breast cancer. *N Engl J Med*. 2006;354:270-282.

2   Endogenous Hormones and Breast Cancer Collaborative Group. Endogenous sex hormones and breast cancer in postmenopausal women: reanalysis of nine prospective studies. *J Natl Cancer Inst*. 2002;94:606-616.

3   Wynder EL, Kajitani T, Kuno J, Lucas JC Jr, DePalo A, Farrow J. A comparison of survival rates between American and Japanese patients with breast cancer. *Surg Gynec Obstet* 1963;117:196-200.

4   Saika K, Sobue T. Epidemiology of breast cancer in Japan and the US. *JMAJ*. 2009;52(1):39-44.

5   Shin S, Saito E, Inoue M, et al. Dietary pattern and breast cancer risk in Japanese women: the Japan Public Health Center-based Prospective Study (JPHC Study). *Br J Nutr*. 2016;115:1769-1779.

6   Rose DP, Goldman M, Connolly JM, Strong LE. High-fiber diet reduces serum estrogen concentrations in premenopausal women. *Am J Clin Nutr*. 1991;54:520-525.

7   Goldin BR, Woods MN, Spiegelman DL, et al. The effect of dietary fat and fiber on serum estrogen concentrations in premenopausal women under controlled dietary conditions. *Cancer*. 1994;74(3 Suppl):1125-1131.

8   Bagga D, Ashley JM, Geffrey SP, et al. Effects of a very low fat, high fiber

diet on serum hormones and menstrual function. Implications for breast cancer prevention. *Cancer*. 1995;76(12):2491-2496.

9   Nagata C, Nagao Y, Shibuya C, Kashiki Y, Shimizu H. Fat intake is associated with serum estrogen and androgen concentrations in postmenopausal Japanese women. *J Nutr*. 2005;135:2862-2865.

10   Gregorio DI, Emrich LJ, Graham S, Marshall JR, Nemoto T. Dietary fat consumption and survival among women with breast cancer. *J Natl Cancer Inst*. 1985;75:37-41.

11   Chlebowski RT, Blackburn GL, Thomson CA, et al. Dietary fat reduction and breast cancer outcome: interim efficacy results from the Women's Intervention Nutrition Study. *J Natl Cancer Inst*. 2006;98:1767-1776.

12   Nomura A, Le Marchand L, Kolonel LN, Hankin JH. The effect of dietary fat on breast cancer survival among Caucasian and Japanese women in Hawaii. *Breast Cancer Res Treat*. 1991;18:S135-S141.

13   Zhang S, Folsom AR, Sellers TA, Kushi LH, Potter JD. Better breast cancer survival for postmenopausal women who are less overweight and eat less fat. *Cancer*. 1995;76:275-283.

14   Thomas HV, Davey GK, Key TJ. Oestradiol and sex hormone-binding globulin in premenopausal and post-menopausal meat-eaters, vegetarians and vegans. *Br J Cancer*. 1999;80(9):1470-1475.

15   Karelis AD, Fex A, Filion ME, Adlercreutz H, Aubertin-Leheudre M. Comparison of sex hormonal and metabolic profiles between omnivores and vegetarians in pre-and post-menopausal women. *Br J Nutr*. 2010;104(2):222-226.

16   Barnard ND, Scialli AR, Hurlock D, Bertron P. Diet and sex-hormone binding globulin, dysmenorrhea, and premenstrual symptoms. *Obstet Gynecol*. 2000;95:245-250.

17   Brinkman MT, Baglietto L, Krishnan K, et al. Consumption of animal products, their nutrient components and postmenopausal circulating

steroid hormone concentrations. *Eur J Clin Nutr.* 2010;64(2):176-183.

18 Kroenke CH, Kwan ML, Sweeney C, Castillo A, Caan BJ. High-and low-fat dairy intake, recurrence, and mortality after breast cancer diagnosis. *J Natl Cancer Inst.* 2013;105:616-623.

19 Dong JY, He K, Wang P, Qin LQ. Dietary fiber intake and risk of breast cancer: a meta-analysis of prospective cohort studies. *Am J Clin Nutr.* 2011;94:900-905.

20 Holmes MD, Liu S, Hankinson SE, Colditz GA, Hunter DJ, Willett WC. Dietary carbohydrates, fiber, and breast cancer risk. *Am J Epidemiol.* 2004; 159:732-739.

21 Farvid MS, Stern MC, Norat T, et al. Consumption of red and processed meat and breast cancer incidence: a systematic review and meta-analysis of prospective studies. *Int J Cancer.* 2018 Sep 5. doi: 10.1002/ijc.31848. [Epub ahead of print]

22 McTiernan A, Wu L, Chen C, et al. Relation of BMI and physical activity to sex hormones in postmenopausal women. *Obesity.* 2006;14:1662-1677.

23 Chlebowski RT, Luo J, Anderson GL, et al. Weight loss and breast cancer incidence in postmenopausal women. *Cancer.* 2019;125(2):205-212.

24 Zhang X, Eliassen AH, Tamimi RM, et al. Adult body size and physical activity in relation to risk of breast cancer according to tumor androgen receptor status. *Cancer Epidemiol Biomarkers Prev.* 2015;24(6):962-968.

25 Suzuki R, Rylander-Rudqvist T, Ye W, Saji S, Wolk A. Body weight and postmenopausal breast cancer risk defined by estrogen and progesterone receptor status among Swedish women: a prospective cohort study. *Int. J. Cancer.* 2006;119:1683-1689.

26 Rock CL, Demark-Wahnefried W. Nutrition and survival after the diagnosis of breast cancer: a review of the evidence. *J Clin Oncol.* 2002;20:3302-3316.

27 Tao MH. Association of overweight with breast cancer survival. *Am J Epidemiol.* 2006;163:101-107.

28 Academy of Nutrition and Dietetics. Is it safe to take antioxidant supplements during chemotherapy and radiation therapy? April 2013. https://www.oncologynutrition.org/erfc/eating-well-when-unwell/antioxidant-supplements-safe-during-therapy. Accessed April 15, 2019.

29 Pierce JP, Faerber S, Wright FA, et al. A randomized trial of the effect of a plant-based dietary pattern on additional breast cancer events and survival: the Women's Healthy Eating and Living (WHEL) Study. *Contr Clin Trials.* 2002;23:728-756.

30 Rock CL, Flatt SW, Thomson CA, et al. Effects of a high-fiber, low-fat diet intervention on serum concentrations of reproductive steroid hormones in women with a history of breast cancer. *J Clin Oncol.* 2004;12:2379-2387.

31 Rock CL, Flatt SW, Natarajan L, et al. Plasma carotenoids and recurrence-free survival in women with a history of breast cancer. *J Clin Oncol.* 2005;23:6631-6638.

32 Pierce JP, Stefanick ML, Flatt SW, et al. Greater survival after breast cancer in physically active women with high vegetable-fruit intake regardless of obesity. *J Clin Oncol.* 2007;25:2345-2351.

33 Pierce JP, Natarajan L, Caan BJ, et al. Influence of a diet very high in vegetables, fruit, and fiber and low in fat on prognosis following treatment for breast cancer: the Women's Healthy Eating and Living (WHEL) randomized trial. *JAMA.* 2007;298:289-298.

34 Fung TT, Chiuve SE, Willett WC, Hankinson SE, Hu FB, Holmes MD. Intake of specific fruits and vegetables in relation to risk of estrogen receptor-negative breast cancer among postmenopausal women. *Breast Cancer Res Treat.* 2013;138:925-930.

35 Xie Q, Chen ML, Qin Y, et al. Isoflavone consumption and risk of breast cancer: a dose-response meta-analysis of observational studies. *Asia Pac J Clin Nutr.* 2013;22(1):118-127.

36 Chen M, Rao Y, Zheng Y, et al. Association between soy isoflavone intake

건강 불균형 바로잡기

and breast cancer risk for pre-and post-menopausal women: a meta-analysis of epidemiological studies. *PLoS ONE.* 2014;9(2):e89288.

37 Nechuta SJ, Caan BJ, Chen WY, et al. Soy food intake after diagnosis of breast cancer and survival: an in-depth analysis of combined evidence from cohort studies of US and Chinese women. *Am J Clin Nutr.* 2012;96:123-132.

38 Chi F, Wu R, Zeng YC, Xing R, Liu Y, Xu ZG. Post-diagnosis soy food intake and breast cancer survival: a meta-analysis of cohort studies. *Asian Pac J Cancer Prev.* 2013;14(4):2407-2412.

39 The actual numbers are a 9 percent increased risk for every 10 grams of alcohol consumed daily. A typical drink (12-ounce beer, 5-ounce glass of wine, or 1.5-ounce shot of liquor) has about 14 grams of alcohol.

40 World Cancer Research Fund/American Institute for Cancer Research. Continuous Update Project Expert Report 2018. Diet, Nutrition, Physical Activity and Breast Cancer. http://www.dietandcancerreport.org.

41 Singletary KW, Gapstur SM. Alcohol and breast cancer: review of epidemiologic and experimental evidence and potential mechanisms. *JAMA.* 2001 Nov 7;286(17):2143-2151.

42 Yamamoto M, Patel NA, Taggart J, Sridhar R, Cooper DR. A shift from normal to high glucose levels stimulates cell proliferation in drug sensitive MCF-7 human breast cancer cells but not in multidrug resistant MCF-7/ADR cells which overproduce PKC-bII. *Int J Cancer.* 1999;83:98-106.

43 La Vecchia C, Giordano SH, Hortobagyi GN, Chabner B. Overweight, obesity, diabetes, and risk of breast cancer: interlocking pieces of the puzzle. *Oncologist.* 2011;16:726-729.

44 McTiernan A, Tworoger SS, Ulrich CM, et al. Effect of exercise on serum estrogen in postmenopausal women: a 12-month randomized clinical trial. *Cancer Res.* 2004a;64:2923-2928.

45 McTiernan A, Tworoger S, Rajan B, et al. Effect of exercise on serum androgens in postmenopausal women: a 12-month randomized clinical trial. *Cancer Epidemiol Biomarkers Prev.* 2004b;13:1-7.

46 World Cancer Research Fund/American Institute for Cancer Research. Continuous Update Project Expert Report 2018. Diet, nutrition, physical activity and breast cancer. http://www.dietandcancerreport.org.

47 Mørch LS, Skovlund CW, Hannaford PC, Iversen L, Fielding S, Lidegaard Ø. Contemporary hormonal contraception and the risk of breast cancer. *N Engl J Med.* 2017;377(23):2228-2239.

48 Zolfaroli I, Tarín JJ, Cano A. Hormonal contraceptives and breast cancer: clinical data. *Eur J Obstet Gynecol Reprod Biol.* 2018;230:212-216.

49 Ibid.

50 Samson M, Porter N, Orekoya O, et al. Progestin and breast cancer risk: a systematic review. *Breast Cancer Res Treat.* 2016;155(1):3-12.

51 Prema K, Lakshmi BA, Babu S. Serum copper in long-term users of copper intrauterine devices. *Fertil Steril.* 1980;34(1):32-35.

52 De la Cruz D, Cruz A, Arteaga M, et al. Blood copper levels in Mexican users of the T380A IUD. *Contraception.* 2005;72:122-125.

53 Fahmy K, Ghoneim M, Eisa I, El-Gazar A, Afifi A. Serum and endometrial copper, zinc, iron and cobalt with inert and copper-containing IUCDs. *Contraception* 1993;47:483-490.

54 Imani S, Moghaddam-Banaem L, Roudbar-Mohammadi S, Asghari-Jafarabadi M. Changes in copper and zinc serum levels in women wearing a copper TCu-380A intrauterine device. *Eur J Contracept Reprod Health Care.* 2014;19(1):45-50.

55 Mathys ZK, White AR. Copper and Alzheimer's disease. *Adv Neurobiol.* 2017;18:199-216.

56. Sensi SL, Granzotto A, Siotto M, Squitti R. Copper and zinc dysregulation in Alzheimer's disease. *Trends Pharmacol Sci.* 2018;39(12):1049-1063.

57 Crandall CJ, Hovey KM, Andrews CA, et al. Breast cancer, endometrial

cancer, and cardiovascular events in participants who used vaginal estrogen in the Women's Health Initiative Observational Study. *Menopause.* 2018;25(1):11-20.

58 Lukanova A, Lundin E, Micheli A, et al. Circulating levels of sex steroid hormones and risk of endometrial cancer in postmenopausal women. *Int J Cancer.* 2004;108:425-432.

59 Dougan MM, Hankinson SE, Vivo ID, Tworoger SS, Glynn RJ, Michels KB. Prospective study of body size throughout the life-course and the incidence of endometrial cancer among premenopausal and postmenopausal women. *Int J Cancer.* 2015;137(3):625-637.

60 World Cancer Research Fund/American Institute for Cancer Research. Continuous Update Project Expert Report 2018. Diet, nutrition, physical activity and endometrial cancer. http:www.dietandcancerreport.org.

61 Rota M, Pasquali E, Scotti L, et al. Alcohol drinking and epithelial ovarian cancer risk. a systematic review and meta-analysis. *Gynecol Oncol.* 2012 Jun;125(3):758-763.

62 Jordan SJ, Whiteman DC, Purdie DM, Green AC, Webb PM. Does smoking increase risk of ovarian cancer? A systematic review. *Gynecol Oncol.* 2006 Dec;103(3):1122-1129.

63 Cramer DW. Lactase persistence and milk consumption as determinants of ovarian cancer risk. *Am J Epidemiol.* 1989;130(5):904-910.

64 Genkinger JM, Hunter DJ, Spiegelman D, et al. A pooled analysis of 12 cohort studies of dietary fat, cholesterol and egg intake and ovarian cancer. *Cancer Causes Control.* 2006;17(3):273-285.

65 Qin B, Moorman PG, Alberg AJ, et al. Dairy, calcium, vitamin D and ovarian cancer risk in African-American women. *Br J Cancer.* 2016;115:1122-1130. doi:10.1038/bjc.2016.289.

66 Larsson SC, Bergkvist L, Wolk A. Milk and lactose intakes and ovarian cancer risk in the Swedish Mammography Cohort. *Am J Clin Nutr.*

2004;80(5):1353-1357.

67 Larsson SC, Orsini N, Wolk A. Milk, milk products and lactose intake and ovarian cancer risk: a meta-analysis of epidemiological studies. *Int J Cancer*. 2006;118(2):431-441.

4장. 남성암

1   World Cancer Research Fund/American Institute for Cancer Research. Continuous Update Project Expert Report 2018. Diet, Nutrition, Physical Activity and Prostate Cancer. Available at dietandcancerreport.org

2   Ganmaa D, Li X, Wang J, Qin L, Wang P, Sato A. Incidence and mortality of testicular and prostatic cancers in relation to world dietary practices. *Int J Cancer*. 2002:98,262-267.

3   Monn MF, Alexander MP, Tatem J, Cheng L. Prevalence and management of prostate cancer among East Asian men: current trends and future perspectives. *Urol Oncol*. 2016;34(2):58.e1-58.e9.

4   Chan JM, Stampfer MJ, Ma J, Gann PH, Gaziano JM, Giovannucci EL. Dairy products, calcium, and prostate cancer risk in the Physicians' Health Study. *Am J Clin Nutr*. 2001;74:549-554.

5   Giovannucci E, Rimm EB, Wolk A, et al. Calcium and fructose intake in relation to risk of prostate cancer. *Cancer Res*. 1998;58:442-447.

6   Lu W, Chen H, Niu Y, Wu H, Xia D, Wu Y. Dairy products intake and cancer mortality risk: a meta-analysis of 11 population-based cohort studies. *Nutr J*. 2016;15:91.

7   Heaney RP, McCarron DA, Dawson-Hughes B, et al. Dietary changes favorably affect bone remodeling in older adults. *J Am Diet Assoc*. 1999;99:1228-1233.

8   Chan JM, Stampfer MJ, Giovannucci E, et al. Plasma insulin-like growth factor-I and prostate cancer risk: a prospective study. *Science.* 1998;279:563-566.

9   If you could look at an omega-3 molecule under a powerful microscope, it would look like a chain of carbon atoms joined together. The name *omega-3* comes from the fact that the first double bond in the chain comes after carbon atom number three, counting from the chain's end (omega = end).

Plants make an omega-3, called *alpha-linoleic acid* (ALA), whose molecular chain is 18 carbons long. Your body can lengthen it to chains of 20 carbons (EPA) or 22 carbons (DHA), and it is the DHA that may be important for brain health.

The enzymes that lengthen the 18-carbon chain to 20 and 22 carbons are not very efficient and can be slowed down if your diet has lots of other fats that compete with omega-3s for their attention.

10   Chavarro JE, Stampfer MJ, Li H, Campos H, Kurth T, Ma J. A prospective study of polyunsaturated fatty acid levels in blood and prostate cancer risk. *Cancer Epidemiol Biomarkers Prev.* 2007;16(7):1364-1370.

11   Brasky TM, Darke AK, Song X, et al. Plasma phospholipid fatty acids and prostate cancer risk in the SELECT Trial. *J Natl Cancer Inst.* 2013;105:1132-1141.

12   Crowe FL, Appleby PN, Travis RC, et al. Circulating fatty acids and prostate cancer risk: individual participant meta-analysis of prospective studies. *J Natl Cancer Inst.* 2014;106(9):dju240 doi:10.1093/jnci/dju240

13   Giovannucci E, Rimm EB, Liu Y, Stampfer MJ, Willett WC. A prospective study of tomato products, lycopene, and prostate cancer risk. *J Natl Cancer Inst.* 2002;94(5):391-398.

14   Rowles JL 3rd, Ranard KM, Smith JW, An R, Erdman JW Jr. Increased dietary and circulating lycopene are associated with reduced prostate cancer risk: a systematic review and meta-analysis. *Prostate Cancer Prostatic Dis.* 2017;20(4):361-377.

15 Applegate CC, Rowles JL, Ranard KM, Jeon S, Erdman JW. Soy consumption and the risk of prostate cancer: an updated systematic review and meta-analysis. *Nutrients.* 2018;10(1). pii: E40. doi: 10.3390/nu10010040.

16 Robbins AS, Koppie TM, Gomez SL, Parikh-Patel A, Mills PK. Differences in prognostic factors and survival among white and Asian men with prostate cancer, California, 1995–2004. *Cancer.* 2007;110:1255-1263.

17 Ornish D, Weidner G, Fair WR, et al. Intensive lifestyle changes may affect the progression of prostate cancer. *J Urol.* 2005 Sep;174(3):1065-1070.

18 Frattaroli J, Weidner G, Dnistrian AM, et al. Clinical events in prostate cancer lifestyle trial: results from two years of follow-up. *Urology.* 2008;72(6):1319-1323.

19 Giannandrea F, Paoli D, Figà-Talamanca I, Lombardo F, Lenzi A, Gandini L. Effect of endogenous and exogenous hormones on testicular cancer: the epidemiological evidence. *Int J Dev Biol.* 2013;57:255-263.

20 Garner MJ, Birkett NJ, Johnson KC, et al. Dietary risk factors for testicular carcinoma. *Int J Cancer.* 2003 Oct 10;106(6):934-941.

5장. 다낭난소증후군

1 Stein IF, Leventhal ML. Amenorrhea associated with bilateral polycystic ovaries. *Am J Obstet Gynecol.* 1935;29:181-191.

2 Alpañés M, Fernández-Durán E, Escobar-Morreale HF. Androgens and polycystic ovary syndrome. *Expert Rev Endocrinol Metab.* 2012;7(1):91-102.

3 American College of Obstetrics and Gynecology. ACOG Practice Bulletin. Polycystic ovary syndrome. *Obstet Gynecol.* 2018;131(6):e157: e171.

4 Clark JL, Taylor CG, Zahradka P. Rebelling against the (insulin) resistance: a review of the proposed insulin-sensitizing actions of soybeans, chickpeas, and their bioactive compounds. *Nutrients*. 2018;10(4). pii: E434. doi: 10.3390/nu10040434.

5 Jamilian M, Asemi Z. The effects of soy isoflavones on metabolic status of patients with polycystic ovary syndrome. *J Clin Endocrinol Metab*. 2016; 101(9):3386-3394.

6 Karamali M, Kashanian M, Alaeinasab S, Asemi Z. The effect of dietary soy intake on weight loss, glycaemic control, lipid profiles and biomarkers of inflammation and oxidative stress in women with polycystic ovary syndrome: a randomised clinical trial. *J Hum Nutr Diet*. 2018;31(4):533-543.

7 Botwood N, Hamilton-Fairley D, Kiddy D, Robinson S, Franks S. Sex hormone-binding globulin and female reproductive function. *J Steroid Biochem Mol Biol*. 1995;53(1-6):529-531.

8 Holt SHA, Brand Miller JC, Petocz P. An insulin index of foods: the insulin demand generated by 1000-kJ portions of common foods. *Am J Clin Nutr*. 1997;66:1264-1276.

6장. 폐경

1 Gail Sheehy. *The Silent Passage: Menopause*. New York: Random House; 1991:30.

2 Lock M. Menopause: lessons from anthropology. *Psychosomatic Med*. 1998;60:410-419.

3 Shea JL. Cross-cultural comparison of women's midlife symptom-reporting: a China study. *Cult Med Psychiatry*. 2006;30:331-362.

4 Melby MK, Lock M, Kaufer P. Culture and symptom reporting at menopause. *Hum Reprod Update*. 2005;11:495-512.

5 Beyenne Y, Martin MC. Menopausal experiences and bone density of Mayan women in Yucatan, Mexico. *Am J Human Biol.* 2001;13:505-511.

6 Melby MK. Vasomotor symptom prevalence and language of menopause in Japan. *Menopause.* 2005;12:250-257.

7 Smith DC, Prentice R, Thompson DJ, Herrmann WL. Association of exogenous estrogen and endometrial carcinoma. *N Engl J Med.* 1975;293(23):1164-1167.

8 Ziel HK, Finkle WD. Increased risk of endometrial carcinoma among users of conjugated estrogens. *N Engl J Med.* 1975;293(23):1167-1170.

9 American College of Obstetrics and Gynecology. Response to Women's Health Initiative Study Results by the American College of Obstetricians and Gynecologists, August 9, 2002. http://www.losolivos-obgyn.com/info/gynecology/menopause/acog_whi_2002.pdf. Accessed September 3, 2018.

10 Files JA, Ko MG, Pruthi S. Bioidentical hormone therapy. *Mayo Clin Proc.* 2011;86(7):673-680.

11 Roth JA, Etzioni R, Waters TM, et al. Economic return from the Women's Health Initiative Estrogen Plus Progestin Clinical Trial: a modeling study. *Ann Intern Med.* 2014;160(9):594-602.

12 Power ML, Anderson BL, Schulkin J. Attitudes of obstetrician-gynecologists towards the evidence from the WHI HT trials remain generally skeptical. *Menopause.* 2009;16(3):500-508.

13 McIntosh J, Blalock SJ. Effects of media coverage of Women's Health Initiative study on attitudes and behavior of women receiving hormone replacement therapy. *Am J Health Syst Pharm.* 2005;62:69-74.

14 Chlebowski RT, Anderson GL, Gass M, et al. Estrogen plus progestin and breast cancer incidence and mortality in postmenopausal women. *JAMA.* 2010;304(15):1684-1692.

15 Manson JE, Aragaki AK, Rossouw JE. Menopausal hormone therapy and long-term all-cause and cause-specific mortality: the Women's Health

Initiative randomized trials. *JAMA*. 2017;318(10):927-938.

16 US Preventive Services Task Force. Hormone therapy for the primary prevention of chronic conditions in postmenopausal women: US Preventive Services Task Force Recommendation Statement. *JAMA*. 2017;318(22):2224-2233.

17 Equine Ranching Advisory Board. Care and oversight of horses managed for the collection of pregnant mares' urine (PMU). 2014. Internet: http://www.naeric.org/assets/pdf/PMU-WhitePaper. pdf, accessed September 13, 2018.

18 Files JA, Ko MG, Pruthi S. Bioidentical hormone therapy. *Mayo Clin Proc*. 2011;86(7):673-680.

19 Endogenous Hormones and Breast Cancer Collaborative Group. Endogenous sex hormones and breast cancer in postmenopausal women: reanalysis of nine prospective studies. *J Natl Cancer Inst*. 2002;94:606-616.

20 Thurston RC, Joffe H. Vasomotor symptoms and menopause: findings from the Study of Women's Health across the nation. *Obstet Gynecol Clin N Am*. 2011;38:489-501.

21 Nagata C, Shimizu H, Takami R, Hayashi M, Takeda N, Yasuda K. Hot flushes and other menopausal symptoms in relation to soy product intake in Japanese women. *Climacteric*. 1999;2:6-12.

22 Nagata C, Takatsuka N, Kawakami N Shimuzu H. Soy product intake and hot flashes in Japanese women: results from a community-based prospective study. *Am J Epidemiol*. 2001;153:790-793.

23 Murkies AL, Lombard C, Strauss BJ, Wilcox G, Burger HG, Morton MS. Dietary flour supplementation decreases post-menopausal hot flushes: effect of soy and wheat. *Maturitas*. 2008;61(1-2):27-33.

24 Lewis JE, Nickell LA, Thompson LU, Szalai JP, Kiss A, Hilditch JR. A randomized controlled trial of the effect of dietary soy and flaxseed muffins on quality of life and hot flashes during menopause. *Menopause*.

2006;13(4):631-642.

25 Lethaby A, Marjoribanks J, Kronenberg F, Roberts H, Eden J, Brown J. Phytoestrogens for menopausal vasomotor symptoms. *Cochrane Database Syst Rev.* 2013;(12):CD001395. doi: 10.1002/14651858.CD001395.pub4.

26 Franco OH, Chowdhury R, Troup J, et al. Use of plant-based therapies and menopausal symptoms: a systematic review and meta-analysis. *JAMA.* 2016;315(23):2554-2563.

27 Ibid.

28 Ghazanfarpour M, Sadeghi R, Roudsari RL, Khorsand I, Khadivzadeh T, Muoio B. Red clover for treatment of hot flashes and menopausal symptoms: a systematic review and meta-analysis. *J Obstet Gynaecol.* 2016;36:301-311.

29 Gartoulla P, Mint Han M. Red clover extract for alleviating hot flushes in postmenopausal women: A meta-analysis. *Maturitas.* 2014;79:58-64.

30 Mehrpooya M, Rabiee S, Larki-Harchegani A, et al. A comparative study on the effect of "black cohosh" and "evening primrose oil" on menopausal hot flashes. *J Educ Health Promot.* 2018;7:36.

31 Crandall CJ, Hovey KM, Andrews CA, et al. Breast cancer, endometrial cancer, and cardiovascular events in participants who used vaginal estrogen in the Women's Health Initiative Observational Study. *Menopause.* 2018;25(1):11-20.

32 Meixel A, Yanchar E, Fugh-Berman A. Hypoactive sexual desire disorder: inventing a disease to sell low libido. *J Med Ethics.* 2015;41(10):859-862.

33 Hurst BS, Jones AI, Elliot M, Marshburn PB, Matthews ML. Absorption of vaginal estrogen cream during sexual intercourse: a prospective, randomized, controlled trial. *J Reprod Med.* 2008;53(1):29-32.

34 Franco OH, Chowdhury R, Troup J, Voortman T, Kunutsor S, Kavousi M, et al. Use of plant-based therapies and menopausal symptoms: a systematic review and meta-analysis. *JAMA.* 2016;315(23):2554-2563.

35 Dizavandi FR, Ghazanfarpour M, Roozbeh N, Kargarfard L, Khadivzadeh T, Dashti S. An overview of the phytoestrogen effect on vaginal health and dyspareunia in peri-and post-menopausal women. *Post Reprod Health*. 2019;25(1):11-20.

36 Najaf Najafi M, Ghazanfarpour M. Effect of phytoestrogens on sexual function in menopausal women: a systematic review and meta-analysis. *Climacteric*. 2018;21(5):437-445.

37 Freeman EW, Sammel MD, Lin H, Nelson DB. Associations of hormones and menopausal status with depressed mood in women with no history of depression. *Arch Gen Psychiatry*. 2006;63(4):375-382.

PART ❷ 호르몬, 신진대사, 기분

7장. 발기부전과 이후의 건강 문제

1 Gowani Z, Uddin SMI, Mirlolouk M, et al. Vascular erectile dysfunction and subclinical cardiovascular disease. *Curr Sex Health Rep*. 2017;9(4):305-312.

2 Layton JB, Kim Y, Alexander GC, et al. Association between direct-to-consumer advertising and testosterone testing and initiation in the United States, 2009-2013. *JAMA*. 2017;317:1159-1166.

3 Bhasin S, Brito JP, Cunningham GR. Testosterone therapy in men with hypogonadism: an endocrine society clinical practice guideline. *J Clin Endocrinol Metab*. 2018;103:1715-1744.

4 Layton JB, Li D, Meier CR, Sharpless JL, Stürmer T, Brookhart MA. Injection testosterone and adverse cardiovascular events: a case-crossover analysis. *Clin Endocrinol (Oxf)*. 2018;88(5):719-727.

5 Ornish D, Brown SE, Scherwitz LW, Billings JH, Armstrong WT, Ports TA.

Can lifestyle changes reverse coronary heart disease? *Lancet*. 1990;336:129-133.

6   Esposito K, Giugliano F, Di Palo C, et al. Effect of lifestyle changes on erectile dysfunction in obese men: a randomized controlled trial. *JAMA*. 2004;291:2978-2984.

7   Chiavaroli L, Nishi SK, Khan TA, et al. Portfolio dietary pattern and cardiovascular disease: a systematic review and meta-analysis of controlled trials. *Prog Cardiovasc Dis*. 2018;61:43-53.

8   Derby CA, Mohr BA, Goldstein I, Feldman HA, Johannes CB, McKinlay JB. Modifiable risk factors and erectile dysfunction: can lifestyle changes modify risk? Urology. 2000;56(2):302-306.

9   RxList. Viagra. https://www.rxlist.com/viagra-drug. htm#description. Accessed August 22, 2018.

8장. 당뇨병

1   Hemoglobin A1C (or just A1C for short) is a blood test that reflects your blood sugar control for the preceding three months. Values between 5.7 and 6.4 percent are considered "prediabetes." Values of 6.5 percent or higher indicate diabetes. For people with diabetes, doctors typically aim to keep A1C below 7 percent.

2   Tonstad S, Butler T, Yan R, Fraser GE. Type of vegetarian diet, body weight, and prevalence of type 2 diabetes. *Diabetes Care*. 2009;32:791-796.

3   Barnard ND, Cohen J, Jenkins DJ, Turner-McGrievy G, Gloede L, Jaster B, et al. A low-fat, vegan diet improves glycemic control and cardiovascular risk factors in a randomized clinical trial in individuals with type 2 diabetes. *Diabetes Care*. 2006;29:1777-1783.

4   Petersen KF, Dufour S, Befroy D, Garcia R, Shulman GI. Impaired

mitochondrial activity in the insulin-resistant offspring of patients with type 2 diabetes. *N Engl J Med.* 2004;350:666-673.

5   Bunner AE, Wells CL, Gonzales J, Agarwal U, Bayat E, Barnard ND. A dietary intervention for chronic diabetic neuropathy pain: a randomized controlled pilot study. *Nutr Diabetes.* 2015;5:e158. doi: 10.1038/nutd.2015.8.

6   Karjalainen J, Martin JM, Knip M, et al. A bovine albumin peptide as a possible trigger of insulin-dependent diabetes mellitus. *N Engl J Med.* 1992;327(5):302-307.

9장. 갑상샘 질환

1   TSH is measured in milliunits per liter (mU/L). Normal levels are 0.4 to 4.0 mU/L. Higher levels suggest hypothyroidism; lower levels indicate hyperthyroidism. The diagnosis needs to be done by a physician who will also check the level of thyroid hormone (T4) and other tests.

2   Kratzsch J, Fiedler GM, Leichtle A, et al. New reference intervals for thyrotropin and thyroid hormones based on National Academy of Clinical Biochemistry criteria and regular ultrasonography of the thyroid. *Clin Chem.* 2005;51:1480-1486.

3   *Feyrer J, Politi D, Weil DN.* The cognitive effects of micronutrient deficiency: evidence from salt iodization in the United States. J Eur Econ Assoc. 2017; 15(2):355-387. doi:10.1093/jeea/jvw002.

4   Zava TT, Zava DT. Assessment of Japanese iodine intake based on seaweed consumption in Japan: a literature-based analysis. *Thyroid Res.* 2011;4:14. doi.org/10.1186/1756-6614-4-14.

5   Laurberg P, Bulow Pedersen I, Knudsen N, Ovesen L, Andersen S. Environmental iodine intake affects the type of nonmalignant thyroid disease. *Thyroid.* 2001;11:457-469.

6 Desailloud R, Hober D. Viruses and thyroiditis: an update. *Virol* J. 2009;6:5. doi:10.1186/1743-422X-6-5

7 Matana A, Torlak V, Brdar D, et al. Dietary factors associated with plasma thyroid peroxidase and thyroglobulin antibodies. *Nutrients.* 2017;9:1186. doi:10.3390/nu9111186.

8 Tonstad S, Nathan E, Oda K, Fraser G. Vegan diets and hypothyroidism. *Nutrients.* 2013;5:4642-4652.

9 Tonstad S, Nathan E, Oda K, Fraser GE. Prevalence of hyperthyroidism according to type of vegetarian diet. *Public Health Nutr.* 2015;18(8):1482-1487.

10 Messina M, Redmond G. Effects of soy protein and soybean isoflavones on thyroid function in healthy adults and hypothyroid patients: a review of the relevant literature. *Thyroid.* 2006;16(3):249-258.

11 Bitto A, Polito F, Atteritano M, et al. Genistein aglycone does not affect thyroid function: results from a three-year, randomized, double-blind, placebo-controlled trial. *J Clin Endocrinol Metab.* 2010;95(6):3067-3072.

12 Mittal N, Hota D, Dutta P, et al. Evaluation of effect of isoflavone on thyroid economy & autoimmunity in oophorectomised women: A randomised, double-blind, placebo-controlled trial. *Indian J Med Res.* 2011;133(6):633-640.

13 Levis S, Strickman-Stein N, Ganjei-Azar P, Xu P, Doerge DR, Krischer J. Soy isoflavones in the prevention of menopausal bone loss and menopausal symptoms: a randomized, double-blind trial. *Arch Intern Med.* 2011;171(15):1363-1369.

14 Sosvorová L, Mikšátková P, Bicˇíková M, Kanˇová N, Lapcˇík O. The presence of monoiodinated derivates of daidzein and genistein in human urine and its effect on thyroid gland function. *Food Chem Toxicol.* 2012;50(8):2774-2779.

15 Alekel DL, Genschel U, Koehler KJ, et al. Soy Isoflavones for Reducing

건강 불균형 바로잡기

Bone Loss Study: effects of a 3-year trial on hormones, adverse events, and endometrial thickness in postmenopausal women. *Menopause*. 2015;22(2):185-197.

16 Tonstad S, Jaceldo-Siegl K, Messina M, Haddad Ed, Fraser GE. The association between soya consumption and serum thyroid- stimulating hormone concentrations in the Adventist Health Study-2. *Public Health Nutr*. 2016;19(8):1464-1470.

17 Liwanpo L, Hershman JM. Conditions and drugs interfering with thyroxine absorption. *Best Pract Res Clin Endocrinol Metab*. 2009;23(6):781-792.

18 Liel Y, Harman-Boehm I, Shany S. Evidence for a clinically important adverse effect of fiber-enriched diet on the bioavailability of levothyroxine in adult hypothyroid patients. *J Clin Endocrinol Metab*. 1996;81:857-859.

10장. 피부와 모발

1 Angela P. Does Chocolate Cause Acne? VeryWell Health. https://www.verywellhealth.com/does-chocolate-cause-acne-15519. Accessed November 7, 2018.

2 WebMD. Chocolate and acne. https://www.webmd.com/skin-problems-and-treatments/features/chocolate-and-acne. Accessed November 7, 2018.

3 Fulton JE, Plewig G, Kligman AM. Effect of chocolate on acne vulgaris. *JAMA*. 1969;210(11):2071-2074.

4 Denise G. Dr. Albert M. Kligman, Dermatologist, Dies at 93. *New York Times*. February 22, 2010. https://www.nytimes.com/2010/02/23/us/23kligman.html.

5 Vongraviopap S, Asawanonda P. Dark chocolate exacerbates acne. *Int J Dermatol*. 2016;55(5):587-591.

6 Block SG, Valins WE, Caperton CV, Viera MH, Amini S, Berman B.

Exacerbation of facial acne vulgaris after consuming pure chocolate. *J Am Acad Dermatol.* 2011;65(4):e114-e115.

7   Chalyk N, Klochkov V, Sommereux L, Bandaletova T, Kyle N, Petyaev I. Continuous dark chocolate consumption affects human facial skin surface by stimulating corneocyte desquamation and promoting bacterial colonization. *J Clin Aesthet Dermatol.* 2018;11(9):37-41.

8   Caperton C, Block S, Viera M, Keri J, Berman B. Double-blind, placebo-controlled study assessing the effect of chocolate consumption in subjects with a history of acne vulgaris. *J Clin Aesthet Dermatol.* 2014;7(5):19-23.

9   Delost GR, Delost ME, Lloyd J. The impact of chocolate consumption on acne vulgaris in college students: a randomized crossover study. *J Am Acad Dermatol.* 2016;75(1):220-222.

10 Adebamowo CA, Spiegelman D, Danby FW, Frazier AL, Willett WC, Holmes MD. High school dietary intake and teenage acne. *J Am Acad Dermatol.* 2005;52:207-211.

11 Adebamowo C, Spiegelman D, Berkey CS, et al. Milk consumption and acne in adolescent girls. *Dermatol Online* J. 2006;12(4):1-13.

12 Adebamowo C, Spiegelman D, Berkey CS, et al. Milk consumption and acne in teenaged boys. *J Am Acad Dermatol.* 2008;58 (5):787-793.

13 Danby FW. Acne and milk, the diet myth, and beyond. *J Am Acad Dermatol.* 2005;52:360-362.

14 Melnik BC, Schmitz G. Role of insulin, insulin-like growth factor-1, hyperglycaemic food and milk consumption in the pathogenesis of acne vulgaris. *Exp Dermatol.* 2009;18(10):833-841.

15 Cordain L, Lindeberg S, Hurtado M, Hill K, Eaton SB, Brand-Miller J. Acne vulgaris: a disease of Western civilization. *Arch Dermatol.* 2002;138(12):1584-1590.

16 Bendiner E. Disastrous trade-off: Eskimo health for white "civilization." *Hosp Pract.* 1974;9:156-189.

건강 불균형 바로잡기

17 Steiner PE. Necropsies on Okinawans. *Arch Pathol.* 1946;42(4):359-380.

18 Smith RN, Mann NJ, Braue A, Mäkeläinen H, Varigos GA. The effect of a high-protein, low glycemic-load diet versus a conventional, high glycemic-load diet on biochemical parameters associated with acne vulgaris: a randomized, investigator-masked, controlled trial. *J Am Acad Dermatol.* 2007;57(2):247-256.

19 Hamilton JB. Male hormone stimulation is prerequisite and an incitant in common baldness. *Am J Anatomy.* 1942;71:451-480.

20 Wang TL, Zhou C, Shen YW, et al. Prevalence of androgenetic alopecia in China: a community-based study in six cities. *Br J Dermatol.* 2010; 162(4):843-847.

21 Inaba M. Can human hair grow again? Tokyo: Azabu Shokan, Inc., 1985.

22 Jang WS, Son IP, Yeo IK, et al. The annual changes of clinical manifestation of androgenetic alopecia clinic in Korean males and females: an outpatient-based study. *Ann Dermatol.* 2013;25(2):181-188.

23 Bakry OA, Shoeib MA, El Shafiee MK, Hassan A. Androgenetic alopecia, metabolic syndrome, and insulin resistance: Is there any association? A case-control study. *Indian Dermatol Online J.* 2014;5(3):276-281.

24 Matilainen V, Laakso M, Hirsso P, Koskela P, Rajala U, Keinänen-Kiukaanniemi S. Hair loss, insulin resistance, and heredity in middle- aged women. A population-based study. *J Cardiovasc Risk.* 2003;10(3):227- 231.

11장. 우울과 스트레스 조절에 도움을 주는 음식

1 Beezhold BL, Johnston CS, Daigle DR. Vegetarian diets are associated with healthy mood states: a cross-sectional study in Seventh Day Adventist adults. *Nutr J.* 2010;9:26.

2 Beezhold B, Radnitz C, Rinne A, DiMatteo J. Vegans report less stress and anxiety than omnivores. *Nutr Neurosci*. 2015;18(7):289-296.

3   Sanchez-Villegas A, Delgado-Rodríguez M, Alonso A, et al. Association of the Mediterranean dietary pattern with the incidence of depression: the Seguimiento Universidad de Navarra/University of Navarra follow-up (SUN) cohort. *Arch Gen Psychiatry*. 2009;66(10):1090-1098.

4   Sánchez-Villegas A, Henríquez-Sánchez P, Ruiz-Canela M, et al. A longitudinal analysis of diet quality scores and the risk of incident depression in the SUN Project. *BMC Med*. 2015;13:197.

5   Lassale C, Batty GD, Baghdadli A, et al. Healthy dietary indices and risk of depressive outcomes: a systematic review and meta-analysis of observational studies. *Mol Psychiatry*. 2018 Sep 26. doi:10.1038/s41380-018-0237-8.

6   Tsai AC, Chang TL, Chi SH. Frequent consumption of vegetables predicts lower risk of depression in older Taiwanese—results of a prospective population-based study. *Public Health Nutr*. 2012;15(6):1087-1092.

7   Ocean N, Howley P, Ensor J. Lettuce be happy: a longitudinal UK study on the relationship between fruit and vegetable consumption and well-being. *Soc Sci Med*. 2019;222:335-345.

8   Lindstrom LH, Nyberg F, Terenius L, et al. CSF and plasma β-casomorphin- like opioid peptides in postpartum psychosis. *Am J Psychiatry*.1984;141(9):1059-1066.

9   Nyberg F, Lieberman H, Lindstrom LH, Lyrenas S, Koch G, Terenius L. Immunoreactive β-casomorphin-8 in cerebrospinal fluid from pregnant and lactating women: correlation with plasma levels. *J Clin Encrinol Metab*. 1989;68:283-289.

10   Beezhold BL, Johnston CS. Restriction of meat, fish, and poultry in omnivores improves mood: a pilot randomized controlled trial. *Nutr J*. 2012;11:9.

11   Ferdowsian HR, Barnard ND, Hoover VJ, Katcher HI, Levin SM, Green

AA, et al. A multi-component intervention reduces body weight and cardiovascular risk at a GEICO corporate site. *Am J Health Promot.* 2010;24:384-387.

12 Katcher HI, Ferdowsian HR, Hoover VJ, Cohen JL, Barnard ND. A worksite vegan nutrition program is well-accepted and improves health-related quality of life and work productivity. *Ann Nutr Metab.* 2010;56:245- 252.

13 Mishra S, Xu J, Agarwal U, Gonzales J, Levin S, Barnard N. A multicenter randomized controlled trial of a plant-based nutrition program to reduce body weight and cardiovascular risk in the corporate setting: the GEICO study. *Eur J Clin Nutr.* 2013;67:718-724.

14 Agarwal U, Mishra S, Xu J, Levin S, Gonzales J, Barnard N. A multicenter randomized controlled trial of a nutrition intervention program in a multiethnic adult population in the corporate setting reduces depression and anxiety and improves quality of life: the GEICO Study. *Am J Health Promot.* 2015;29(4):245-254.

15 Silberman A, Banthia R, Estay IS, et al. The effectiveness and efficacy of an intensive cardiac rehabilitation program in 24 sites. *Am J Health Promot.* 2010;24(4):260-266.

16 Brinkworth GD, Buckley JD, Noakes M, Clifton PM, Wilson CJ. Long-term effects of a very low-carbohydrate diet and a low-fat diet on mood and cognitive function. *Arch Intern Med.* 2009;169(20):1873-1880.

17 Brinkworth GD, Luscombe-Marsh ND, Thompson CH, Noakes M, Buckley JD, Wittert G, et al. Long-term effects of very low-carbohydrate and high- carbohydrate weight-loss diets on psychological health in obese adults with type 2 diabetes: randomized controlled trial. *J Intern Med.* 2016;280:388-397.

18 Christopher H. How Japan came to believe in depression. BBC News, July 20, 2016. https://www.bbc.com/news/magazine-36824927. Accessed October 7, 2018.

19 Kjeldsen-Kragh J, Mellbye OJ, Haugen M, Mollnes TE, Hammer HB, Sioud M, et al. Changes in laboratory variables in rheumatoid arthritis patients during a trial of fasting and one-year vegetarian diet. *Scand J Rheumatol.* 1995;24(2):85-93.

20 McDougall J, Bruce B, Spiller G, Westerdahl J, McDougall M. Effects of a very low-fat, vegan diet in subjects with rheumatoid arthritis. *J Altern Complement Med.* 2002;8(1):71-75.

21 Chiavaroli L, Nishi SK, Khan TA, et al. Portfolio dietary pattern and cardiovascular disease: a systematic review and meta-analysis of controlled trials. *Prog Cardiovasc Dis.* 2018;61:43-53.

22 Dowlati Y, Herrmann N, Swardfager W, et al. A meta-analysis of cytokines in major depression. *Biol Psychiatry.* 2010;67(5):446-457.

23 Berk M, Williams LJ, Jacka FN, et al. So depression is an inflammatory disease, but where does the inflammation come from? *BMC Med.* 2013;11.

24 Leonard BE. Inflammation and depression: a causal or coincidental link to the pathophysiology? *Acta Neuropsychiatr.* 2018;30(1):1-16.

25 Farooqui AA, Horrocks LA, Farooqui T. Modulation of inflammation in brain: a matter of fat. *J Neurochem.* 2007;101(3):577-599.

26 Messina M, Gleason C. Evaluation of the potential antidepressant effects of soybean isoflavones. *Menopause.* 2016;23(12):1348-1360.

27 Xu H, Li S, Song X, Li Z, Zhang D. Exploration of the association between dietary fiber intake and depressive symptoms in adults. *Nutrition.* 2018;54:48-53.

28 Liang S, Wu X, Hu X, Wang T, Jin F. Recognizing depression from the microbiota–gut–brain axis. *Int J Mol Sci.* 2018;19:1592. doi:10.3390/ijms19061592.

29 Young SN. Folate and depression—a neglected problem. *J Psychiatry Neurosci.* 2007;32(2):80-82.

30 Coppen A, Bolander-Gouaille C. Treatment of depression: time to consider folic acid and vitamin B12. *J Psychopharmacol.* 2005;19(1):59-65.

31 Blumenthal JA, Babyak MA, Moore KA, et al. Effects of exercise training on older patients with major depression. *Arch Intern Med.* 1999;159:2349-2356.

32 Dunn AL, Trivedi MH, Kampert JB, Clark CG, Chambliss HO. The DOSE study: a clinical trial to examine efficacy and dose response of exercise as treatment for depression. *Control Clin Trials.* 2002;23(5):584-603.

33 Dunn AL, Trivedi MH, Kampert JB, et al. Exercise treatment for depression efficacy and dose response. *Am J Prev Med.* 2005;28(1):1-8.

34 Schuch FB, Vancampfort D, Firth J, et al. Physical activity and incident depression: a meta-analysis of prospective cohort studies. *Am J Psychiatry.* 2018;175(7):631-648.

35 Erickson KI, Voss MW, Prakash RS, et al. Exercise training increases size of hippocampus and improves memory. *Proc Natl Acad Sci USA.* 2011;108:3017-3022.

PART ❸ 다시 좋았던 시절의 나로

12장. 건강한 다이어트를 위한 식이요법

1 *Arrabbiata* sauce sounds like it is made from an Arab recipe. But it is actually the Italian word for "angry," calling to mind the spices used to make it. What you put it on might be easier to translate. *Penne* means "pens," as in a quill pen. *Capellini* means "little hair" or, better, "thin hair." *Linguine* means "little tongues," and *spaghetti* means "little strings." *Vermicelli*—well, let's not discuss that.

2 Bolland M, Grey A. Clinical trial evidence and use of fish oil supplements. *JAMA Int Med*. 2014;174(3):460-462.

3 Cardoso C, Afonso C, Bandarra NM. Dietary DHA and health: cognitive function ageing. *Nutr Res Rev*. 2016;29(2):281-294.

13장. 생활 속의 유해 화학물질

1 Carwile JL, Ye X, Zhou X, Calafat AM, Michels KB. Canned soup consumption and urinary bisphenol A: a randomized crossover trial. *JAMA*. 2011;306(20):2218-2220.

2 Lang IA, Galloway TS, Scarlett A, et al. Association of urinary bisphenol a concentration with medical disorders and laboratory abnormalities in adults. *JAMA*. 2008;300(11):1303-1310.

3 Ehrlich S, Calafat AM, Humblet O, Smith T, Hauser R. Handling of thermal receipts as a source of exposure to bisphenol A. *JAMA*. 2014; 311(8):859-860.

4 Li DK, Zhou Z, Miao M, et al. Urine bisphenol-A (BPA) level in relation to semen quality. *Fertil Steril*. 2011;95(2):625-630.

5 Li DK, Zhou Z, Miao M, et al. Relationship between urine bisphenol-A level and declining male sexual function. *J Androl*. 2010;31(5):500-506.

6 Dziewirska E, Hanke W, Jurewicz J. Environmental non-persistent endocrine-disrupting chemicals exposure and reproductive hormones levels in adult men. *Int J Occup Med Environ Health*. 2018;31(5). doi.org/10.13075/ijomeh.1896.01183.

7 Pollack AZ, Mumford SL, Krall JR, et al. Exposure to bisphenol A, chlorophenols, benzophenones, and parabens in relation to reproductive hormones in healthy women: a chemical mixture approach. *Environ Int*.

2018;120:137-144.

8   Hu Y, Wen S, Yuan D, et al. The association between the environmental endocrine disruptor bisphenol A and polycystic ovary syndrome: a systematic review and meta-analysis. *Gynecol Endocrinol.* 2018;34(5):370-377.

9   Trasande L, Attina TM, Blustein J. Association between urinary bisphenol A concentration and obesity prevalence in children and adolescents. *JAMA.* 2012;308(11):1113-1121.

10 Luo Q, Liu ZH, Yin H, et al. Migration and potential risk of trace phthalates in bottled water: a global situation. *Water Res.* 2018;147:362-372.

11 Erythropel HC, Maric M, Nicell JA, Leask RL, Yargeau V. Leaching of the plasticizer di(2-ethylhexyl)phthalate (DEHP) from plastic containers and the question of human exposure. *Appl Microbiol Biotechnol.* 2014;98(24):9967-9981.

12 Zota AR, Phillips CA, Mitro SD. Recent fast food consumption and bisphenol A and phthalates exposures among the U.S. population in NHANES, 2003–2010. *Environ Health Perspect.* 2016;124(10):1521-1528.

13 Braun JM, Sathyanarayana S, Hauser R. Phthalate exposure and children's health. *Curr Opin Pediatr.* 2013;25(2):247-254.

14 Ejaredar M, Nyanza EC, Ten Eycke K, Dewey D. Phthalate exposure and children's neurodevelopment: a systematic review. *Environ Res.* 2015;142:51-60.

15 Attina TM, Trasande L. Association of exposure to di-2-ethylhexylphthalate replacements with increased insulin resistance in adolescents from NHANES 2009–2012. *J Clin Endocrinol Metab.* 2015;100(7):2640-2650.

16 Trasande L, Attina TM. Association of exposure to di-2-ethylhexylphthalate replacements with increased blood pressure in children and adolescents. *Hypertension.* 2015;66(2):301-318.

17 James-Todd T, Stahlhut R, Meeker JD, et al. Urinary phthalate metabolite

concentrations and diabetes among women in the National Health and Nutrition Examination Survey (NHANES) 2001–2008. *Environ Health Perspect.* 2012;120(9):1307-1313.

18 James-Todd TM, Huang T, Seely EW, Saxena AR. The association between phthalates and metabolic syndrome: the National Health and Nutrition Examination Survey 2001–2010. *Environ Health.* 2016;15:52.

19 Thongprakaisang S, Thiantanawat A, Rangkadilok N, Suriyo T, Satayavivad J. Glyphosate induces human breast cancer cells growth via estrogen receptors. *Food Chem Toxicol.* 2013;59:129-136.

20 International Agency for Research on Cancer, World Health Organization. IARC Monographs Volume 112: evaluation of five organophosphate insecticides and herbicides. 20 March 2015. https://www.iarc.fr/en/media-centre/iarcnews/pdf/MonographVolume112.pdf.

21 European Food Safety Authority. Glyphosate: EFSA updates toxicological profile. 12 November 2015. https://www.efsa.europa.eu/en/press/news/151112.

22 Almberg KS, Turyk ME, Jones RM, Rankin K, Freels S, Stayner LT. Atrazine contamination of drinking water and adverse birth outcomes in community water systems with elevated atrazine in Ohio, 2006–2008. *Int J Environ Res Public Health.* 2018;15(9). pii: E1889. doi: 10.3390/ijerph15091889.

23 Orton F, Rosivatz E, Scholze M, Kortenkamp A. Widely used pesticides with previously unknown endocrine activity revealed as *in vitro* antiandrogens. *Environ Health Perspect.* 2011;119(6). https://doi.org/10.1289/ehp.1002895.

24 Bretveld RW, Thomas CM, Scheepers PT, Zielhuis GW, Roeleveld N. Pesticide exposure: the hormonal function of the female reproductive system disrupted? Reprod Biol Endocrinol. 2006;4:30. doi:10.1186/1477-7827-4-30.

25 US Environmental Protection Agency. Learn about Polychlorinated Biphenyls (PCBs). https://www.epa.gov/pcbs/learn-about-polychlorinated-

건강 불균형 바로잡기

biphenyls-pcbs. Accessed September 11, 2017.

26 Jacobson JL, Jacobson SW. Intellectual impairment in children exposed to polychlorinated biphenyls in utero. *N Engl J Med.* 1996;335:783-789.

27 Agency for Toxic Substances & Disease Registry. Toxicological profile for polychlorinated biphenyls (PCBs). http://www.atsdr.cdc.gov/ToxProfiles/TP.asp?id=142&tid=26. Accessed August 1, 2016.

28 World Health Organization. Dioxins and their effects on human health. http://www.who.int/mediacentre/factsheets/fs225/en/index.html. Accessed September 11, 2017.

29 Sweis IE, Cressey BC. Potential role of the common food additive manufactured citric acid in eliciting significant inflammatory reactions contributing to serious disease states: a series of four case reports. *Toxicol Rep.* 2018;5:808-812.

30 Rivera-Núñez Z, Barrett ES, Szamreta EA, et al. Urinary mycoestrogens and age and height at menarche in New Jersey girls. *Environ Health.* 2019;18(1):24. doi: 10.1186/s12940-019-0464-8.

31 Hergenrather J, Hlady G, Wallace B, Savage E. Pollutants in breast milk of vegetarians. *Lancet.* 1981;304:792.

32 Kahleova H, Tonstad S, Rosmus J, et al. The effect of a vegetarian versus conventional hypocaloric diet on serum concentrations of persistent organic pollutants in patients with type 2 diabetes. *Nutr Metab Cardiovasc Dis.* 2016;26(5):430-438.

33 Environmental Working Group. *EWG's 2018 Shopper's Guide to Pesticides in Produce.* https://www.ewg.org/foodnews/dirty-dozen. php.

34 Baudry J, Assmann KE, Touvier M, et al. Association of frequency of organic food consumption with cancer risk: findings from the NutriNet-Sante Prospective Cohort Study. *JAMA Intern Med.* 2018. doi:10.1001/jamainternmed.2018.4357

35 Key S, Ma JKC, Drake PMW. Genetically modified plants and human

health. *J R Soc Med*. 2008;101:290-298.

36 Magana-Gomez JA, Caleron de la Barca AM. Risk assessment of genetically modified crops for nutrition and health. *Nutr Rev*. 2009;67:1-16.

건강 불균형 바로잡기